奠基与建设 *1954–1966*

恢复与改革 *1977–1990*

繁荣与兴旺 *2005–2021*

HISTORY

中国中医科学院针灸研究所
所史

主　编	景向红　段　玲
副主编	王德贤　荣培晶　张守信　陈淑萍　焦拥政
执行主编	张立剑　刘　兵
执行副主编	王　丽　杨　峰　李素云　岗卫娟

参编人员	李宇清	蔡　虹	吴若宜	宿杨帅	王莹莹	方子豪	吉长福
	徐文斌	李　亮	石　宏	董晓彤	徐青燕	罗宇婷	徐　晖
	杨立丽	高昕妍	何　伟	王　敏	赵长龙	王晓宇	田宇瑛
	齐淑兰	王晓红	王京京	冉升起	武晓冬	周　宇	薛媛媛
	赵同琪	范孟妍	崔　翔	徐东升	赵里乐		

审校专家	邓良月	黎春元	朱　兵	张　丽	喻晓春	黄龙祥	吴中朝
	刘俊岭	赵京生	韩焱晶	朱建平	张树剑	朱元根	汪　焰
	王友京	杨亚军	王本显	朱丽霞	蒋达树	钱轶显	王凤玲
	田从豁	刘家瑛	杨金洪	刘炜宏	余　敏	周允娴	杜　巍

插　图	张立剑

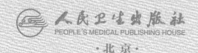

人民卫生出版社
PEOPLE'S MEDICAL PUBLISHING HOUSE
·北京·

图书在版编目（CIP）数据

中国中医科学院针灸研究所所史 / 景向红，段玲主编 . —— 北京：人民卫生出版社，2021.10
ISBN 978-7-117-32196-9

Ⅰ. ①中… Ⅱ. ①景… ②段… Ⅲ. ①中国中医科学院针灸研究所 – 历史 Ⅳ. ①R2-24

中国版本图书馆 CIP 数据核字（2021）第 204580 号

| 人卫智网 | www.ipmph.com | 医学教育、学术、考试、健康，购书智慧智能综合服务平台 |
| 人卫官网 | www.pmph.com | 人卫官方资讯发布平台 |

中国中医科学院针灸研究所所史
Zhongguo Zhongyi Kexueyuan Zhenjiuyanjiusuo Suoshi

主　　编：景向红　段　玲
出版发行：人民卫生出版社（中继线 010-59780011）
地　　址：北京市朝阳区潘家园南里 19 号
邮　　编：100021
E - mail：pmph @ pmph.com
购书热线：010-59787592　010-59787584　010-65264830
印　　刷：北京华联印刷有限公司
经　　销：新华书店
开　　本：787 × 1092　1/16　印张：25
字　　数：340 千字
版　　次：2021 年 10 月第 1 版
印　　次：2021 年 12 月第 1 版印刷
标准书号：ISBN 978-7-117-32196-9
定　　价：228.00 元

打击盗版举报电话：010-59787491　E-mail：WQ @ pmph.com
质量问题联系电话：010-59787234　E-mail：zhiliang @ pmph.com

序

中国中医科学院针灸研究所，前身为中央人民政府卫生部针灸疗法实验所，创建于1951年，是全国首家针灸科研机构，至今已走过70年的光辉历程。

70年前，在毛泽东主席关于中医药系列讲话的指引下，我们的首任所长朱琏先生怀揣"以针灸之术，救人民疾苦"的理想，在条件极其艰难的情况下创建了针灸疗法实验所。今天，我们没有忘记朱琏先生建所时的初心使命——"运用现代科学的理论和方法，探索提高针灸技术与原理"；也依旧记得毛主席当年在杭州接见朱琏时对针灸发展的远见卓识——"针灸不是土东西，针灸是科学的，将来世界各国都要用到它"。

70年来，针灸研究所一代又一代科技医务工作者筚路蓝缕、栉风沐雨、笃行致远，在针灸的科学研究、理论创新、临床医疗、教育培训、国际交流等方面积极奉献，砥砺奋进，取得了一些不俗的成绩。是他们创造了针灸研究所，建设了针灸研究所，发展了针灸研究所。此时此刻，我们深切怀念针灸所老一辈专家学者——朱琏、张锡钧、王雪苔、许式谦、程莘农、郭效宗、李传杰、魏如恕、王德深、朱丽霞、曹庆淑、陶之理、文琛、杨友泌、葛子、马廷芳……是他们用自己的身躯与精神，铺平及点亮了我们前进的道路，他们构筑了针灸研究所事业发展史上的一座座丰碑。

70年来，针灸研究所承担着一个又一个针灸科研的国家重大项目，从国家科技攻关项目、攀登计划，到"973计划"，再到国家重点研发计划、自然科学基金重点项目等，针灸研究所倡导、主持或参与了新中国成立以来几乎所有针灸相关国家级重大课题的立项和研究，可以说，针灸研究所的科研历史，就是一部中国现代针灸研究的缩影史。从临床研究起步，到经络现象/实质、针刺镇痛/麻醉等基础研究，拓展到穴位特征和针灸效应规律的挖掘及阐释，一代代针灸人不忘初心，聚焦针灸学科的基础和关键科学问题，孜孜探索，勤勉耕耘。

　　70年的奋斗，70年的沧桑，70年的探索，70年的辉煌。在党中央和上级领导的关怀、支持下，在全所职工的共同努力下，一个创立之初仅26人、居无定所、设备简陋的研究所，经过70年的风雨兼程，一步步从无到有、从小到大、从大到强、从强走向现代化，发展到科研医疗行政人员近200人、现代化大楼建筑面积约6千多平方米、科研医疗设备接近亿元、针灸科研水平位居第一的国家级科研单位。

　　古人云：以史为鉴。修史，是一项还原史实、总结经验、传承精神、启迪后辈的系统而又艰巨的工作。《中国中医科学院针灸研究所所史》的编撰，朱兵所长倾注了很多关注与深情，并为编辑组提供了大量宝贵的一手资料；王德贤同志在资料收集及初编工作中做了很多艰辛工作；我们的前辈与专家也提供了难得的素材或进行了严谨、细致的书稿审校；通过编写组张立剑、刘兵等人"十年磨一剑"的研究与编写，一部图文并茂的《中国中医科学院针灸研究所所史》终于跟大家见面了。

　　初心未忘七十载，聚力再铸新辉煌。新的时代，我们将继续秉承针灸研究所老一辈科学家甘于奉献、唯实求真、敬业专注的优良传统，立足针灸事业，心怀祖国天下，放眼长远未来，为中国针灸的学科、学术发展积极贡献智慧与力量。

　　借此，我们感谢每一位关心、帮助过针灸研究所，支持针灸事业发展的人们；也欢迎各位读者为针灸研究所未来发展建言献策，携手共创美好明天。

景向红　段　玲

2021年8月

目录 •

第二篇
奠基与建设 （1954年10月—1966年5月） 〉〉〉

第三篇
停滞与重生（1966年6月—1976年）　〉〉〉

112 ● 第四篇
恢复与改革（1977—1990）　〉〉〉

162

第五篇
发展与振兴（1991—2004）　〉〉〉

208

第六篇
繁荣与兴旺（2005年—2021年8月）　〉〉〉

281 ● **附录** 〉〉〉

380 ● **编后记** 〉〉〉

1951–1954 前身与初创

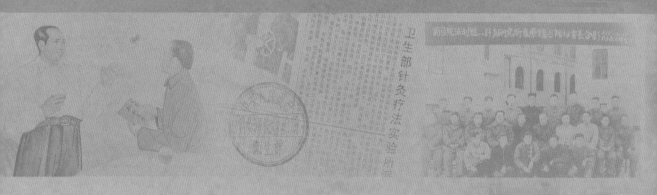

1966–1976 停滞与重生

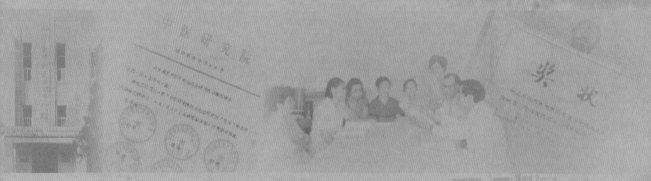

1991–2004 发展与振兴

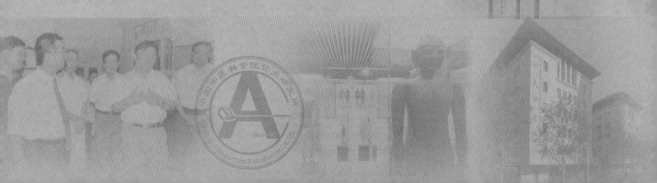

奠基与建设 *1954–1966*

恢复与改革 *1977–1990*

繁荣与兴旺 *2005–2021*

第一篇
前身与初创
（1951年—1954年9月）

　　中国中医科学院针灸研究所的前身，是中央人民政府卫生部直属的针灸疗法实验所，成立于1951年8月2日。针灸疗法实验所的成立，是贯彻执行中国共产党中医政策的具体体现，是在党中央和毛泽东、周恩来、朱德、董必武等老一辈革命家的关心、爱护、支持下诞生的；也是与一批充满着激情和梦想的针灸界前辈，尤其是创始人朱琏等人的革命热情及针灸痴心密不可分的。1951年是中华人民共和国成立后的第三年，那是一个举国欢庆而百废待兴的时期，各项条件极为艰苦，就是在这样的年代，也恰是在这样的年代，针灸疗法实验所应运而生。其间，针灸疗法实验所经历了"两居东城，二迁西城"居无定所的艰难迁址，个中艰辛不言而喻。正是由于以创始人朱琏为代表的老一辈针灸人的使命感和坚持不懈、砥砺前行，才使得我国古老的针灸疗法，在新中国焕发出新的光彩。

第一章
针灸疗法实验所建立的背景与缘起

  毛泽东主席对针灸的关怀和深厚情谊，其实早在"延安时期"即已有之，这不仅缘于毛主席亲自感受过针灸治疗的神奇，更源于他对人民疾苦的关心。朱琏作为红色年代热情的革命者，作为毛主席的坚定拥护者，作为针灸疗法的痴迷爱好者，她为针灸的传承发展、临床实践与理论革新，以及针灸疗法实验所的创建，均做出了不可磨灭的贡献。朱琏既是针灸疗法实验所的奠基人，也是针灸事业开拓者。

第一节　毛泽东主席的指示与鼓舞

  早在抗日战争和解放战争时期，党中央和毛泽东主席就非常关注中医问题，毛主席曾多次做出重要指示。1940 年，在纪念白求恩同志逝世一周年大会上，毛主席强调必须团结中医，发挥中医的作用。1944 年 10 月 30 日，毛主席在陕甘宁边区文教工作者会议的讲话中指出："新医如果不关心人民的痛苦，不为人民训练医生，不联合边区现有的一千多个旧医和旧式兽医，并帮助他们进步，那就是实际上帮助巫神，实际上忍心看着大批人畜的死亡 ❶。"时任延安中国医科大学副校长、十八集团军总卫生部门诊部主任的朱琏参加了这次会议，聆听了毛主席的讲话，认识到了中医的重要性。此后不久，在陕甘宁边区中西医座谈会上，延安针灸

---

❶ 引自《文化工作中的统一战线》(《毛泽东选集》(第 2 版) 第三卷，人民出版社，1953 年，第 1010 页)。

医生任作田老先生贡献出自己 30 多年行医经验,希望西医界深入研究针灸治病的道理。任老一讲完,来自前方野战部队的一些西医医生就发起签名拜任老为师,朱琏与鲁之俊(后成为卫生部中医研究院首任院长)也当场报名,随任作田先生学习针灸。他们一边学习,一边在门诊试用针灸为来自前方的战士、干部和延安的群众治病,从中不断感悟到针灸的神奇疗效;鲁之俊还在白求恩国际和平医院总院设立针灸门诊,接诊治病。据鲁之俊回忆❶,延安时期,毛泽东主席犯了肩周炎,鲁之俊应邀给主席治疗,用遍西医方法收效甚微,后来改用中医针灸治疗,为毛主席治好了病痛❷。还有一次朱琏为中央领导检查身体,有人出于好意,对毛主席说,中医不科学,还是找西医更妥当。毛主席爽朗一笑,随即严肃认真地说,不管中医、西医,治好病就是科学。

中华人民共和国刚刚诞生后,党中央和政府提出"中医科学化,西医中国化"的要求。中医科学化,即是要中医同现代科学更好地结合;西医中国化,则是要西医也必须注意中国人民的习惯,紧密团结中医,一起为人民服务。党中央和毛主席的指示,指明了医药卫生工作前进的方向。1950 年第一届全国卫生工作会议召开,毛主席亲自题词:"团结新老中西各部分医药卫生工作人员,组成巩固的统一战线,为开展伟大的人民卫生工作而奋斗❸。"同年 10 月 23 日,《人民日报》发表题为《人民卫生工作的正确方向》的社论。社论指出:"中医具有悠久的历史和宝贵的经验……在为人民服务的目标下,中西医团结合作,是发展我国人民医学的必要步骤❹。"

---

❶ 据鲁之俊《难忘的岁月》(《难忘的四十年》,中医古籍出版社,1995 年 12 月,第 4 页)。
❷ 引自李洪河《毛泽东关于发展中医药的思想和实践》(《党的文献》,2008 年第 5 期)。
❸ 引自李洪河《毛泽东关于发展中医药的思想和实践》(《党的文献》,2008 年第 5 期)。
❹ 引自《人民日报》社论《人民卫生工作的正确方向》(1950 年 10 月 23 日第 1 版)。

第二节　开拓者朱琏的激情与执着

党中央和毛主席对中医、针灸的支持与鼓舞,带给朱琏很大的信心和勇气,使她充满革命的热情及对针灸事业执着追求的激情。战争年代,她敏锐地注意到:针灸有着疗效好、节省药品、预防效果好等特点,是在当时艰苦条件下同疾病作斗争的有力武器。当她用针灸治好了自己的坐骨神经痛,便对针灸独特疗效有了更深的体会。在中华人民共和国成立后,她尤为深刻地认识到针灸医学的博大精深,在用针灸服务人民健康的同时,运用科学方法和观点,揭开它的神秘面纱,整理和研究它的合理内容,并加以发扬光大,是极为重要和必要的。于是她排除各种困难,不顾他人非议,坚持不懈,把自己毕生时间和精力都贡献于中西医结合的新针灸学事业,积极开展针灸的科学研究与医疗实践,倡导并组织创建了国家第一个针灸医疗和研究机构——中央人民政府卫生部针灸疗法实验所。

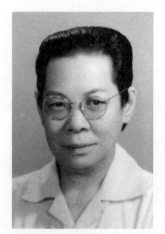

朱琏(1909—1978)
江苏溧阳人

一、以针灸之术,救人民疾苦

战争年代,医疗条件极为艰苦,针灸成为朱琏等人治病的重要手段。从一次治疗的奇妙,到更多次针灸疗效的显现;从一个人的治愈,到一传十,十传百,接受针灸治疗的患者越来越多。据朱琏回忆:"在华北农村为一位70多岁的老大娘针治,当时她的病症是头痛、心慌、想吐。她患双目失明、两耳半聋已10多年了。我为她针两侧足三里和两侧太阳穴,入针后,她不呻吟了,伸手摸我的头和手,高兴地说：'你是位女医生呀！好❶。'""有一位老贫农，患慢性支气管炎，身体很弱，常因咳呛，黏痰吐不出，发生胸痛，咳时遗尿和遗粪，非常苦恼。有一天夜间，因黏痰吐不出，发生痰阻塞，即将窒息，生命处于危急之中。当准备为他抽痰的时候，我用指尖交替按压他的两个三间穴，不到两分钟，听到他喉部痰声开始松动，接着爽快地叹了一口气。当掐到 5 分钟时，患者已能咳嗽。后来继续掐其三间穴，患者连续吐出两口黏痰，呼吸道立刻通畅❷。"以针灸之术为人民解除病苦，使朱琏感受到极大的欢欣、鼓舞与快乐，同时，朱琏也感到大力推广、发展针灸沉甸甸的责任。

1945 年，朱琏从延安回到一别六年的太行山区，任冀鲁豫边区政府卫生局局长兼边区医院院长。她开办训练班，培养针灸人才，把在延安学到的针灸医术传授给医院医生，为部队战士和群众治病，深受他们的欢迎。1948 年 9 月，华北人民政府成立（中央人民政府的前身），朱琏任卫生部第一副部长、哈励逊医院院长。1949 年 2 月，为了给解放区培养医生，在华北人民政府董必武主席的支持下，朱琏在平山县创办了华北卫生学校，并兼任校长。学校分4 个短期训练班：医生班、妇婴卫生班、助产班、针灸班。各班都开设针灸课，由朱琏负责主讲；还教授生理卫生、细菌、解剖、病理、诊断、预防接种等课程。当时的针灸班有 70 多名学员，其中有中医 50 多名。训练的目的，

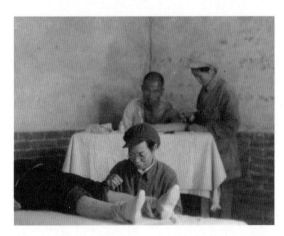

朱琏在太行山革命根据地开展针灸治疗工作（1946 年 4 月）

❶ 引自朱琏《新针灸学》（广西科学技术出版社，2008 年，第 50 页）。
❷ 引自朱琏《新针灸学》（广西科学技术出版社，2008 年，第 72 页）。

除了在业务上要求积极提高以外,还要求学员要树立献身于农村卫生事业的思想。训练班在董必武主席的推动下,工作进展顺利。在短时间内即培养出一大批深受群众欢迎的农村医疗骨干,有效地解决了当时缺医少药的困难。1949年3月14日,朱琏在《人民日报》发表文章《我与针灸术》,向全国解放区人民介绍针灸疗法。

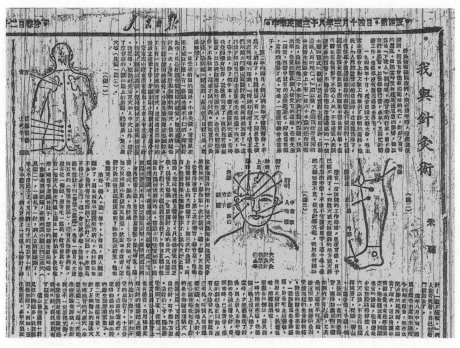

《人民日报》登载朱琏文章《我与针灸术》(1949年3月14日)

二、著新针之书,传针灸学术

朱琏在针灸医疗与教学实践中积累了大量的临床经验和讲义资料,对针灸理论也有了更多的思考与体会。在华北卫生学校任职期间,学员纷纷提出需要书籍来学习,朱琏便组织成立了一个由彭庆昭等人组成的编辑组,与他们一起研究讨论、整理资料、参阅古籍、审定穴位,将她原来训练班的讲义整理成书籍初稿。后因种种原因朱琏将出版一事搁置。中华人民共和国成立之后,朱琏来到北京,董必武督促其将此书出版,后又有很多人不断催促其出书,她才下定决心,将初稿修订、充实、审阅,交由人民出版社出版。该书终于 1951 年 3 月付梓发行,定名为《新针灸学》,后又被朝鲜、越南、苏联等许多国家翻译出版。

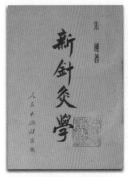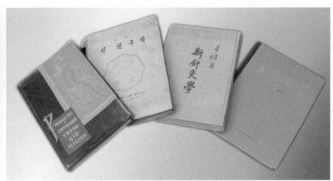

朱琏《新针灸学》及不同译本

　　《新针灸学》是"运用现代科学的观点和方法,探索提高针灸技术与科学原理的第一部重要著作 [1]",也是针灸研究史上的一块丰碑,受到国内外高度评价。朱德亲自为该书题词:"中国的针灸治病,已有几千年的历史,他在使用方面,不仅简便经济,且对一部分疾病确有效果,这就是科学,希望中西医团结改造,更进一步地提高其技术与科学原理。"董必武还为该书写了序言,其中提到:"朱琏同志是学西医的,她用科学方法研究针灸术多年,很有心得,想把这番心得写成一书问世,我鼓励她这样做。"毛泽东在 1955 年与朱琏的一次谈话中,提到《新针灸学》一书。主席不仅将该书全看了,而且颇为赞同其中说到的针灸与现代医学理论发展的关系:"巴甫洛夫的高级神经活动学说的理论,对针灸治病的神秘提供了解释的

---

[1] 引自鲁之俊"新针灸学·跋"(《新针灸学》,广西人民出版社,1980 年,第 278 页)。

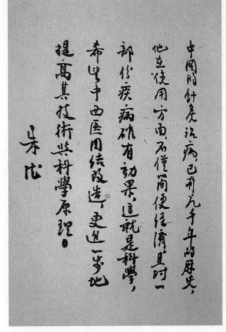

朱德为朱琏《新针灸学》题词　　　　董必武为朱琏《新针灸学》写序

钥匙,反过来针灸又能够给它提供丰富的实际材料。如进一步研究,一定可以发挥更大的效果,丰富与充实现代的医学。研究针灸,对医学理论的改革将发生极大的作用❶。"

《新针灸学》出版后,引起社会对针灸的广泛关注,给从事针灸工作的中西医人员以很大鼓舞。《新针灸学》在国际上也产生了较大影响,如在1952年12月日本东京汉方杏林会出版的《针灸杂志》和《汉方杂志》上,以首页刊载着:"针灸医学,在世界上今年有两件大事,一件是法国召开了十六个国家的'针灸竞技会';一件是针灸大本营的中国,在北京出版了《新针灸学》的书,应该引起对针灸素有研究传统的日本医学界的注视❷。"又如法国一位研究中国针灸二十多年的老教授,给卫生部马海德写信,说到法国医学界针灸研究者制造了多种针与灸的仪器,

❶ 引自麦阳、刘蓬著《毛泽东在一九五八》(中国青年出版社,2008年,第99页)。
❷ 引自中央档案馆材料《朱琏写给习仲勋的信》(1953年2月24日)。

他认为《新针灸学》给他们的启发很大 ❶。

三、拓建所之路,奠针研基础

朱琏心系针灸事业的发展,曾在中央人民广播电台讲谈"我与针灸",充满了对针灸的无限热爱,吸引着越来越多的人开始关注祖国传统医学,关注针灸。中华人民共和国成立后,朱琏任中央人民政府卫生部妇幼卫生局副局长,当时有不少中央领导干部和民主人士找她针灸治病,她的家成了不挂牌的针灸门诊部。由于朱琏行政工作很忙,随着找她针灸治病的人逐渐增多,她个人的力量难以满足患者的需求,1950 年妇幼卫生局成立了妇幼卫生工作大队(大队部设在北京赵登禹路租的一家私人院内,共有 3 个小组),专设针灸小组。针灸小组开始只有许式谦、洪瑛、王雪苔、戴玉勤、徐文生等人。

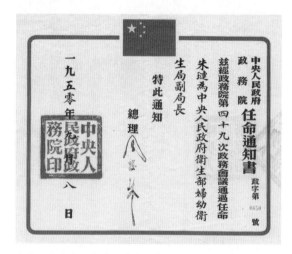

中央人民政府政务院任命朱琏为卫生部妇幼卫生局副局长(1950 年 9 月)

1951 年 2 月 15 日,《人民日报》发表了由马健行撰写的《中国针灸术治好了"精神分裂症"》的文章,该文登载了朱琏和她的学生许式谦治愈原燕京大学学生杨秀容顽固精神分裂症的事迹,引起了广泛关注与巨大反响;次日该报刊登《针灸治愈"精神分裂症"的经过》一文,详细介绍了治愈的过程;2 月 17 至 18 日该

---

❶ 引自中央档案馆材料《朱琏写给习仲勋的信》(1953 年 2 月 24 日)。

报又连续两日刊登朱琏《针灸疗法的重要性及其原理》的文章。经《人民日报》报道后,想要针灸治病的人更多了,妇幼大队针灸组不能满足患者的需求,后又临时在西四羊市大街❶开设了一个门诊部,最初只有9人,后增至13人❷。患者非常多,来自全国各地,挂号预约到半年以后,在万般无奈的情况下,采取急诊先看的方法以解燃眉之急,但这仍不能满足群众看病的需要。成立专门机构来扩充医疗力量、提升就诊条件、培训更多针灸医生、开展针灸科学研究,成了当务之急。在这种情况下,朱琏和她的同事们除了治疗大量患者外,还进行了建所筹备工作。

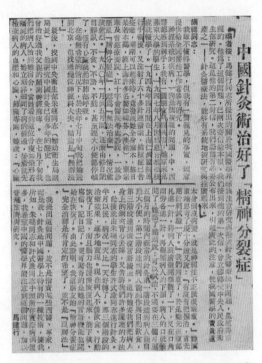

《人民日报》刊登《中国针灸术治好了"精神分裂症"》一文(1951年2月15日)

1951年3月7日,《人民日报》又登载《群众迫切需要推广针灸疗法》,文章提到:"针灸疗法自本报介绍后……这一疗法的热心倡导者中央人民政府卫生部妇幼卫生局朱琏同志近日来每日平均收到各地读者来信约四十封。前往请求治疗的每日亦达四五十人……各地来信的内容,充分表露了群众对针灸疗法的拥护,他们非常热切地盼望着新中国的医学界对这具有悠久历史的针灸学,给以应有的重视……"同日,中央人民政府卫生部召开针灸疗法座谈会,参会人员有卫生

---

❶ 引自王雪苔《发扬艰苦创业精神,让针灸雄飞全球》(中国中医研究院针灸研究所成立40周年讲话稿)。

❷ 引自《针灸研究所简史与现状》(《中国中医研究院针灸研究所30年学术论文集(1951—1981)》,1981年,第1页)。

部领导，研究过针灸的中西医专家高凤桐、许英魁等 27 人，此外，还有《人民日报》《光明日报》等多家媒体的记者。朱琏在会上作重要发言，强调"针灸有着很好的疗效与优势，需要大力实践""应继承发扬中国国有文化传统衣钵""需要通过科学研究来验证针灸治病的疗效"等。到会的中西医专家也分别对针灸疗法发表了很多宝贵意见，有的专家提出"希望组织一专门针灸研究的机关"。卫生部贺诚副部长在总结中说："针灸疗法有很长的历史，应非常重视，而它在民间使用的很广，但到今天还不能是我们医学界所公认的，是因为过去没有将其用科学的知识来研究它、证实它……也必须有这些办法才能使针灸得到科学的证明、承认与推广❶。"这次座谈会委托朱琏负责指导此后针灸研究工作的开展，也有效推动了针灸疗法实验所的筹办。

由于当时中医在医学界受到长期的歧视和不公正待遇，因此成立针灸研究机构并非轻而易举之事。在董必武的支持、帮助及朱琏等人的迎难而上与不懈坚持下，"中央人民政府卫生部针灸疗法实验所"得以建立，之后实验所坚持医疗实践，坚持科学研究，为我国针灸医学科研工作奠定了基础。

---

❶ 据中央档案馆材料《针灸疗法座谈会记录》(1951 年 3 月 7 日，卫生部秘书处)。

第二章
初创时期的基本概况

　　1951 年 7 月,政务院文教委员会批准成立中央人民政府卫生部针灸疗法实验所。8 月 2 日,在北京市东城区帅府胡同 4 号,针灸疗法实验所正式挂牌宣布成立。10 月 20 日,卫生部下达批文任命妇幼卫生局副局长朱琏兼任针灸疗法实验所主任(首任所长)。因某种原因,在针灸疗法实验所的初创时期,人员编制较少,条件也甚为艰苦。成立后一年多,实验所还面临被撤销的危险,朱琏为此四处奔走呼号,奋力挽救,最终实验所得以保留。其间及其后,实验所经历了居无定所、东城西城来回折腾的地址迁移。实验所工作基本上以临床医疗及教学培训为主,

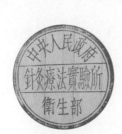

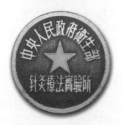

针灸疗法实验所公章印及纪念胸章

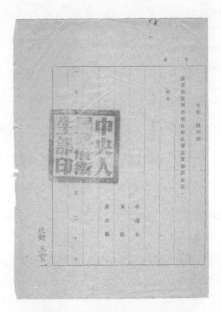

朱琏兼任针灸疗法实验所主任任命书

科学研究主要为初步探索与简单实验,将研究、教学、治疗三项工作结合进行,以针灸疗法"在提高的指导下普及,在普及的基础上逐渐提高"为方针。

第一节 两居东城,二迁西城

一、初居东城帅府胡同

新成立的针灸疗法实验所,地址最初暂设在东城帅府胡同4号,那是紧靠北京协和医院后门的一间平房,与协和医院大楼形成鲜明对比,工作条件十分简陋和艰苦。实验所在朱琏的领导下,下设两个组——教学研究组和临床治疗组,教学研究组组长为王雪苔,临床治疗组组长为许式谦,日常工作由所秘书王雪苔主持。

据中央档案馆有关资料显示,针灸疗法实验所成立时有26人的人员编制,其中20人来自卫生部妇幼卫生工作大队,他们分别是[1]:张鸿绪、王懋娴、毛学渊、徐文生、李朝杰、许式谦、王雪苔、洪瑛、陶慰慈、马云轩、王敏、李静园、朱汉平、葛冰心、张金泉、李安祥、张沛、郎玉麟、戴玉勤、孙稳。

帅府胡同时期,虽历史较为短暂,但却迎来针灸疗法实验所的"开门红",针灸的各项工作全面铺开,有声有色,是实干、大干的半年。这期间有一件可载入针灸发展史史册却乏人知晓的事件,那就是"艾条悬起灸"疗法是由朱琏首倡的[2][3][4][5]。艾条,又称作"艾卷",此前多用于"雷火神针"或"太乙神针"

---

[1] 来源于中央档案馆资料《妇幼卫生工作大队工作人员花名册》(1951)。

[2] 引自焦国瑞《针灸疗法讲义》(初稿)(中央人民政府卫生部民族卫生工作大队,1953年,第118—120页)。

[3] 引自王雪苔《针灸学手册》(人民卫生出版社,1956年,第31—32页)。

[4] 引自安徽省中医进修学校针灸科教研组《针灸疗法入门》(安徽人民出版社,1958年,第370—371页)。

[5] 引自朱琏《新针灸学》(广西人民出版社,1980年,第52—53页)。

的实按灸法,并且在中华人民共和国成立之前,艾炷灸法一直是灸法临床的核心。这件事还要从一个小故事说起。

1951年夏,朱琏外出开会,在列车上突发急性肠炎,想用灸法治疗又没带艾绒,便将香烟卷(朱琏平时抽烟)一端点燃,对准大肠俞、足三里穴悬起熏烤,结果病症得到明显缓解,香烟卷熏灸起到了与艾炷灸同样的疗效。后经朱琏反复试验,发现这种熏灸法不仅疗效确切,还可随时调整所需热力大小,减少了施灸中的诸多麻烦。于是朱琏指示针灸疗法实验所把此前常用的艾炷灸改为艾卷灸法:"用手工式卷烟机把艾绒卷成纸烟形,长20cm,比纸烟略粗一些,持其一端,另一端燃着,接近皮肤施灸。"朱琏把此法定名为"艾卷灸",并提出两种操作方法:温和灸与雀啄灸 ❶。针灸疗法实验所还对艾炷灸和"艾卷灸"在"合谷"穴上进行了温度变化的比照试验,结果表明艾卷灸法不仅使用方便,而且在调节温度上也比艾炷灸法优越。之后,实验所就用"艾卷灸"代替了艾炷灸法,并陆续将此疗法推广至全国,形成了至今针灸临床及中医保健普遍应用"艾卷灸"的局面。

二、迁址西城羊肉胡同

1952年1月,朱琏在中央人民政府董必武副主席和政务院陶希晋副秘书长(朱琏丈夫)的帮助下,向中央政法委暂借了一个四合院,为西城区羊肉胡同 × 号院(原地址在现羊肉胡同门牌63号)。虽为针灸疗法实验所临时借用,但居住条件较之以前帅府胡同有所改善。

1952年8月,针灸疗法实验所在所人数共为28人,这可从中央档案馆资料——"针灸疗法实验所核定工资名册"中得知,他们是王雪苔(研究组组长)、朱

---

❶ 引自王雪苔《针灸学手册》(人民卫生出版社,1956年,第31页)。

汉平（化验员）、许式谦（治疗组组长）、郭效宗（医师）、王敏（医士）、焦国瑞（医士）、李静园（针灸技术员）、王影（针灸技术员）、张金泉（针灸技术员）、戴玉勤（针灸技术员）、洪敏（针灸技术员）、马云玕（针灸技术员）、陶慰慈（针灸技术员）、谢宗菱（针灸技术员）、李爱民（针灸技术员）、孙稳（挂号员）、张占有（总务组

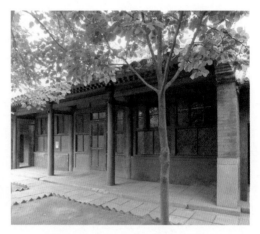
羊肉胡同所址现貌（摄于 2012 年 5 月）

长）、张鸿绪（会计）、朱辉（出纳）、李朝杰（事务员）、王懋娴（打字员）、张沛（勤杂人员）、冯茂修（勤杂人员）、李安祥（勤杂人员）、韩永祯（勤杂人员）、郎玉麟（人事干事）、徐文生（文书）、毛学渊（文书）。这以后针灸疗法实验所也陆续有人调入或者调出，如调入人员有薛崇成（研究组副组长）、孙冠军、陈克彦（医士）、阮鸿程（医士）、白国云、李温苓（医师）、杨亚军（化验员）、耿庄民（治疗组副组长）等。

这一时期，针灸疗法实验所设立了研究组、治疗组、总务组和秘书室；期间，还设立行政组和训练组。行政组 1952 年由孙冠军负责，次年冬白国云调来任行政秘书；训练组由焦国瑞担任组长。1952—1954 年，许式谦任针灸疗法实验所治疗组长。

针灸疗法实验所迁址羊肉胡同后，在原址东城帅府胡同还为中国人民救济总会北京分会成立了"北京市公共卫生局针灸门诊所"（简称"北京市针灸门诊所"），开展联合门诊工作，安排许式谦兼任门诊所所长（至 1955 年），并调来实验所数人充实力量。之后的近十年，实验所来华学习针灸的外国专家常被安排在该门诊所临床实习。

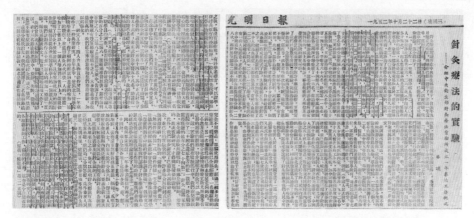

朱琏《针灸疗法的实验——介绍中央卫生部针灸疗法实验所成立一年来的工作概况》一文（《光明日报》，1952 年 10 月 22 日）

1953 年春，实验所面临被撤销的危险——卫生部党组决议要把针灸疗法实验所并入中央卫生研究院。在这紧要关头，朱琏想方设法，通过各种途径进行挽救，她还曾向时任中共中央宣传部部长兼政务院文教委员会副主任习仲勋写信求助等，经过多方努力，最终使针灸疗法实验所得以保留。在羊肉胡同期间，因院子是暂时借用的，中央政法委催促实验所腾房，没有房子怎么开展门诊治疗工作？实验所的生存又面临着新的问题，情况既困难又十分急迫。为了针灸事业的发展，朱琏、白国云等不得不向中央人民政府卫生部领导要房，经过多次恳求，不懈努力，后来卫生部把李德全部长（冯玉祥夫人）的住宅——东城区赵堂子胡同 × 号院拨给实验所。

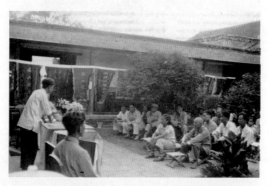

中央人民政府卫生部针灸疗法实验所成立 2 周年庆祝现场（1953 年 8 月）

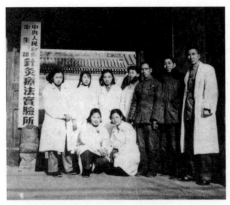

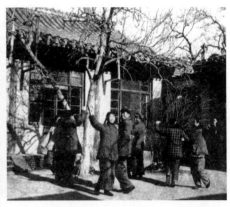

部分工作人员合影（1953 年冬）

文体活动（1953 年冬）

右起：1 薛崇成、2 王雪苔、3 李朝杰、7 谢宗菱；蹲
者右 1 洪敏

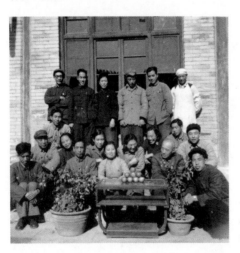

部分工作人员合影（1953 年秋）

前排左起：1 许式谦、3 陶慰慈、4 朱辉；二排左起：2 王敏、
4 李静园、5 孙稳；三排左起：1 王雪苔；四排左起：1 毛学
渊、3 张金泉、4 焦国瑞、6 张沛

三、再居东城赵堂子胡同

1954 年春，针灸疗法实验所搬到东城赵堂子胡同 × 号院。条件虽依然简
陋，但这是第一个属于自己的房子，上上下下都很是欢喜。所领导及机构设置基
本上没有发生变化。1954 年 10 月，实验所正式成立党支部（以前是和白塔寺医
院一起），白国云兼任支部书记。实验所人员有少许变动，比如陆续增加了王本显、

何宗禹等人。由于朱琏一大部分精力都用于卫生部妇幼管理工作,针灸疗法实验所日常事务主要由王雪苔和白国云负责,朱琏有时电话联络,有时亲自到各科室现场指导工作,一些问题就地解决。

据杨亚军回忆:"实验所搬到赵堂子胡同之后,大家欢呼雀跃:'这下可好了,终于有了自己的房子!'那时全所共用一个露天水龙头,每天早晨排队等候洗漱,时时传出欢声笑语。夏天治疗室患者多时,实验所就临时搭建一个大天棚用来候诊,后来也用作全所开会的场所。由于房间不够使用,把原来的卫生间也改作化验室,在操场上搭建了一个厕所。虽然当时条件艰苦,但大家对工作充满着热情与干劲,彼此之间其乐融融,心里始终将工作放在第一位,不畏辛苦,不计报酬,工作生活中处处充满着乐趣。"

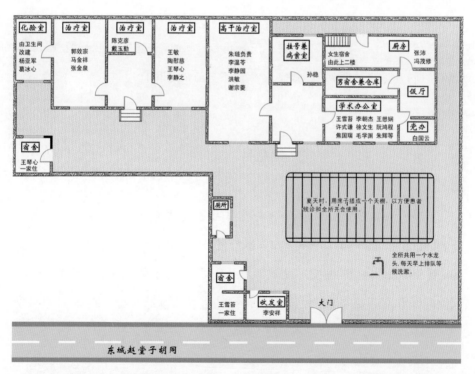

针灸疗法实验所赵堂子胡同时期的整体布局及人员设置(据杨亚军回忆、手绘草图,经电脑制作)

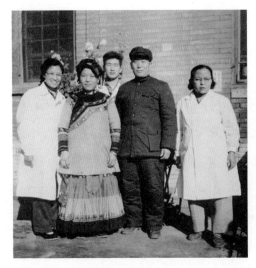

全国人大代表参观针灸疗法实验所,实验所白国云(右1)、洪敏(左1)、戴玉勤(中)陪同(1954年9月,照片由朱向前提供)

1952—1953年,针灸疗法实验所多次派医疗队赴西康开展针灸医疗与培训,与当地结下深厚友谊。1954年西康彝族自治区的王海民及安登银(均为第一届全国人大代表)到赵堂子胡同访问实验所

针灸疗法实验所搬到东城赵堂子胡同不久,因中医研究院筹建,针灸疗法实验所被划归为中医研究院领导,后建立针灸研究所,于1954年冬又搬到西城马市大街(现为西四东大街)72号院。仅3年多时间便"两居东城,二迁西城",反映出实验所初创时期的艰难及创始人的锲而不舍与坚定追求。

第二节 免费门诊,义务医疗

针灸疗法实验所最初以开展医疗工作为主,工作重点与特色主要包括:日常针灸门诊工作,高干、外宾针灸保健与医疗任务,派出医疗队为当地百姓针灸治病等。针灸疗法因治病范围广泛,尤其对神经衰弱、神经痛、慢性胃肠病等收效颇佳,又无副作用,使用起来十分经济、简便,受到了广大群众的欢迎。自1951年建所以来至1954年10月,连同派出的工作组在内,初诊患者计9510人,初、复诊共计95 374人次❶。

---

❶ 引自许式谦《针灸疗法实验所三年来的工作概况》(《健康报》,1954年10月29日第2版)。

一、日常针灸门诊

针灸疗法实验所自成立以来的这一时期,门诊都是免费的。由于针灸疗法适应证广,疗效可靠,医生医术高明,服务态度又好,患者多是慕名而至,门诊常常应接不暇,求治者甚至需要提前预约3个月。患者主要是来自党政机关、团体和军队中的干部,还有工厂工人、工程师、教职员和学生,以及干部家属和市民、少数民族同胞、国际友人、海外侨胞等。因门诊患者量多,工作任务繁重,医疗人员都是提前上班,且不能按时下班,中午往往要到1点多才能吃上午饭。

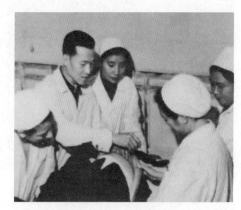

许式谦(左2)为患者针灸治病

针灸疗法实验所开展的针灸医疗工作,为解决当时群众病痛发挥着重大的作用。据《针灸疗法实验所三年来的工作概况》统计(登载于1954年10月29日《健康报》第2版,作者:许式谦),在经过诊断治疗结束并且结果可查的2318例患者中,很多是久治不愈的慢性病,其中以神经系统、运动器官(肌肉与关节)、消化系统方面的患者为最多,有效率较高。例如共治疗神经衰弱症592人,治愈104人,感觉无效的只有61人,其他虽未治愈,但都感觉有效。又如治疗风湿性关节炎348人,治愈者达137人之多。

有些典型病例在当时一度传为佳话。如北京市某机关干部王某患有13年的红斑性风湿性关节炎,曾采用各种药物疗法均未生效,经针灸治疗28次后,症状完全消失。又如有一患者苑某,左心室肥大,代偿功能不全,曾在北京某医院诊治无效,针灸前心率每分钟128次,两侧房室瓣第二心音不纯,经过一个时期针灸治

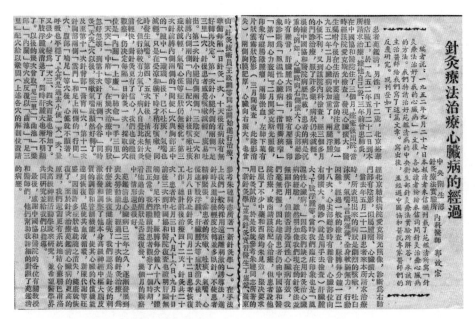

《工人日报》刊登郭效宗文章《针灸疗法治疗心脏病的经过》（1952年2月21日）

疗以后，心率恢复到每分钟74次，再经检查，则已无功能不全的征象❶。再如卫生部一干部患膈肌痉挛，不停呃逆，连饭都吃不了，经西医治疗6天无效，于是便抱着试试看的想法来针灸，郭效宗医生扎下两针，捻了几下，呃逆立止。一名患者腿疼无法站立，用担架抬来，针灸后自己背着担架走了❷。

针灸疗法实验所在几年的临床实践中，对针灸治疗神经痛、神经麻痹、急慢性肠胃炎、肌肉及关节风湿痛、脏躁症、疟疾等，以及某些症状如失眠、发热、食欲缺乏、腹泻、便秘等的效果，都有了进一步把握。此外，在治疗急性舞蹈病、高血压、糖尿病、肺结核、湿疹等方面，也取得了不少新的经验。

针灸疗法实验所非常重视针具的消毒，每个治疗室在下午下班前，都要将一

---

❶ 引自朱琏《针灸疗法的实验——介绍中央卫生部针灸疗法实验所成立一年来的工作概况》（《健康报》，1952年10月16日第1版）。

❷ 引自白国云口述、张高执笔《针灸研究所初建之忆》（《难忘的四十年》，中医古籍出版社，1995年，第88—93页）。

天给患者治疗用的针灸针进行整理,当时叫"修针"。修针就是将还能用的医针,用纱布或棉花将弯曲不直的修整好,然后根据尺寸按顺序一排排插在事先准备好的大饭盒(铝制)内的纱布垫上,进行统一消毒。

二、特殊保健任务

除日常针灸门诊外,针灸疗法实验所还承担着高干保健接诊与出诊及对外医疗的任务,这是当时一项非常重要的工作,由朱琏亲自负责。针灸疗法实验所创立时就设有高干外宾治疗室,刚开始只有许式谦、洪瑛、戴玉勤 3 人,搬到羊肉胡同时期高干外宾治疗室得到扩大——李温苓、李静园、洪敏、谢宗菱、郭效宗等也加入了接、出诊的医疗任务。

高干与外宾针灸保健治疗,对针灸疗法实验所来说既是一项医疗工作,也是一项政治任务。朱琏所长曾用两个月的时间基本治愈了一名外国大使孩子的半聋哑,令外国人惊奇,使中外学者刮目相看。给高干治病的情况很多,

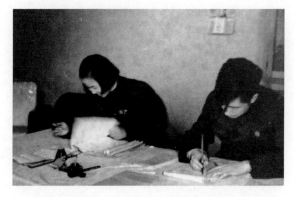

高干外宾治疗室戴玉勤(右)、洪瑛整理病案(1951)

治愈宿疾者也有不少。如董必武在《新针灸学》的序言中提到:"我患过左膀酸痛病,举动困难,有数年之久,曾试过一些治疗的方法都无效,后来朱琏和她的学生许式谦为我施行针灸,我的左膀逐渐恢复原状,屈伸自如。"

三、派出医疗队

　　中华人民共和国成立后,毛主席和党中央一直关怀少数民族及偏远地区人民的疾苦。1950 年 8 月,全国第一届卫生工作会议确定了"面向工农兵""预防为主""团结中西医"的卫生工作基本方针,为我国卫生事业的发展指明了方向。针灸疗法实验所在次年成立后也积极行动起来,并将此方针全面贯彻于针灸的医疗、教学与科研中,开展各项工作,派出医生或组织一批批医疗队,奔赴全国各地,为当地人民防病治病,这也是当时的一项重点任务与特殊工作。

　　1952 年 8—9 月,针灸疗法实验所派出由李静园等参加的乌兰浩特市医疗队,为当地群众治病,解除草原牧民的疾苦。由于针灸疗法操作简便,无须药费,来诊患者很多,因此受到了内蒙古人民的热烈欢迎❶。同年 11 月,为

针灸疗法实验所派出医疗队的报道
(1952 年 9 月 18 日《健康报》第 6 版)

支援边远少数民族医疗工作,实验所派出由焦国瑞、夏玉清等人参加的西康医疗队,为当地牧民免费治病,每天接诊数十人。康定安觉寺有位喇嘛患了 6 年的胃肠病,多方求治未愈,却被针灸疗法实验所医疗队治好,他说:"我的病扎银针在很短时间内就治好了,这是毛主席解救了我❷。"1953 年 3—4 月,田从豁等参加的中南医疗队到武汉市开展针灸医疗工作,既为群众看病,也到部队巡诊,在当地影响很大。1954 年 7—11 月,王雪苔为领队的医疗队到江西吉安县浒坑钨矿用针灸治疗疟疾,取得较好疗效。

---

❶ 引自《毛主席关怀内蒙少数民族 派针灸教师推行针灸疗法》(《健康报》,1952 年 9 月 18 日第 6 版)。
❷ 引自《针灸疗法已在全国各地广泛推行》(《健康报》,1954 年 10 月 29 日第 1 版)。

第三节 科研开端,初步试验

针灸疗法实验所成立之初,朱琏所长发表了第一篇学术论文《针灸疗法的重要性及其原理》。在所长朱琏、研究组长王雪苔率领下,研究组在广泛的临床治疗与病历整理的基础上,对针灸治疗常见病、多发病(如关节炎、神经痛、神经症、高血压等)进行了疗效分析、临床观察与机制研究,肯定了针灸的疗效,摸索出了一些规律,并作了医疗、科研相结合的初步尝试与探索。

一、针灸"补体"实验

1951年,针灸疗法实验所与北京大学医学院细菌学系合作,率先开展针灸对人体免疫功能影响的研究,重点观察针灸对"补体"的影响。在对5名神经衰弱患者的治疗过程中,观察到有4名患者在治疗后血液中的"补体"显著增加。另通过对38例人体观察发现,连续针灸7日后停止针灸的次日,"补体"增加者为68.4%;在停止针灸7日后"补体"增加者增至84.2%。这说明在针灸停止后,其效果不仅没有减少,反而在一定程度上继续增加,更为重要的是原"补体"量少者增加得多,原"补体"量多者增加得少,表明针灸具有某种程度的调整作用[1];同时也初步证明了针灸不仅能治病,且有增加抵抗力的预防作用,"这将给世界医学科学提供解决一个很大问题的方法[2]"。

---

[1] 引自王本显《八十华诞结硕果,跨纪功勋竹帛传》(《王雪苔与中医针灸(八十华诞祝寿文集)》,2005年)。

[2] 引自朱琏《针灸疗法的实验——介绍中央卫生部针灸疗法实验所成立一年来的工作概况》(《健康报》,1952年10月16日第1版)。

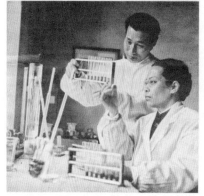

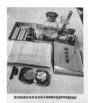

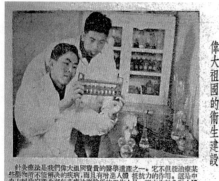

朱琏所长与北京大学副教授方亮在研究针灸疗法对人体增加"补体"效果(《人民画报》1952 年 1 月号)

王雪苔在做针灸对"补体"影响实验(《健康报》1952 年 10 月 16 日)

二、针灸治疗小儿夜尿症

1951 年冬季,针灸疗法实验所研究小组在王雪苔组长的带领下,在北京市儿童教养院集中治疗了 30 例小儿夜尿症患者。这些儿童的年龄为 7~15 岁,经针灸治疗 1 个月左右,治疗结束时有 21 名已停止夜尿,有 9 名无效,又经过半年的追踪观察,证明确有疗效者 19 人[1]。研究认为,除了针刺得气为取得疗效的必要条件外,还发现治疗效果与夜尿症的程度、性质,针灸治疗次数及穴位均有着一定关系,证实穴位确有相对特异性,初步揭示了针灸治疗夜尿症的机制——针灸刺激作用反应到大脑皮质后,很可能是提高了大脑皮质对于尿意冲动的警觉性,从而加强了大脑皮质对低级排尿中枢的控制作用,因而使得夜尿症得以治愈。

---

[1] 引自许式谦《针灸疗法实验所三年来的工作概况》(《健康报》,1954 年 10 月 29 日第 2 版)。

三、针灸治疟研究

  1951 年,针灸疗法实验所与北京大学医学院寄生虫学系合作,组成中西医结合治疗小组,到中南地区(中华人民共和国成立之初六大行政区之一)某地进行针灸防治疟疾的治疗,经过共同努力,取得一定效果,证明针灸对间日疟的疗效较好,为中医针灸治疗疟疾进行了有益的探索。1954 年 7—11 月,针灸疗法实验所组织研究小组联合其他单位(北京大学医学院生物学系、工矿卫生处、江西省卫生厅、湖南医学院)到江西浒坑钨矿进行针灸治疗疟疾的临床与实验研究,参加人员有针灸疗法实验所的王雪苔、阮鸿程、陶慰慈、杨亚军,北京大学医学院生物学系的易友云,以及江西省立人民医院曾心佛、江西省中医实验院吴刚等。研究组在王雪苔组长的领导下,前后治疗 470 余人,重点选择了 55 例疟疾患者进行临床观察,先行确定治疗穴位及其步骤,然后分组治疗,并采用追踪观察办法❶。据初步统计,39 名有效,有效率为 71%,26 名治愈,治愈率为 47%;从疟疾类型来看,针灸对于间日疟的治疗效果最好,恶性疟及混合疟

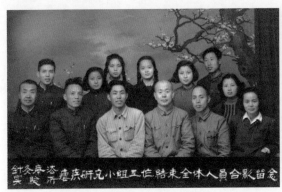

针灸疗法实验所疟疾研究小组合影
前排右起:4 王雪苔;后排右起:1 陶慰慈、2 阮鸿程、5 杨亚军

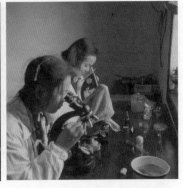

杨亚军、易有云在做疟原虫观察实验

---

❶ 石山《中央针灸疗法实验所江西工作组胜利归来》(《江西中医药》,1954 年第 12 期,第 16 页)。

次之 ❶。

朱琏所长在其手稿中追忆与毛泽东主席的谈话,其中提到这次江西钨矿的针灸治疟研究。毛主席仔细询问了工人们患疟疾的情形和具体的研究结果后说:"你们研究疟疾的根本原理没有? 据我看来,主要是打破了疟原虫的生存条件,而且许多原虫和细菌的疾病这类问题,根本原理都是一样的,你看如何?"朱琏点头认同,说:"根据疟原虫的繁殖和破坏红血球的原理,以及针灸治疗疟疾时所见的患者症状消失的经过和疟原虫变化的科学分析资料来看,针灸治疗疟疾的根本原理正符合主席所说的 ❷。"

另外,针灸疗法实验所还曾与北大结核病院、协和医院以针灸配合治疗肺结核,并进行临床疗效初步观察研究,发现针灸对肺结核患者的症状、化验指标、X线影像等都有着积极的改善作用。针灸疗法实验所还系统观察了 49 名高血压患者的针刺疗效,发现针灸有较明显的降低及控制血压的效果。

在以上针灸临床的科研工作中,针灸疗法实验所还初步研究了巴甫洛夫高级神经活动学说,认识到针灸疗法的原理可能是激发与调节神经的控制和调整功能,有助于大脑皮质发挥保护性抑制作用的功能 ❸。此外,对针灸穴位的解剖定位、针灸历史的考据、古代治疗经验的整理,也进行了一些初步的研究工作 ❹。

第四节　针对需求,开展培训

针灸疗法实验所成立后,为落实党中央"团结中西医"的政策,满足人们对针

---

❶ 引自王雪苔整理《针灸治疗疟疾的疗效观察》(《健康报》,1955 年 10 月 14 日第 2 版)。

❷ 朱琏手稿《一九五八年毛主席讲针灸的记录》(1958 年 4 月)。

❸ 引自朱琏《针灸疗法的实验——介绍中央卫生部针灸疗法实验所成立一年来的工作概况》(《健康报》,1952 年 10 月 16 日第 1 版)。

❹ 引自许式谦《针灸疗法实验所三年来的工作概况》(《健康报》,1954 年 10 月 29 日第 2 版)。

灸疗法日益增长的需求,大力开办针灸培训班、培养更多的针灸人才(当时叫"培养干部")和推广针灸疗法势在必行。这一时期的培训形式主要有:针灸疗法实验所本部培训、派出医疗队培训、协助解放军培训等。1951年9月—1953年7月,针灸疗法实验所先后举办了6期训练班。同时,实验所派出医疗队到少数民族地区、中南地区等开展针灸培训工作;后又协助人民解放军空军卫生处、公安医院等举办了针灸训练班。通过训练班,针灸疗法实验所培养出许多针灸领域的骨干和栋梁之材,共计培养学员817名❶,他们在后来各自的工作岗位上多有建树。

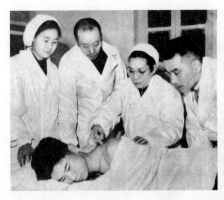
朱琏向来自全国各地的中、西医医师进行针灸临床示教(《人民画报》1952年1月号)

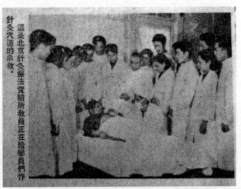
针灸疗法实验所教员在给学员们作针灸腧穴示教(《健康报》1952年10月16日第1版)

一、针灸疗法实验所本部培训

　　针灸疗法实验所从成立后次月起,就陆续开设短期针灸培训班,以"训练西医"为主。招收学员的条件,要求政治上可靠,热爱医务工作,有一定的医学基础。朱琏所长亲自任教,授课老师还有王雪苔、许式谦、焦国瑞、洪瑛等,教材主要是朱琏编写的《新针灸学》,培训方式为教、学、用三者相结合,即采取边教、边学、边操

---

❶ 引自许式谦《针灸疗法实验所三年来的工作概况》(《健康报》,1954年10月29日第2版)。

作的短期训练办法,使学员在实践中熟练运用针灸技术方法,同时学习并理解针灸的作用原理。培训周期一般为 3 个月,也有半年一期的。学员有来自医学院附属医院、人民医院、康复医院、疗养院、县卫生院(所)、防疫医疗队以及工、矿职工医院等医疗卫生单位的医务工作者,包含医学院校教授、医院院长、科主任、医师、助产士、护士、公共卫生人员及一部分进修的中医大夫,有汉族,也有蒙古、回、藏、彝、朝鲜族等少数民族。这些学员结业后大多回到各自原单位,开展针灸医疗与科研工作,对针灸的推广应用起到了积极的作用。参加学习的人员大多是西医,虽然文化水准和医学基础不等,但短期学习后都有心得;原来学西医的学员也提高了对祖国医学遗产的认识,如河北省立医学院一位助教,当他学会针灸,亲自治愈了一名颜面神经麻痹、一名帕金森病以及一些神经痛疾病患者后,说:"我在学西欧医学时,根本没有想到过中国有什么理学疗法,这一回给我的教育真不小,我更认识了祖国的伟大,毛主席和共产党的伟大❶!"

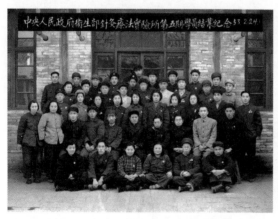
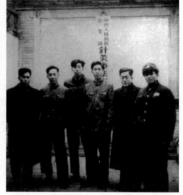

1953 年 2 月 24 日,针灸疗法实验所第五期学员结业纪念(田从豁提供)
二排右起:1 许式谦、2 薛崇成、4 朱琏、5 傅连璋(卫生部副部长)、7 王雪苔、8 郭效宗、9 王敏

1953 年秋,王雪苔(右 3)与针灸培训班的学员们在针灸疗法实验所门前合影

---

❶ 朱琏《针灸疗法的实验——介绍中央卫生部针灸疗法实验所成立一年来的工作概况》(《健康报》,1952 年 10 月 16 日第 1 版)。

建所之初因条件所限,培训不拘于课堂教学的模式,形式较为多样,有学员直接在临床跟诊学习的情况,讲课时间和地点也很灵活,如朱琏还将位于北京西四砖塔胡同3号的自己家当成讲课地点,晚上在家里给学员上课,讲解她在解放区的针灸临床经验与病案等。这不仅反映了当时授课条件的艰苦,也体现朱琏等人为推广新针灸学所表现出的迫切心情与积极行动。朱琏还曾有过开办针灸专门学校的想法,以将针灸医疗更好地服务于城乡和军队。

二、派出医疗队培训

派出医疗队在当地为群众治病的同时开展针灸培训,是当时针灸疗法实验所培训工作的另一项重要内容。针灸疗法实验所曾分别派出工作组到内蒙古、西康等少数民族地区及中南地区开展针灸工作,帮助这些地区培养针灸人才。比如,

1952年8月,应内蒙古自治区政府请求,针灸疗法实验所派出由7位成员组成的针灸小组到乌兰浩特市推广针灸疗法,内蒙古自治区政府卫生部门集中了46名医务干部成立了针灸训练班❶。1952年11月,针灸疗法实验所派出针灸工作组,在西康藏族地区培训针灸技术人才,同时开展针灸治疗工作,为期7个月,在康定和雅安共培养了147名学

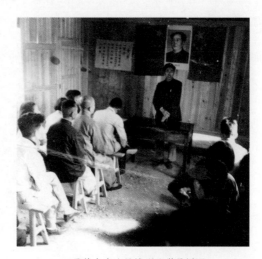

王雪苔在为当地培训班学员授课

---

❶ 引自祝济国《毛主席关怀内蒙少数民族 派针灸教师推行针灸疗法》(《健康报》,1952年9月18日第6版)。

员 ❶，在此期间，焦国瑞还为学员专门编著了《针灸疗法讲义（初稿）》作为针灸训练班教材使用。1953年3—4月，田从豁等参加的中南医疗队，在武汉市开办了中南地区针灸师资训练班，有来自地方和部队的医务人员参加学习，田从豁白天授课及看病，晚上加班准备讲课提纲，给学员留下了深刻印象。1954年9月，王雪苔领队的江西吉安县浒坑钨矿医疗队，在用针灸治疗疟疾等疾病的同时就地举办针灸培训班，吸收有医学基础的人员予以短期训练，给有关单位培养了27名针灸人才，为今后在厂矿中开展针灸工作创造了有利条件 ❷。

三、协助解放军培训

为了更好地在解放军中推广针灸疗法，满足其对针灸医疗的需求，针灸疗法实验所还协助部队开展集中性针灸培训。如1953年3月，实验所协助人民空军卫生处和公安医院等在现中国人民解放军第302医院所在地举办了针灸训练班，

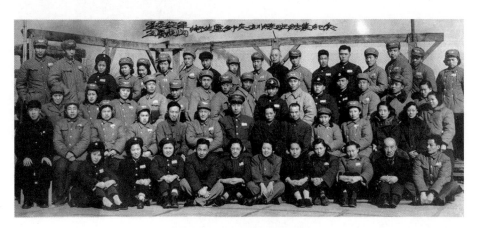

空军卫生处针灸训练班结业纪念
一排右起：6陈克彦；二排右起：7朱琏、14许式谦

---

❶ 引自徐文生《内蒙古和康藏地区推广针灸疗法》（《人民日报》，1954年11月8日）。

❷ 据石山《中央针灸疗法实验所江西工作组胜利归来》（《江西中医药》，1954年第12期，第16页）。

朱琏所长亲自授课,王雪苔、田从豁、许式谦、郭效宗先后担任教员,历时 3 个月,从此针灸正式走进军队医院大门,一些军区医疗机构开始设立针灸科室。1954 年春,由各大军区及各军、兵种总部分别遴选一定名额的军医,集中在当时的军委直属卫生处卫校,成立短期针灸培训班,请针灸疗法实验所协助培训,由朱琏、王雪苔、焦国瑞授课,针灸疗法实验所一些本部学员也随老师前去听课并兼实习辅导。

另外,针灸疗法实验所还利用暑期在北京市医士学校(后并入北京卫生学校)、内蒙古卫生学校及北京医学院为医科学生讲授针灸课程,听众达 400 余人;并给某些医疗卫生单位做了短期传授式的报告,听讲者达 435 人❶。此外,还协助北京市中医学会成立了针灸研究委员会,组织业余针灸研究班,开展"改造中医"方面的实验工作。研究班 3 个月一期,前后曾办有 4 期,进修的中医共 380 多名,课程除讲授一般医学基础理论、《新针灸学》等外,还交流针灸治病的经验,特别强调针刺必须消毒。

针灸研究所前身与初创阶段,在极其困难的历史条件下,开展了大量的医疗、科研、培训等工作,得到了党中央、毛主席和人民群众的广泛认可,打开了中华人民共和国针灸事业的崭新局面,促进了此后全国的针灸临床医疗、科学研究的积极开展。这一时期,针灸疗法实验所还处理了大量的群众来信,截至 1954 年 10月,针灸疗法实验所收到各地来信共 5554 封。这些信来自全国各地——包括许多省、市、县、区、村及内蒙古、新疆、云南、贵州、广西等少数民族地区,甚而远至苏联、朝鲜、法国、泰国、缅甸、印度尼西亚等国的各界人士。信件内容包括:要求学习,要求诊病,建议在全国范围内推广针灸疗法,互相联系交流经验,咨询针灸相关学术与临床问题等。群众来信充分反映了人们对针灸疗法的需要和学习热忱,亦提供了他们不少宝贵的经验❶。针灸疗法实验所对各地来信进行了一一答复,并在《人民日报》《光明日报》《健康报》《进步日报》等报刊解答针灸相关问题 30 余个。

---

❶ 引自许式谦《针灸疗法实验所三年来的工作概况》(《健康报》,1954 年 10 月 29 日第 2 版)。

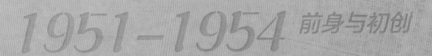

1951–1954 前身与初创

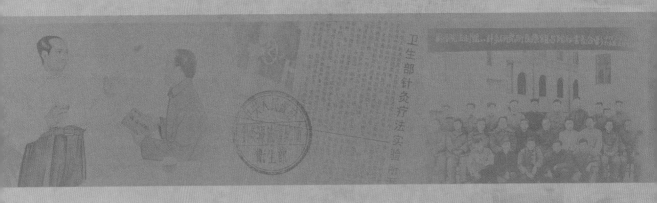

1966–1976 停滞与重生

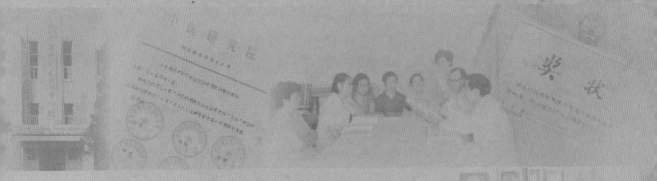

1991–2004 发展与振兴

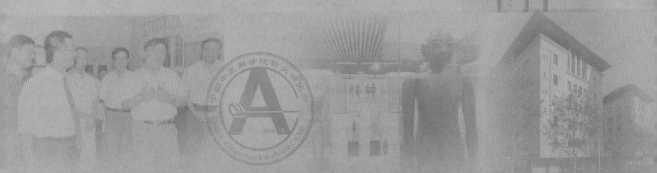

奠基与建设 1954-1966

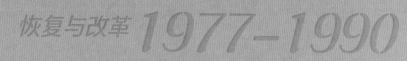

恢复与改革 1977-1990

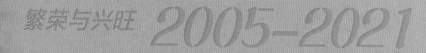

繁荣与兴旺 2005-2021

第二篇
奠基与建设
（1954 年 10 月—1966 年 5 月）

　　如果说针灸研究所的"前身与初创阶段"是她婴儿岁月的颠沛流离，那么其"奠基与建设阶段"则是她孩童年代的步履蹒跚，但这两个时期，都是在党的光辉照耀下，在毛主席亲切关爱下，在针灸所人自身艰苦奋斗下的茁壮成长。

　　1954—1966 年，正处于我国社会主义过渡和全面建设阶段，这是一个政治环境相对敏感的时期，同时科学思潮在我国也已经兴起，针灸研究所的发展随着中国的大环境、大背景而跌宕起伏。在这个时期，卫生部中医研究院奠基启动，针灸研究所正式挂牌，归属中医研究院领导与管理，从此走上了更为规范的发展模式与轨道。1964 年，经络研究所也应国家需求而诞生，这为经络的科学研究开辟了更为广阔的发展道路，也为日后两所的合并、重组与壮大打下了坚实的基础。在奠基与建设过程中，针灸研究所也曾受到各种"运动"的干扰，特别是朱琏所长的调离，给针灸研究所带来了不小的损失。但在全国人民对针灸医学的信赖与支持下，在全所职工的坚定信念与努力下，针灸研究所于艰苦中开拓，于困难中摸索，积累了许多成功的经验，也得到了一些宝贵的教训。

第一章
针灸研究所组建与挂牌成立

　　针灸研究所的组建与挂牌,是伴随着中医研究院的成立同时完成的。针灸疗法实验所作为针灸研究所的前身,它的初创与工作积累,为针灸研究所的建立和发展打下了深厚的基础。自 1951 年 8 月成立针灸疗法实验所至针灸研究所挂牌成立以来,针灸所在科研、医疗和人才培养工作方面,都取得了显著的成绩:4 年来完成了疟疾、高血压等 8 种疾病的临床研究,还以针灸对人体胃蠕动的影响观察为重点开展临床生理研究;医疗工作以门诊治疗为主,共接受162 466 名患者的诊治,各病种整体有效率达 85%;多次组织针灸医疗研究队伍到少数民族地区、工矿区和农村为群众治病;先后在各地主办和协办针灸培训班共计 23 个班,培养学员 1236 人;和全国各地 660 多个单位建立联系,还和苏联等 8 个国家开展学术交流。这些活动为以后的研究工作创造了有利条件❶。

　　正是因为有了针灸疗法实验所老一辈创业者的艰苦努力与突出成绩,得到了党中央和人民群众对中医针灸的充分认可与欢迎,在毛泽东主席亲自关心和指示下,才很快有了成立中医研究院的考虑与决策;同时,也正是因为有了中医研究院的建立,才使得针灸研究所得到更快的发展,有了更好的未来。

---

❶ 引自鉴远《发扬祖国医药遗产——记中医研究院成立》(《人民日报》,1955 年 12 月 20 日第 3 版)。

第一节　中研筹备，三处合一

1954 年 6 月，毛主席指示："即时成立中医研究机构，罗致好的中医进行研究，派好的西医学习中医，共同参加研究工作 ❶。"7 月，刘少奇向文教、卫生等部委传达了毛主席对中医工作的指示，其中提到要成立较高级的研究机构，除应号召有名望的"中医"参加外，有技术的"西医"也应吸收参加进去。中央文委根据党中央和毛主席的指示，把"成立中医研究院"作为一项重要任务来抓。8 月 2 日，朱琏在中央文委召开的中医工作讨论会上提出《关于继承发扬祖国遗产成立中医研究院初步建议》，该建议指出研究院可设立针灸、中药、外科、内科、医史等研究所。9 月 6 日，时任卫生部副部长的徐运北主持中医工作座谈会，鲁之俊、朱琏等参加，会议提出成立中医研究院筹备委员会。6 天后，卫生部派鲁之俊、朱琏、何高民等人负责筹建中医研究院的工作，并起草了成立中医研究院各项措施的初步方案。10 月，中医研究院筹备处正式成立。

朱琏早在 1954 年 7 月曾向中央文委临时中医工作组提出：将针灸疗法实验所改为针灸研究所；发动西医学习针灸；组织针灸工作组赴苏联；大力开展针灸治疗工作；吸取中医经验；出版针灸书刊；组织针灸学会和由国家医疗器械制造厂制造针灸工具等（朱琏《中国针灸疗法应进一步推广与研究的建议》）。

卫生部 1954 年 10 月 7 日下文《关于直属中医机构目前调整决定》，其中提到："中央人民政府卫生部针灸疗法实验所仍在原所址进行工作，暂不变动……由中医研究院筹备处统一领导与管理。"两个月后，针灸疗法实验所、北京中医进修学校的基础部分、华北中医实验所针灸科合而为一，归中医研究院筹备处统一领导管理，所址搬迁到原北京中医进修学校所在地——西城区西四马市大街（原址已拆，现为西四东大街）72 号院。

---

❶ 据《辉煌历程——中国中医科学院院史》（科学出版社，2015 年，第 4 页）。

中医研究院筹备处领导下的针灸疗法实验所机构领导为：所长朱琏（兼中医研究院筹备处副主任），人事秘书白国云，行政秘书何万喜，学术秘书王雪苔（兼研究组长），治疗组长许式谦、副组长焦国瑞，支部书记白国云、副书记许式谦（兼），支部委员有何万喜、王雪苔。

根据中医研究院人事处提供的针灸疗法实验所工资花名册显示，1954年12月在所人数为34名，分别为白国云、陈克彦、戴玉勤、冯茂修、葛冰心、郭效宗、郝金凯、何乃睿、何万喜、何宗禹、洪敏、焦国瑞、李安祥、李朝杰、李静园、李静之、李温芩、马继兴、马金祥、马云轩、马麟、牛银华、裴斌、阮鸿程、孙稳、陶慰慈、王敏、王雪苔、谢宗菱、许式谦、杨亚军、张沛、赵芳洲、朱辉。花名册还有个别遗漏人员，如张金泉、王本显等未在花名册中列出。另外，当时朱琏所长的人事关系是在中央人民政府卫生部。

之后，至1955年12月中医研究院成立时，针灸所陆续从北京中医进修学校（合并）、华北中医实验所（合并）及其他单位调来一批从事临床和基础研究的中西医骨干，如高凤桐、孟昭威（副教授）、郑毓琳、郑魁山、孟竞璧、梁敬惠、董征、李志明、王彧、王家杰、章荣烈、曹庆淑、赵玉青等。

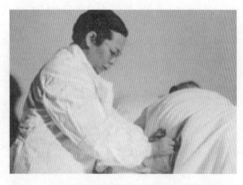

《人民画报》登载中医研究院筹备下的针灸疗法实验所，图为所长朱琏为患者针灸（1955年3月刊）

中医研究院筹备期间，针灸研究所以针灸疗法实验所为基础并加以充实和扩大，当时仍被称作"针灸疗法实验所"，继续着日常医疗、科研、培训等各项工作。其主要任务是通过门诊治疗继续积累各种针灸经验；根据当时现有条件开展相应研究工作；并以培养高等医学院校针灸师资作为重要的政治任务。

这一时期，针灸研究所还经历了一些可载入史册的重要事件：

一、苏联卫生部长等参观针灸疗法实验所

中华人民共和国成立后,以学习苏联、建设我国卫生事业为重要工作方针,中苏两国医务工作者友好访问逐年增加。中苏两国医疗卫生工作的交流与合作,不仅促进了事业的发展,还增进了彼此的友谊。1955 年 2 月 23 日,苏联卫生部部长科夫里金娜和乌兹别克斯坦卫生部部长萨加托夫等在时任卫生部副部长徐运北的陪同下参观考察针灸疗法实验所。科夫里金娜部长在访问期间,曾对我国中医医疗和研究机构提出了改进意见,指导了研究方法,并且表示说:"我对中医研究工作是没有任何怀疑的,我知道中医中药对我们保健工作是重要的,我已提出要派专家来学习 ❶。"

二、毛泽东主席在杭州接见朱琏

1955 年 4 月 14 日,毛泽东主席在杭州接见朱琏(洪敏陪同)。在等候接见的时间里,有关负责人向朱琏讲到了毛主席对针灸工作的相关指示:针灸是中医里面的精华之精华,要好好地推广、研究,它将来发展前途很广。有些同志坚持努力,是有成绩的,也证实了中医政策的提出是正确的。中国医学的经验是很丰富的。它有几千年的历史了,要有同志去

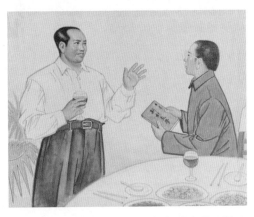

毛泽东主席与朱琏共餐时交谈《新针灸学》(摄于河北石家庄双凤山陵园朱琏生平展室)

---

❶ 引自李德全《学习苏联,建设我国卫生事业》(《人民日报》,1955 年 11 月 7 日第 3 版)。

整理它……❶

　　次日晚上,毛主席邀请朱琏等一起共进晚餐。在与朱琏交谈的时候,毛主席说起了她的《新针灸学》一书。主席不但看了这本书,而且还颇为赞同书中提到的针灸与现代医学理论发展的关系。席间,毛主席站起来举杯说:"祝针灸万岁!"接着又说,"针灸不是土东西,针灸是科学的,将来世界各国都要用它❶。"

三、全国高等医学院校针灸师资训练班

　　1955 年 6 月 4 日,根据卫生部安排,中医研究院筹备处针灸疗法实验所举办的"全国高等医学院校针灸师资训练班"开学❷,以培养高等医学院校针灸师资力量为重大政治任务。

　　该班学习时间为半年,学员有高等医学院校的教授、讲师 25 人,工矿等单位人员 12 人❸。鲁之俊、朱琏、王雪苔、许式谦等执教。朱琏在"为何学习针灸"课程中强调:摆正政治态度,为工农兵服务,针灸是开辟中医工作、团结中西医的重要门径。经过理论、技术的学习和临床实习以后,在所长朱琏的建议下,11 月 9 日以高等医学院校针灸师资训练班学员为主力,组织针灸医疗队下乡实践,以响应党中央号召"农业合作化运动",使针灸为农业合作化运动服务。医疗队分赴京郊通县、河南开封及山西长治等地,各组都配备了党员骨干,并有针灸疗法实验所党支部及时指导。学员们在

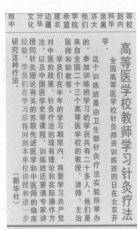

《人民日报》对"全国高等医学校针灸师资训练班"开班进行了报道(1955 年 7 月)

---

❶ 引自麦阳,刘蓬《毛泽东在一九五八》(中国青年出版社,2008 年,第 98—99 页)。

❷ 引自中医研究院《建国以来医药卫生大事记(1949-10—1958-12)》(1959 年 4 月,第 38 页)。

❸ 引自中国中医研究院针灸所支部年终简报(1955)。

短短的一个半月中收获很大,得到了锻炼和提高,还治愈了很多农民的疾病;这次实践为农村培养了300多名针灸人员,医疗队受到当地党政和群众的热烈欢迎。

针灸疗法实验所在中医研究院筹备的一年里,为了宣传党的中医政策,与国内600多家单位建立了通讯联络;接待了20多次外宾参观;及时帮助报社组织各阶段中心任务的消息报道;还举办了针灸展览会,

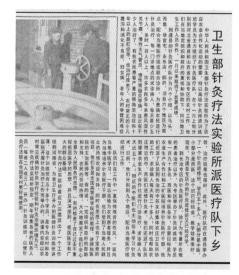

《人民日报》报道针灸疗法实验所派医疗队下乡(1955年12月17日)

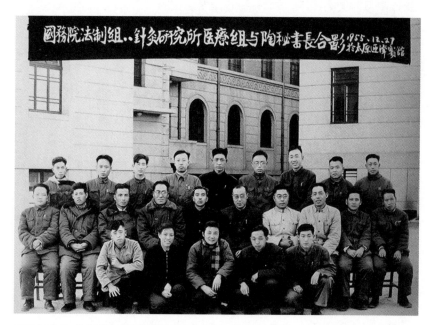

1955年12月,针灸研究所针灸师资训练班赴山西长治医疗队与时任国务院副秘书长兼法制局局长陶希晋(朱琏所长的丈夫)合影留念
一排左起:2张金泉;二排左起:5魏如恕、6陶希晋;三排左起:3戴玉勤(图片引自《陶希晋》,中央文献出版社,2008年)

并邀请各单位参观,使更多人受到了生动的中医政策教育。

第二节　针所成立,正式挂牌

　　由中央人民政府卫生部直接领导的中医研究院,于 1955 年 12 月 19 日正式成立,院址设在广安门内北线阁。卫生部任命鲁之俊为中医研究院院长(兼任党总支书记),朱琏、田润芝为副院长,彭泽民为名誉院长,萧龙友为名誉副院长。《人民日报》《光明日报》《健康报》等相继报道了中医研究院的成立,并发表社论表示祝贺。中医研究院所属业务单位下设五所二室一班一附院,分别为:内科研究所、外科研究所、针灸研究所、针刺疗法(梅花针)研究所、中药研究所、医史研究室、编审室、中医研究班、附属西苑医院。

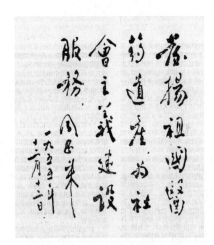

周恩来总理为中医研究院成立题词

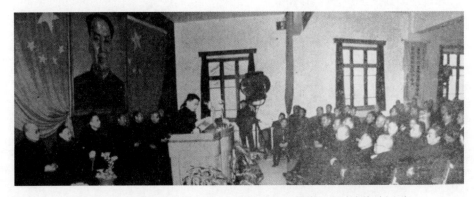

中医研究院成立典礼现场,李济深、谢觉哉、习仲勋、徐特立、张济春等到会祝贺

中医研究院成立当日,针灸研究所正式挂牌,所址仍在西城马市大街,至此,"中央人民政府卫生部针灸疗法实验所"正式更名为"中医研究院针灸研究所"。针灸研究所以针灸疗法实验所为基础加以充实和扩大,继续积累各种针灸经验,根据现有条件开展相应研究工作,初期规划设立循环、运动、消化、呼吸、神经、小儿、妇女、手法及工具、血吸虫病及临床治疗、基础医学等研究组(室)❶,并附设有检验室和X线室。针灸研究所的主要任务是:全面继承并系统整理针灸疗法的理论与实践经验;用现代科学方法,逐步观察与证实针灸疗法的临床疗效;用现代科学方法,从多方面以神经论的观点逐步研究针灸疗法的理论,阐明针灸作用的机制;重点研究的疾病是:高血压、小儿麻痹症、胃肠病等 ❷。

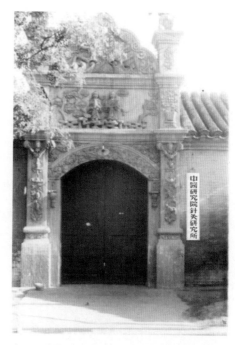

中医研究院针灸研究所原址大门(马市大街72号院东门)

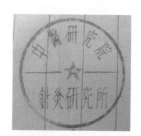

中医研究院针灸研究所公章印

---

❶ 引自鉴远《发扬祖国医药遗产——记中医研究院成立》(《人民日报》,1955年12月20日第3版)。
❷ 引自安中皇《担负光荣任务的中医研究院》(《光明日报》,1955年12月20日第1版)。

第二章
针灸研究所建设的基本情况

中医研究院的成立,为针灸研究所(简称"针灸所")创造了相对稳定的环境,党的中医政策进一步落实,尤其是中西医结合政策的施行,为针灸研究所的发展创造了充分条件。在这一期间,针灸所在领导班子率先垂范、名老中医尽其所能、全体职工奋勇拼搏下,取得了一系列可喜成绩:针刺疗法(梅花针)研究所并入充实了针灸所的队伍;针灸生理与形态研究的开展、针灸铜人的研究与复制丰富了针灸所的科研成果;老中医的高妙医术,为中央领导及外宾治病等增添了临床医疗的特色;加强西医学习中医、陆续开办各类针灸培训班、"老中医"师带徒以及对外针灸培训与交流的开展等,为针灸的教育培训开创了更广阔的前景。这一时期成为针灸所历史上的奠基与建设阶段,至今让一些老同事十分怀念,因为那是一段特殊而又难忘的时光。

第一节　组织机构与人事变动

针灸研究所在第一个 10 年里,机构设置发生较大的变化,不仅有针刺疗法(梅花针)研究所的并入,还有与外科研究所的合并办公。针灸所的人员变动也颇多,其中针灸研究所创始人朱琏在此期间被调离赴广西任职,一些新人员尤其是西医专家及老中医加入针灸研究所,充实了针灸所的科研与临床实力。

一、马市大街时期

中医研究院成立后,院本部设在广安门内北线阁,而针灸研究所仍暂留在原址——西城马市大街(现为西四东大街)72号院。该院共有6个小院,分别用作行政办公、针灸门诊、针灸培训、针灸基础研究(包括生理、生化及形态等)、文献室、图书馆、食堂和动物房等,设施和条件较之前得到改善。该院有东、西两个出入门,东门多为高干、外宾和工作人员出入,西门为门诊患者和车辆出

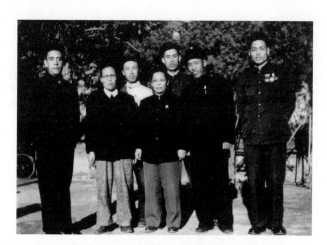

朱琏及针灸所部分干部在马市大街留影
右起:3 许式谦、4 朱琏、5 焦国瑞、6 白国云、7 马继兴

入。1956—1957年,针灸所人员编制发展到106人❶。

中医研究院针灸研究所正式挂牌成立后,所领导班子组成为:所长朱琏(兼任中医研究院副院长),副所长高凤桐、张殿华,行政秘书何万喜(1956年6月任副所长时不再任行政秘书),人事秘书白国云(兼),学术秘书室主任魏如恕(教授),副主任王雪苔,秘书焦国瑞、马继兴、赵玉青,临床研究室副主任许式谦,支部书记白国云(兼),副书记许式谦,支部委员何万喜、王雪苔等。

---

❶ 引自《针灸研究所简史与现状》(《中国中医研究院针灸研究所30年学术论文集(1951—1981)》,1981年,第1页)。

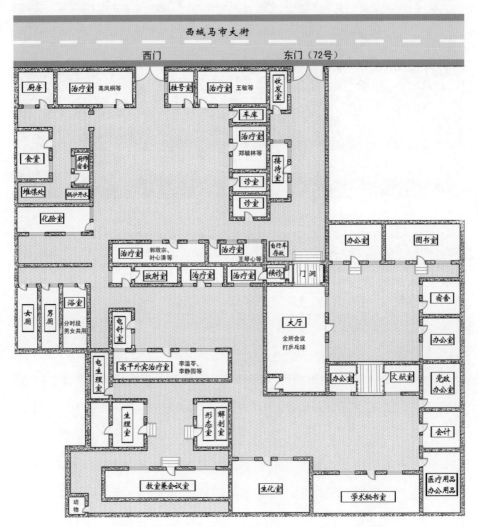

针灸研究所马市大街时期布局（杨亚军回忆后手绘草图，电脑制作）

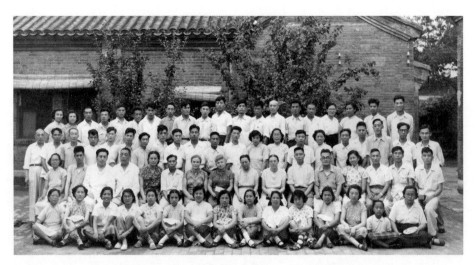

针灸研究所1956年的第一张全家福（为欢送苏联专家回国合影）

一排左起：2 南秀荣、3 吴钟璇、5 丁乃媛、6 莫婉英、7 陈克彦、8 张大荣、9 洪瑛、11 梁敬惠、12 孙婉珍、13 王懋娴、15 李温芩；二排左起：1 白国云、2 许式谦、4 蔡天皎、4 郑毓琳、5 沈玉春、6 魏如恕、7 乌索娃、8 德柯琴斯卡娅、9 朱琏、10 奥辛波娃、11 张殿华、12 王福民、13 翻译（姓名不详）、15 王雪苔、16 张庭军；三排左起：1 张鸿绪、5、戴玉勤、7 郑魁山、8 马继兴、13 赵芳洲、14 赵慧茹、15 孙稳、16 张金泉、17 刘可灿、18 章荣烈、19 翻译（姓名不详）、20 杨友泌、21 陈钟舜；四排左起：1 郎蕴珍、2 马金祥、7 郝金凯、9 何万喜、10 张建国、11 王家杰、12 高佩铭、13 田从豁、14 朱辉、15 李朝杰、16 赵师傅、17 李静园、18 曹庆淑、19 梁富义、20 王本显。照片中缺席一些人员，如郭效宗、杨亚军，以及赴嘉兴参加血吸虫病防治的李志明、刘鸿鸾、孟竞璧、王敏、何乃睿等。

　　针灸研究所在马市大街期间，朱琏所长与毛泽东主席在广州的会面，成为针灸研究所乃至整个中医针灸历史上一个非常重要的事件❶。

　　1958年4月19日下午4点多钟，朱琏接到通知，要她现在就和洪敏医生一起去见毛泽东主席。差10分5点，朱琏她们来到"小岛"4号楼一个宽敞整洁的院子，毛主席已经等在那里，一见面就握住朱琏的手，张口第一句话便是："办了针灸学院吗？"朱琏回答说："还没有办，现在只有一个针灸研究所。""不是还有一个中医研究院吗？"毛主席又问。朱琏介绍道，针灸研究所就是中医研究院的

❶ 据朱琏手稿《一九五八年毛主席讲针灸的记录》（1958年4月）；麦阳，刘蓬《毛泽东在一九五八》（中国青年出版社，2008年，第91-106页）。

一个直属单位,她又顺便介绍了研究院其他几个直属单位的情况。毛主席用手指记着数,对中医研究院的组织编制很关心,特别问起了中医研究班学员的学习情况……

毛主席又提出问题:"现在针灸在各省市开展得怎么样?开办过训练班没有?针灸医生在全国有没有1万人?西医学了中医的大概有多少?"朱琏她们回答说,各省市的情况卫生部可能还没有做过全面的调查。西医学了针灸的已有2500人以上,针灸研究所在过去几年中已办过20多期针灸训练班,来学习的大部分是西医……现在全国27个省市大都有针灸工作,但一般来说,针灸在农村还不算普及。毛主席说:"这些工作做得都很好,还需要继续做。"

停了一会儿,毛主席又问,"针灸能治癌瘤吗?过去治过没有?"朱琏说过去在农村中用针灸治过肿瘤,并举出两个例子,其中一位是妇女,她当时患的是腋下肿瘤,诊断为淋巴肉芽肿。于是毛主席很仔细地问这位妇女的年龄、针灸治疗和症状消失的情况以及现在的情况,又问起癌瘤的区别和种类。朱琏、洪敏一一回答。毛主席一面听,一面兴奋地连声说:"有名堂,有名堂,针灸也许可以治疗癌病!"这时,边上有人说,可以把用中西药之后无效的癌症患者集中一些用针灸试治。他又问道:"子宫癌,恐怕针灸达不到吧?"大家解释说,针灸治病并不需要病在哪里就针在哪里。毛主席不断点头,又重复地说:"针灸大有名堂!"他不由感叹,"中医有几千年的历史了!"

在此次会面中,毛主席第一句话就问:"办了针灸学院吗?"其实早在1951年成立针灸疗法实验所时,朱琏就有建立"针灸实验院"的想法与打算,她的计划是要建立一个规模较大的针灸研究院,附设针灸学院和医院(已拟了针灸研究院建设草案)❶。事隔多年,朱琏一直都在为此事积极地努力争取着,毛主席关心针灸医

---

❶ 据《王雪苔在中共卫生部机关第二次代表大会上的发言》(中国中医科学院档案室资料,1958年6月)。

学的发展,一直记挂着这件事。

二、迁址广安门

1958 年 5 月,针灸研究所迁入广安门北线阁实验大楼中医研究院院本部(现广安门医院院址)。7 月,针灸所有工作人员 95 人(中西医及各级科技人员占 77%),其中党员 31 名,团员 15 名,党团员占机关总人数的 48%❶。据中医研究院人事档案考证,迁址广安门后所领导及人员设置变动如下:1958 年 10 月,石斋任针灸研究所副所长(1960 年接替白国云兼任党支部书记)。1959 年 6 月,王雪苔调任中医研究院学术秘书处编审室副主任。1960 年 10 月,朱琏离开针灸所调往广西南宁(任南宁市副市长),副所长张殿华总负责针灸研究所日常工作。1960 年,白国云调离针灸研究所,任中医研究院行政管理科副科长。1961

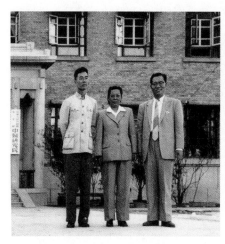

朱琏所长(中)在针灸研究所办公楼前

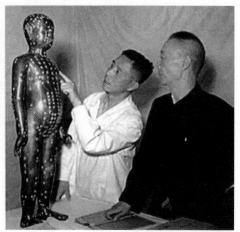

高凤桐、张殿华副所长探讨针灸学术

❶ 据《王雪苔在中共卫生部机关第二次代表大会上的发言》(中国中医科学院档案室资料,1958 年 6 月)。

年 3 月,李志明被增补为针灸研究所党支部委员。1962 年 5 月,针灸研究所副所长、第三届全国政协委员高凤桐逝世 ❶。

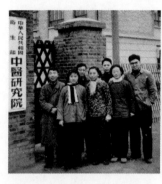

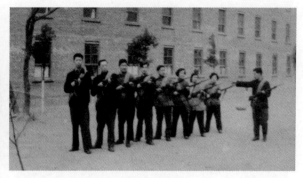

1960 年,针灸所部分同志在中医研究院大门留影
左起:1 王岱、3 朱元根、5 章荣烈

为迎接国庆 10 周年阅兵,针灸研究所基干民兵训练(1959)

三、针刺疗法(梅花针)研究所并入

中医研究院在建院初期接管了由中央直属第四人民医院负责的"孙惠卿刺激神经疗法诊疗所"。孙惠卿老大夫擅长用梅花针治病,在长期的临床工作中积累了丰富的实践经验。1958 年 3 月,《人民日报》发表了介绍孙惠卿的刺激神经疗法的报道后,门诊量急剧增多。1958 年 8 月,中医研究院派付振华大夫主持刺激神经疗法诊疗所事务,并将该所搬至中医研究院临时筹备处的平安里泰安侯胡同(现西四北七条)。同年中医研究院开展向老中医拜师活动,为孙惠卿配备了钟梅泉等多位徒弟。1959 年 10 月,中医研究院所属刺激神经疗法诊疗所,经

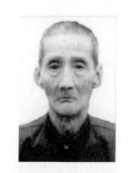

孙惠卿(1883—1968)

❶ 据《高凤桐老大夫逝世》(《中医杂志》,1962 年第 6 期)。

卫生部决定更名为"中医研究院针刺疗法研究所"。1962年,以研究梅花针疗法为主要任务的针刺疗法研究所并入中医研究院针灸研究所,组建成针刺疗法(梅花针)研究室,付振华为主任,孙惠卿为顾问。

四、针灸研究所与外科研究所合并办公

1962年7月,中共中央批准执行《关于自然科学研究机构当前工作的十四条意见(草案)》(简称"科研十四条")。中医研究院根据"科研十四条"和卫生部向中央报告中提到研究院的主要任务和精神,进行了机构的全面调整,其中将针灸研究所、外科研究所合并办公,计划筹备建立100张病床,解决临床研究基地问题。1963年4月30日,经卫生部批准,在针灸研究所及外科研究所的基础上成立了中医研究院北线阁附属医院(广安门医院),两所共同使用广安门医院这一临床基地,任命石斋、沈谦、张殿华、汪丝益为针灸研究所、外科研究所副所长,兼广安门医院副院长。1965年6月,何万喜从经络研究所调回针灸研究所、外科研究所,任副所长,兼广安门医院副院长。

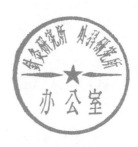

针灸、外科研究所办公室章印(合并后的办公室、人保科、总务科图章于1962年12月20日正式启用)

中医研究院针灸研究所、外科研究所党总支由针灸研究所支部、外科研究所支部和行政支部组成,石斋任党总支书记(1964年4月调经络研究所任支部书记兼副所长)。1964—1965年,两所共有党员66人,其中针灸研究所支部为21人,总支部由徐仁

针灸、外科研究所总支部委员会图章

和负责,针灸研究所支部由宋正廉、李志明负责**❶**。

　　针灸研究所的奠基与建设阶段,处于一个较为复杂而特殊的历史时期,中国经历了频繁的政治运动,针灸研究所也因此受到了很大冲击及影响。在此期间,创始人朱琏所长在"运动"中受到伤害,被迫离开了针灸所,带给针灸所无限遗憾(朱琏离开针灸所后赴广西任南宁市副市长,在边陲之地仍心系针灸,倾注一生发展针灸事业)。孟昭威、郝金凯、何宗禹、马继兴、白国云等骨干也因"运动"迫害而调离针灸所。针灸所的日常工作在这一时期受到了多重阻碍,科研、医疗、教学多方面进展均受到一定的限制和影响。

第二节　科室组建与科研开展

　　中医研究院成立后的针灸研究所,其工作重点由临床医疗开始逐步向科学研究转变。针灸研究科室建设不断完善;基础科研得到加强并逐步走向规范,且与中国医学科学院等单位进行了较多的科研协作;文献研究开始开展;临床研究扩大了研究的病种,并加强了研究的深度。

一、科室建设与人员设置

　　针灸研究所科室建设较之以前,其设置与人员安排也有明显的变化,分为临床科室、基础研究室、文献理论研究室(1961 年由原文献资料室改称)和针刺疗法(梅花针)研究室。据中医研究院档案(1962 年 12 月)所录,针灸研究所因几年来人员调动频繁,急需固定组织和任务,并陆续提拔了一些人员为科室领导。

---

❶ 据《针灸、外科研究所总支 1964—1965 发展党员计划》(中国中医科学院档案室资料,1964 年)。

临床科室:原有正、副主任 3 人,分别为魏如恕、许式谦、刘鸿鸾,提拔郑毓琳和孙振寰为名誉主任和副主任,临床研究按任务分组,主任都兼任组长并做临床实际工作。科室设置主要包含 4 个研究室。第一研究室:以神经科为主(针灸治疗小儿麻痹后遗症的研究;研究针灸在神经系统高级部位中的作用),主任为张纯亮,成员有王敬熙、甘韵珩、唐声瑛、朱祖永、张仲徽、戚丽宜、钱轶显、宋正廉、王家恩。第二研究室:以内科为主(针灸治疗消化性溃疡的研究),主任为魏如恕,成员有孙振寰(1964 年 6 月任副主任,1965 年 6 月任主任)、田从豁(1965 年 7 月任副主任)、李传杰(1965 年 11 月任副主任)、张鸿恩、吴钟璇、杨润平、宁瑞盈、高崇光、王凤玲、孙稳、朴炳奎。第三研究室:以手法研究为主("烧山火"手法对高血压、哮喘、癫痫等的疗效观察及机制研究),主任为李志明、郑魁山,成员有郑毓琳、吴希靖、魏明峰、周兆章、林家福、俞福林、林节子。第四研究室:以血液、内分泌科为主(研究针灸对血液系统及内分泌系统某些疾病的治疗规律,并继承叶心清老大夫的治疗经验),主任为刘鸿鸾,顾问为叶心清,成员有郭效宗、王华卿、蒋幼光、董征、王岱、高玉玲、张金泉、张文阑。

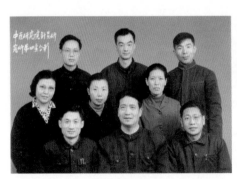

一排右起:1 董征、2 郭效宗、3 蒋幼光;二排右起:1 张金泉、2 高玉玲、3 马金祥;三排右起:1 王岱、2 叶成亮、3 周兆章

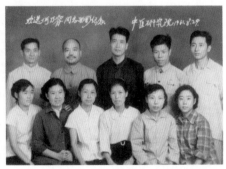

一排右起:2 高玉玲、3 张金泉、4 何乃睿、5 方慧荣;二排右起:1 孟竞璧、2 田从豁、3 郭效宗、4 孙振寰、5 张鸿恩

针灸研究所部分人员合影

基础研究室（实验医学研究室）：提升章荣烈为该室主任。该室又分成两个组：第一组，研究针灸对机体代谢的作用，负责人为章荣烈，成员包括陆卓珊、高佩铭、方慧荣、杨亚军、胡爱珍；第二组，研究经络的形态与功能，负责人为杨友泌，成员包括曹庆淑、王本显、孟竞璧、朱元根、王家恩等。

文献理论研究室：提升赵尔康为该室主任，王德深为副主任。文献理论研究主要对针灸古籍进行系统考查及收集针灸铜人；编写"现代针灸学"有关资料等。其主要成员有：马继兴、霍瑞兴、王彧、梁富义（翻译）等。

神经刺激疗法研究室：付振华为主任。神经刺激疗法研究是进一步总结梅花针的适应证；总结梅花针对消化系统、呼吸系统疾病的治疗规律。其主要研究人员有：孙惠卿（顾问）、钟梅泉、刘心莲、冯玉文、王淑琴、牛银华、田焕英、程杰、杨爱兰、韩秀华、洪敏、苏蔼祥等。

二、实验研究与仪器设备

针灸研究所搬至西城马市大街之后，成立了生理室、生化室、形态解剖室等，但当时用于实验研究的硬件设施非常简陋，仪器设备与材料均十分不足。1955年，为了迎接苏联卫生部长科夫里金娜来所参观，卫生部决定立即购买仪器。针灸所派孟昭威和曹庆淑外出采购，购来一车设备和材料，主要有电子示波器、心电图仪、记纹鼓、麻灯、铜版纸、手术刀等。那时多采用手动操作，在做实验时用麻灯把铜版纸熏黑，记纹鼓则在黑铜版纸上把实验轨迹刻录下来，最后用药水把记录纸浸泡固定，形成实验结果，实际上记纹鼓相当于后来的记录仪。基础实验室就这样建立起来了，实验工作也大张旗鼓地开展起来，后来又花了大量经费和精力建成了一个巴甫洛夫隔音室，条件不错，非常适合用于实验研究。针灸所生化室制造了国内尚未生产过的稳压稳流直流发生器，为当时解决了部分仪器缺乏的困难。

1956年，"经络研究"列入第一次全国科学发展规划（简称"12年规划"）的重点项目，从此针灸医学正式登上科学研究的大雅之堂，开始走上了规范之路。

在经络的形态学研究方面，从尸体解剖、动物活体解剖中去观察和寻找经络的实体形态结构，然而结果并不尽如人意。对经络循行路线和穴位结构进行了大量的组织学和组织化学方法观察，在显微镜下从微观入手寻找经络的特异结构，也未得到确定的结果。此段时期经络研究工作虽无明显收效，但意义重大。

针灸研究所在1956—1957年主要进行了以下研究 ❶：①针灸穴位解剖学的研究，进行了上肢和下肢

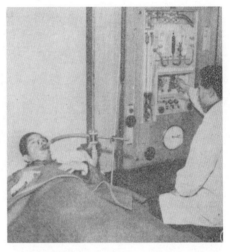

针灸研究所研究人员使用仪器检测患者在针灸治疗前后新陈代谢对比情况（《中医杂志》1956年第1号）

的针灸穴位浅部解剖学结构观察。②针灸对犬胃肠运动功能影响的实验研究，同时着手探索针灸对蛙及蟾蜍心跳的影响。③针灸对生物活性物质变化的影响，进行了针灸对肾上腺皮质功能活动性实验准备工作和探索观察。④初步进行了"灸法对于家兔免疫抗体产生影响"的探索。此后，针灸研究所开展了"针刺不同经络的穴位对于心脏活动的影响"动物实验研究；还与其他单位协作开展了针灸对免疫功能影响的电泳实验以及经穴、经脉导电量研究等。

1958年，中医研究院内、外科研究所的青年西医陈可冀和针灸研究所的章宗穆共同研制了电动脉搏描记器 ❷，对于研究中医的切脉诊断有重大的意义。他们用这个仪器对100例高血压患者的脉象做了试验，证实了中医脉学的科学性。

---

❶ 据《1956—1957年中医研究院工作总结》（中国中医科学院档案室1957年资料）。

❷ 据《1958年中医研究院工作报告》（中国中医科学院档案室1958年资料）。

1959 年，针灸研究所与中国医学科学院实验医学研究所生理系协作，通过人体及动物实验研究，初步证明：①针刺经穴有调节与平衡机体功能状态的作用，即证明针刺有调节虚实的作用。②针刺手法中的"得气"在心电图、脑电图及皮肤电反射反应上得到证实，即证明针刺疗法的关键在于"得气"。③动物实验证明：内关穴与心脏之间有较密切的关系，即证明穴位有相对特异性作用。④针刺效果与自主神经系统的功能状态有密切关系❶。

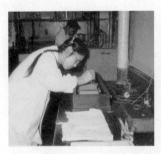

1959 年，针灸研究所与中国医学科学院实验医学研究所生理系协作，通过电泳进行针灸对免疫功能影响的研究，参加此项工作人员有章荣烈、陆卓珊、杨亚军等

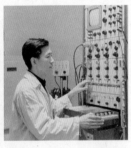

1963—1964 年，针灸研究所电生理组进行针灸机制和经络的研究，图为王本显在做实验

三、针灸铜人与穴名标准化研究

针灸文献与文物研究在这一时期正式开展。为了保存珍贵的历史文物和进行针灸孔穴、针灸医学史研究，针灸研究所开始收集与仿制针灸铜人。1956 年，针灸研究所经中华人民共和国文化部批示同意，临时借用南京博物院的清光绪铜人（即复制明正统铜人）及故宫博物院的明嘉靖铜人原件，进行研究及仿制，于1957 年 5 月各制成一座仿制品❷。仿制工作主要由马继兴等主持完成。铜人仿制过程非常不容易，那时工艺简单，没有模子，就靠工匠们用锤子一点一点敲出

---

❶ 据严薇瑾《针刺不同经络的穴位对心脏活动的影响》、王本显《针刺不同经穴对人的心电图、脑电波、呼吸以及皮肤电反射影响的研究》（《中医研究院庆祝建国十周年论文选集》，人民卫生出版社，1960年，第 192–203 页、203–217 页）。

❷ 引自马继兴《针灸铜人与铜人穴法》（中国中医药出版社，1993 年，第 37 页、55–56 页）。

来。由于技术条件的限制和其他原因,仿制铜人亦有未能与原物的特点完全一致之处,其中包括铜人质料、色泽、细微的比例、文字字体及大小等。

针灸穴名标准化研究工作是针灸研究所文献研究的重要内容,该项工作于1958年开始构思与策划,由王德深主要负责,完成了用汉语拼音方案拼写针灸穴名,即汉语拼

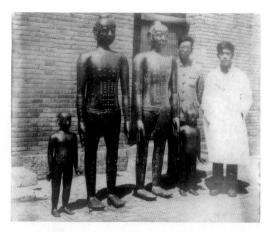

1957年5月8日,针灸所马继兴主持完成仿制两种古针灸铜人,图为马继兴(穿白工作服)与老工人合影(左侧二铜人为原物,右侧二铜人为仿制品)

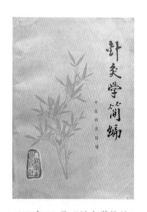

1957年12月《针灸学简编》出版

音穴名的研究。1957年12月,人民卫生出版社出版的《针灸学简编》(该书穴位部分由王德深编写,针法灸法部分由魏如恕编写,临床治疗部分由李传杰编写,经络部分由陈秀珍编写,最后由王德深通审),首次采用了汉语拼音穴名,开创了著录有汉语拼音穴名的先河,为取代旧的威妥玛式英文拼写的穴名,以及用法文、德文拼写的穴名创造了条件,并为确立国际标准针灸穴名(由穴名汉字、汉语拼音穴名与英文字母缩写编号三要素组成)奠定了基础。该书作为针灸教材多次出版印刷,至1989年已发行30余万册。

中国针灸"四大通鉴"研究最早也是由王德深构思的。该项工作起步于1958年,次年开始收集、整理资料,起初主要收集的资料是关于针灸穴位通鉴方面的,这项工作因"文革"而中断。"文革"以后,王德深又找到当年收集的资料,继续完善构思、准备编撰,并将"四大通鉴"定名为《中国针灸穴位通鉴》《中国针灸

经络通鉴》《中国针灸证治通鉴》《中国针灸刺灸法通鉴》。

在文献资料的整理方面,针灸研究所还编定了《针灸学手册》(王雪苔编著,1956 年由人民卫生出版社出版,后多次印刷,两年内销量即达 14 万册)《简易针灸》《经络现象研究报告》《针灸治疗农村常见病经验汇编》等书籍。

针灸研究所在 1955 年前后曾举办过两次针灸展览会,主要展示了针灸用具、模型、图片及书籍等,宣传针灸古代历史及现代成果,由朱琏所长亲自负责,全所上上下下高度重视。针灸研究所迁址广安门后,建立了针灸文物陈列室,位于基础门诊楼的 4 楼,展陈藏品有针灸铜人、古代医籍、系列针具等。朱琏所长曾多次带国内外代表团来陈列室参观❶。

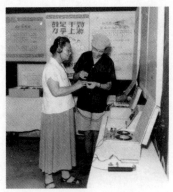

1958 年"大跃进"卫生工作展览会上,孟竞璧用皮肤电阻经络检测仪给时任卫生部部长李德全检测经络

四、临床科研的开展情况

针灸研究所的临床科研,是根据重点研究的原则拟订研究题目,从门诊治疗中选择一定的病例开展研究。这一时期既有自主研究,又有与外单位合作完成的科研课题,对针灸治疗疾病的机制研究方面较以前更加深入,涉及的病种也较为丰富。在针灸治疗间日疟、解除并预防锑剂毒性反应以及治疗高血压、支气管哮喘、阑尾炎、神经性头痛、血吸虫病肝脾肿大、面神经麻痹、小儿麻痹后遗症、痹症、溃疡病,梅花针治疗近视眼等方面均取得一定的成绩,腹部手术应用"针麻"初步成功。同时针灸所还进行了十四经配穴、子午流注和灵龟八法的临床应用研究,

---

❶ 据杨亚军回忆口述(2013 年 10 月)。

以及化脓灸、皮下留针、管针等疗法的临床观察和总结等。

（一）自主临床科研

1956—1957年，针灸研究所与中医研究院附属医院用针灸疗法对风湿性关节炎、视网膜出血、血吸虫病、高血压、脑出血半身不遂、肺结核、坐骨神经痛、软组织损伤等进行了大量的临床观察。1957—1958年，针灸研究所对应用化脓灸治疗晚期血吸虫肝脾肿大进行临床观察研究，患者在经灸大椎、痞根、中脘、章门等穴后，一般体征有所改善，肿大的肝脾亦明显缩小，治疗效果非常好。该研究成果在全国医药卫生技术革命展览会（1958年9月8日）上展出❶。1958—1959年，在老中医高凤桐的指导下，刘鸿鸢、张金泉等3人对经络测定仪的性能进行临床观察。1958—1962年，针灸所应用针刺热补手法对102例痹症进行临床治疗观察。在针灸作用机制临床研究方面，针灸所进行了梅花针对神经系统高级部位作用机制的研究，该研究历时4年，总结了307例、近800次的观察，初步认为梅花针对神经系统的作用机制可能与丘脑和脑干中央部网状结构有密切关系。1963—1964年，针灸研究所在与外科研究所合并期间，开展

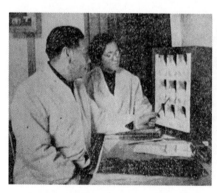

蔡天皎利用X线，观察针灸对胃蠕动的影响（《健康报》1955年12月20日）

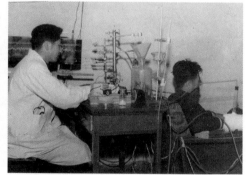

孟竞璧与李志明合作，采用记纹鼓研究郑毓琳"烧山火""透天凉"针刺手法（1956）

---

❶ 据中医研究院《建国以来医药卫生大事记（1949-10—1958-12）》（1959年4月，第90页）。

了"针灸治疗面神经麻痹和小儿麻痹后遗症的疗效规律和疗效机制研究""脊髓空洞症的治疗研究""针灸治疗溃疡病的疗效及其作用机制研究""针灸热凉手法治疗痹症的研究""针灸热凉手法对皮肤温度的影响""针灸治疗支气管哮喘的疗效观察""针灸梅花针在神经系统高级部位作用机制的研究(人体部分;动物部分)""刺激神经疗法(梅花针)对近视眼临床疗效观察"等临床科研,均取得了一定的成果❶。其中,针灸所运用梅花针法治疗青少年近视眼,获得了比较满意的近期疗效,在1000多个病例中有90%以上患者的视力都得到了改善,有的恢复了正常❷。

(二)与协和医院等合作

1959年,针灸研究所与北京协和医院合作,以在协和医院住院的急性和慢性阑尾炎急性发作的患者为对象,观察针刺治疗阑尾炎的临床疗效。该研究通过分析针刺治疗阑尾炎过程中血清蛋白各组分的变化情况,初步认为针刺疗法能缓和急性炎症期的发展,使炎症趋向恢复正常,针灸对阑尾炎的疗效是肯定的,治愈率也较高。研究中还发现,不同穴位对相关疾病具有特异性。针灸研究所还与协和医院眼科协作,观察针刺治疗视神经萎缩,认为其疗效与视力的程度、视神经乳头病变的轻重、治疗的早晚成正比;同时晚期治疗亦有效果。另外,他们还合作开展了针刺不同经络的穴位对人体心电图、脑电波、呼吸以及皮肤电反射影响的研究等。针灸研究所郭效宗、张金泉等在1958年底与协和医院协作,建立哮喘门诊,进行了皮下留针治疗支气管哮喘的疗效观察。针灸研究所魏如恕(组长)、杨润平、王凤玲等还与北京第一医院、北京结核病研究所等合作,开展"针麻"研究,积累了丰富的临床观察资料与研究经验。

---

❶ 据《1963年针灸外科研究所五定工作总结(草稿)》及《针灸研究所1964年上半年研究计划执行情况》(中医研究院档案资料,1964年)。

❷ 新华社《为发展丰富我国和世界医学作出贡献——中医研究院集会庆祝建院十周年》(《针灸杂志》,1966年第1期,"学术动态"栏目)。

(三)医疗队下乡

针灸研究所派出的医疗队在为基层群众防病治病的同时,也开展了相关的临床研究工作。如 1955 年,针灸研究所响应毛泽东主席的号召,派出医疗队下乡防治血吸虫病,同时观察了针灸治疗血吸虫病的临床疗效。在反复试验对比中,研究人员发现针灸对酒石酸锑钾的毒副反应抑制效果很好,可增强血吸虫病的治疗效果。针灸研究所于 1956 年、1957 年先后两次组建医疗小分队赴浙江嘉兴地区与嘉兴医院协作,开展针灸防治血吸虫病与针刺解除锑剂治疗血吸虫病毒性反应的临床疗效观察;并应用化脓灸疗法(向当地祖传老中医严肃容所学)治疗血吸虫病肝脾肿大 57 例,发现有效率达 71.9%[1]。1957 年,针灸研究所为了进行肺结核的临床研究,又组织了由王华卿、何宗禹、邢斌、丁乃媛、牛银华等组成的肺结核治疗小组,与北京通县肺结核疗养院合作,应用针灸与药物(抗结核药物)综合疗法治疗了 80 名肺结核患者,治疗组疗效均较对照组(单用药物治疗)为优[2]。

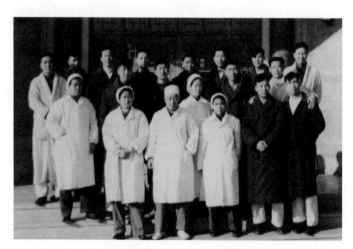

针灸研究所肺结核治疗小组与通县肺结核疗养院合作开展肺结核的针灸治疗与研究
(前排左 2 王华卿,照片由戴玉勤提供)

---

[1] 引自徐文生《化脓灸法治疗喘息、肝脾肿大症效果良好》(《中医杂志》,1958 年第 6 号,第 419 页)。

[2] 引自《1956—1957 年中医研究院工作总结》(中国中医科学院档案室 1957 年资料)。

第三节　临床医疗与建院名医

一、针灸临床医疗

马市大街时期,针灸研究所临床医疗的日常工作由于受硬件条件限制,患者需求虽多,但日门诊量只能接待几十人,最多时也就上百人。前来求治的患者络绎不绝,有的甚至自带铺盖,住在大街上排队等候。据统计,1956—1957年,针灸研究所初复诊69 716人次❶。

1958年针灸研究所迁至广安门后局面有所改观,门诊量成倍增长,接诊量每日可高达200余人次,但仍不能满足患者需求。由于患者很多,大夫们连吃午饭的休息时间都没有,只能轮流去吃午饭,有时甚至不能按时下班。临床医疗虽然工作量很大,十分辛苦,但是没有人叫苦叫累,也没有人计较报酬待遇;大家互谅互让,团结互助,和睦相处。

1962年,中医研究院进行

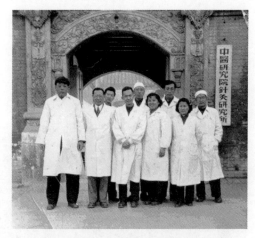

针灸研究所部分大夫在所门前合影(1957年)
左起:1 郑毓琳、3 叶成鹄、4 叶心清、6 陈克彦、9 郑魁山

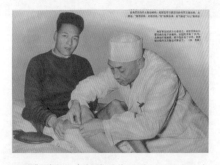

张殿华副所长为解放军某团副主任针灸治病
(1957年6月《解放军画报》)

---

❶ 引自《1956—1957年中医研究院工作总结》(中国中医科学院档案室1957年资料)。

了机构调整,院部机关、中药研究所、医史研究室等单位陆续由广安门内北线阁迁往东直门大院新址,内科研究所迁至西苑附属医院,针灸研究所、外科研究所留在广安门。此时期,西苑附属医院针灸科的绝大部分人员如王敬熙、甘韵珩、唐声瑛、朱祖永、张仲徽、戚丽宜、钱轶显、王凤玲、宋正廉、李传杰、吴钟璇、杨润平、宁瑞盈等抽调、充实到针灸研究所。1963 年,中医研究院成立附属广安门医院,并将其作为针灸研究所等的临床基地。针灸住院部拥有 80 张针灸病床 ❶,占广安门医院全部病床的 80% 以上;针灸门诊科室分类繁多,实力雄厚,特色突出,针灸门诊与住院部组成当时广安门医院临床医疗与研究的主要力量。

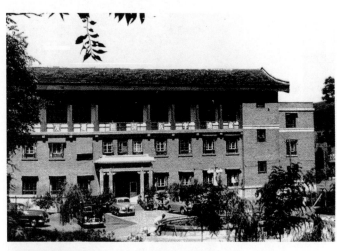

此楼原为中医研究院院部大楼,后成为针灸研究所临床基地,即广安门医院病房楼。其中,一、二层两个病区为针灸研究所神经、消化科病房

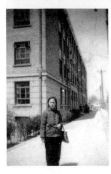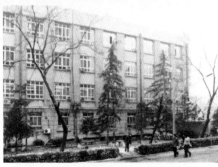

此楼原为中医研究院综合楼,后为针灸研究所临床各科室门诊、基础研究室及广安门医院其他临床科室所用(左图,杨亚军在基础门诊楼东侧)

---

❶ 引自《针灸研究所简史与现状》(《中国中医研究院针灸研究所 30 年学术论文集(1951—1981)》,1981 年,第 1 页)。

为中央领导做好保健及对外医疗工作,一直是针灸所创建以来的一项重要任务。朱琏、许式谦、高凤桐、魏如恕、郑毓琳、郭效宗、洪敏、戴玉勤、田从豁、李志明、宋正廉、郑魁山、陈克彦、王敏、吴希靖等都是这方面的保健专家。他们经常受邀出诊,为中央领导、国际友人针灸治疗或保健。如1955年冬,林伯渠(时任中央政治局委员)因病手术,术后患上顽固性呃逆❶❷❸,朱琏等人采用埋针方法(他们为此发明创制出用于"安全留针"的横柄T形针)为林老治疗,使其病情得到很好控制。同时,针灸研究所还一直保留"高干外宾治疗室"的设置,有专门场地和人员,接诊前来寻求针灸治病的"高干"与外宾,并常邀请名老中医如叶心清、孙振寰、孙惠卿等参与会诊。

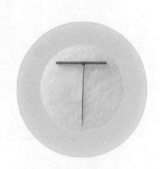

朱琏等人发明创制的横柄T形针
(中国中医科学院针灸研究所
针灸博物馆收藏)

针灸研究所在担负门诊治疗任务的同时,还根据上级部署,多次派出医生或组织医疗队分赴全国多地,深入农村山区,为广大农民防病治病。1955年毛泽东主席发出"血吸虫危害甚大,必须着重防治"的批示,针灸研究所积极响应毛主席号召,随同血吸虫病医疗研究队针灸组赴南方多省工作,解除当地老百姓血吸虫病的痛苦。1956年6月,针灸研究所向血吸虫病防治前线派出了李志明(队长)、刘鸿鸾、孟竞璧、邢斌、王敏、何乃睿、孙稳等参加防治工作,他们于1956年及1957年两次赴浙江嘉兴血吸虫病防治院,用针灸治疗血吸虫病,不仅取得较好疗效,而且经济、安全和简便❹。工作队在嘉兴研究治疗血吸虫病时,适逢乙型脑炎在当地流行,队员们参加了救治工作,用针灸治疗后遗症,为当地群众早日解除痛苦恢复健康,发挥了针灸疗法的作用。1957年,

❶ 引自鲁之俊《难忘的岁月》(《难忘的四十年》,中医古籍出版社,1995年,第3页)。

❷ 引自鲁之俊《新针灸学·跋》(《新针灸学》,广西人民出版社,1980年,第278页)。

❸ 引自朱琏《新针灸学》(广西人民出版社,1980年,第43-44页)。

❹ 引自李志明,刘鸿鸾《针灸治疗血吸虫病的效验》(《上海中医药杂志》,1958年第7号,第159页)。

针灸研究所派出田从豁（队长）、王敏、王德深、陆卓珊、张金泉等人参加农村工作组，赴山西长治为当地人民防病治病。

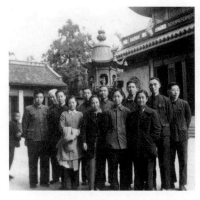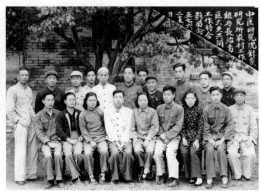

1956 年，中医研究院针灸研究所派医疗队赴嘉兴，图为医疗队在杭州岳庙合影
前排右起：1 刘鸿鸾、2 何乃睿、3 王敏；后排右起：3 孟竞璧、4 邢斌、8 李志明

1957 年 6 月，针灸研究所农村工作组与长治专区大夫共同工作时合影留念
前排右起：3 张金泉、4 田从豁、5 王敏、6 王德深、7 张文阆、9 陆卓珊

二、发挥老中医作用

　　中医研究院成立后，从全国各地调来一批具有丰富临床经验的名老中医，成为建院国医名师。相继来到针灸所的有：高凤桐、郑毓琳、叶心清、孙振寰、王华卿、孙惠卿等。老中医医德高尚，身怀绝技，在他们的带领下，中青年"中医"和"西医"相互学习，积极配合，认真开展医疗工作。由于老中医的加入及薪火传承，丰富和提升了针灸研究所的整体医疗水平，坚定并加深了人们对针灸、中医治病的信心。

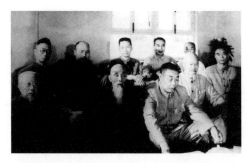

中医研究院部分建院老中医合影（前排最前为郑毓琳，后排正中为叶心清）

针灸研究所的名老中医来自不同地区,临床医疗各具特色,他们学医、行医经历十分丰富,是针灸所至今都引以为傲的国医名家。来自北京的高凤桐,早年师从吴希文、焦茂斋、杨浩如等名医,擅长针药并用,选穴精少,用药平和,重视调补脾胃,治疗内、妇科疑难杂病,对哮喘、腹泻、再生障碍性贫血、月经不调、癫痫等有独特疗效。郑毓琳,来自河北安国的中医世家,14岁跟父郑老勋拜师学医,22岁开始游方行医,成为当地青年名医,他擅长"烧山火""透天凉"等针法,注重针刺与气功相结合,擅治中风、半身不遂、类风湿、哮喘、崩漏、小儿积滞、高血压等常见病,对视神经萎缩、眼底出血、类风湿等疑难症疗效显著。叶心清,四川人,19岁时在武汉拜名医魏庭兰为师,得其金针绝技真传,临床也是针药并用,尤擅金针透刺,其治疗的特色病症为:神经衰弱、眩晕耳鸣、头痛、风湿痹证及胃肠疾病等,曾被阿拉伯也门国王艾哈迈德誉为"东方神医"。孙振寰,河北人,生于北京,14岁拜李华国学医,18岁开办"孙振寰中医诊所",他擅长灸法治病,倡导针药结合,擅治各科常见病、疑难病,曾为中央首长保健医。王华卿与孙惠卿分别是应用"子午流注"针法及"梅花针"疗法治疗疑难杂症的名医。

　　针灸临床医疗除了有名老中医坐诊之外,还吸收了一些有特色的民间针灸力量。比如当时有一位名为林家福的大夫,先天视弱,人称"林瞎子",擅长管针无痛针法,疗效显著,患者数量很多,针灸研究所专门为他成立了"林家福治疗室",并配备了徒弟。

三、对外医疗工作

　　对外医疗是针灸研究所的重点工作内容,主要由"高干外宾治疗室"专家及名老中医参与接诊与出诊任务。20世纪50年代,随着我国的国际交流及针灸对外传播的逐渐增加,针灸疗法日益受到国际友人的欢迎和信任。仅1956—1957年,来针灸研究所就诊的就有苏联、匈牙利、捷克、罗马尼亚、波兰、越南、印度、印度尼西亚、阿尔及利亚、锡兰（现斯里兰卡）、日本、英国等 12 个国家的外宾 150 余人。

1958 年夏天，印度共产党总书记患类风湿性关节炎，手不能握紧、腿不能伸直，卧床多年，经多方治疗无效来中国求治。针灸研究所郑毓琳老中医经过仔细诊断、精心施治，1 个月后使其病情好转，半年后痊愈❶。

除了接待外宾来所针灸诊疗之外，针灸研究所还多次派出专家赴海外出诊，如 1957 年 7—10 月派戴玉勤赴苏联为政治家米高扬针灸保健治疗 3 个月；11 月戴玉勤又随以毛泽东主席为团长的中国党政代表团赴苏联参加纪念苏联十月革命 40 周年庆典，随团做针灸保健医生❷。

1957 年，阿拉伯也门国王患严重头痛病，痛苦难忍，经多方医治无效。当时中国与也门还没有建立外交关系，由苏联驻也门使节介绍，请中国医生治疗。我国即派针灸研究所叶心清大夫前往，由当时中国驻苏联大使陈家康率领。叶大夫先为太子治病，太子患有疮疡，周身溃烂，经针治数次痊愈；后为国王治病，治疗 3 次即愈，国王感到震惊，称医术高明的叶心清为"东方神医"。此后叶心清曾多次出国为越南胡志明主席、柬埔寨西哈努克亲王等国家元首治病，屡获奇效，时任越南总理范文同亲自授予他金质"友谊勋章"❸。

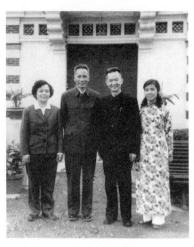

叶心清（左 3）及其学生徐承秋（左 1）与前越南总理范文同（左 2）合影

1958 年，针灸研究所派李志明赴苏联为其国家的重要领导针灸保健与治病。1962—1965 年，许式谦受委派赴蒙古人民共和国开展针灸医疗工作，在驻蒙使

---

❶ 引自《中国中医研究院人物志》（中医古籍出版社，2005 年，第 359 页）。

❷ 据《中国中医药报》（2021 年 4 月 23 日第 6 版"人物"栏目）。

❸ 引自《中国中医研究院院史》（中医古籍出版社，2005 年，第 63 页）。

馆友谊医院针灸科担任副主任,其间,深受蒙古人民的欢迎与爱戴。

20世纪五六十年代,针灸研究所孙振寰曾多次前往越南为胡志明、范文同、长征、黎笋、孙德胜、黎德寿等领导治病,特别是在1969年胡志明主席病重期间,

孙振寰参加了由周恩来亲自派往越南的抢救医疗小组。1962年,孙振寰先后两次赴缅甸为吴奈温主席进行治疗,次年他还前往柬埔寨为西哈努克的夫人、母亲及宾努首相及夫人进行医疗数个月❶。

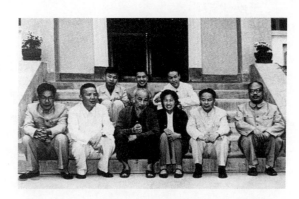

孙振寰(前排右1)赴越南为胡志明主席(前排左3)治病并合影留念(1963)

1965年10月,针灸研究所派出针灸医师参加中国援外医疗队,也取得了很好的成绩,其中田从豁参加阿尔及利亚医疗队,张大荣参加几内亚医疗队,陈绍武参加坦桑尼亚医疗队。

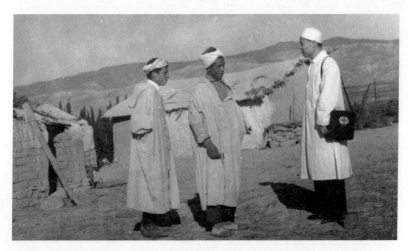

田从豁在阿尔及利亚撒哈拉地区巡诊(1966)

---

❶ 引自《中国中医研究院人物志》(中医古籍出版社,2005年,第141页)。

第四节 针灸教育与对外培训

一、西医学习中医

1954 年,毛泽东主席指出:"重视中医,学习中医,对中医加以研究整理并发扬光大,这将是我们祖国对全人类贡献中的伟大事业之一。"并特别强调:"今后最重要的是首先要西医学中医,而不是中医学西医❶。"根据毛主席和党中央指示,在中医研究院筹备过程中,卫生部先后向全国各有关院校及大医院征调主治医师、高年资住院医师及高等医学院校应届毕业生,限期到卫生部中医研究院报到,参加"西医离职学习中医班",或跟随名老中医临诊学习。1955 年 12 月 19 日,中医研究院正式宣告成立,由卫生部委托中医研究院创办的全国第一期"西医离职学习中医班"同时开学。

参加全国第一期"西医离职学习中医班"的学员有 76 人,都是各高等医学院校和各大医院选送的主治医师、医师、讲师、助教和高等院校 1955 年的毕业生,经过理论学习与临床实习,至 1958 年 6 月毕业,历时两年半。针灸研究所张大荣、宋正廉、王德深、杨友泌等均是该班的学员,该班学员毕业后分配至针灸研究所工作的还有霍瑞兴、杨润平、张鸿恩、吴希靖、徐承秋、马淑民、钟梅泉等。

该学习班结束之后,卫生部党组认真总结这个班的教学过程和工作经验,于1958 年 9 月 25 日以"关于西医学中医离职班情况成绩和经验给中央的报告"呈交毛泽东主席和中央。报告中提到"从收获来看,学员……基本上能运用中、西两套技术进行临证、教学和研究工作。这对创造我国社会主义的民族的新医学,

---

❶ 引自王振瑞《毛泽东关于西医学习中医重要批示背景与影响》(《中国中医药报》,2009 年 8 月 3 日)。

将起重大作用……●"。报告还肯定了针对学员曾经存在的抵触情绪和怀疑态度所做的细致思想工作的成效，学员多数人开始存在"中医不科学""中医无可学之处""原子时代还学二千年前的东西，这是开倒车"等错误思想，但通过反复摆事实、讲道理，使学员们端正了态度，提高了认识，逐步对中医产生兴趣，觉得越学越有内容，特别是经过他们亲手以中医之术治好了不少患者，体会到了用中医治病确有较好疗效。这份报告很快被送到毛泽东主席手里，主席于 1958 年 10 月 11 日在报告上作了重要批示，指出举办西医离职学习中医"是一件大事，不可等闲视之。中国医药学是一个伟大的宝库，应当努力发掘，加以提高❷"。

毛主席在该报告批示中还写道"我看如能在 1958 年每个省、市、自治区各办一个 70～80 人的西医离职学习中医班，以两年为期，则在 1960 年冬或 1961 年春，我们就有大约 2000 名这样的中西医结合的高级医生，其中可能出几个高明的理论家"。中共中央遵照毛主席的指示，将批示的内容改写成文向全国各省发出，之后西医学习中医迅速掀起了一个新的高潮，多种形式的"西学中"教育培养了一大批中西医兼通的新型人才，其中不乏毛主席所期待的"中西结合的高级医生"或"高明的理论家"。

卫生部委托中医研究院创办的第二期"西医离职学习中医班"于 1958 年 7 月 21 日正式开学，开设了 15 门课程，参加学习班的学员共 69 名，其中 36 名是由中医研究院所属单位抽调来的西医，而其他学员则来自卫生部直属中国医学科学院和北京大学医学院。在该期学习班中，针灸研究所参加的学员有孟竞璧、田从豁、戴玉勤、李静园等人，学员们在学习的过程中还集体编写《中药概要》《温病讲义》作为学习班讲义，在编撰实践中同时提高了他们的中医药知识水平。1959

---

❶ 引自"中央卫生部党组关于西医学中医离职班情况成绩和经验给中央的报告"（《中医杂志》，1958 年第 12 号，第 794 页）。

❷ 引自陈可冀《倡导西医学习中医的当代意义》（《中国中西医结合杂志》，2008 年第 12 期，第 1061 页）。

年 10 月,中医研究院又举办了第三期西医离职学习中医班,针灸研究所魏如恕、魏明峰、王岱、朱元根、刘鸿鸾、章荣烈、曹庆淑、王本显、陈克彦、李温苓、付振华、李志明、吴钟璇、蒋幼光、甘韵珩、朴炳奎、戚丽宜、宁瑞盈等人参加了学习。

1960 年 11 月,西医学习中医班第三届毕业同学留影

针灸研究所除了派人积极参加中医研究院举办的"西学中"班外,还在所内自行举办针灸班,要求新分配来的职工参加,而且创造条件,让尽可能多的人参加京内外的各种"西学中"班,如 1960 年针灸研究所许式谦、洪敏等人到北京中医学院参加西医学习中医培训班,系统学习中医两年,至 1962 年结业。1964 年经络研究所成立后,从中国医学科学院等院校抽调来的一批学术骨干(即重复朝鲜"凤汉系统"实验人员)参加了针灸学习班,他们从 9 月份开始,至 11 月结束,学习 3 个月时间,该班有新调来及新分配来的共约 20 人参加学习。

二、针灸教育培训

　　早在 1951 年 8 月，朱琏创建的"针灸疗法实验所"成立后，为响应"团结中西医"号召，满足人们对针灸疗法日益增长的需求，陆续开设了针灸培训班，也是以"训练西医"为主，培养了大量的针灸人才。针灸研究所成立后，举办各种针灸学习班，培训针灸人才仍是其一项重要工作。如 1958 年 11 月 3 日，针灸研究所"针灸经络学习研究班"开学，该班 12 月 6 日结束，参加学习的有在京 8 个医疗单位和大连疗养院的人员共 30 名。经过 30 多天的学习，按计划完成了中医基本理论和以经络学说为核心的针灸学的讲解，介绍了针灸的施治方法和临床经验，着重学习了经络探测仪的应用。经过学习，学员们对中医理论有了基本的认识，对于经络探测仪也都能操作 ❶。

　　在针灸教育培训中，特别需要提出的是由针灸研究所举办的"中医研究院针灸医师进修班"。该班于 1965 年 9 月 1 日开学，1966 年 8 月 31 日结束，历时 1 年；由张殿华副所长兼任班主任，魏如恕主任兼副班主任，并配有专职政治辅导员等。医师进修班学员由卫生部统一选调，共有 19 名，分别来自北京中医学院（5 人），辽宁中医学院（2 人），长春中医学院（2 人），山东中医学院（1 人），上海中医学院（2 人），河南中医学院（1 人），友谊医院（2 人），山西中医研究所（1 人），天津市立一院（1 人），保定专区中医院（1 人），济南市立三院（1 人）等 11 个单位（表 2-1）。其中，15 人系应届毕业生，4 人系在职干部；党员 6 名，团员 8 名，群众 5 名。学习内容及具体授课老师分别为：经络与腧穴（郑魁山，专题：张锡钧、李肇特、肖友山）；针法（李志明，专题：李志明、郭效宗、蒋幼光、贺普仁、张崇光）；灸法（李志明）；针灸处方（李志明，专题：郑魁山）；常见病针灸治疗（李传杰，专题：张纯亮、王敬熙、董征、叶成亮、吴钟璇、宋正廉）；其他专题（钟梅泉、董征、王岱、张洪林、王

---

❶ 据《中医研究院 1958 年工作总结》（中国中医科学院档案室 1958 年资料）。

雪苔、王本显）[1]。

表 2-1　中医研究院针灸医师进修班（中医研究院内实习分组情况）

指导老师	学员				
郑魁山	孙六合	王庆文	刘继泰	郭东坡	邢贵方
吴希靖	耿恩广	国　培			
孙振寰	李桂武	刘玉檀			
郭效宗	刘春生	董明瑜	纪青山	张家丰	李跃祖
宋正廉	邓良月	藏锡兆	张　楷	干邑军	关　键

医师进修班的学习,主要采取少讲多做、边学边实习以及重视临床疗效的方法,分为 3 个阶段:第一阶段利用 2 个半月时间重点讲课及自学辅导,复习针灸理论及练好基本功;第二阶段利用 9 个月的时间实习,分组到中医研究院内实习,以及到农村去巡回医疗,以达到能独立开展针灸医疗工作的能力;第三阶段利用半个月的时间进行总结。学员们从农村回到针灸研究所,全面总结农村常见病的治疗经验。通过一年的学习,该班培养出了能够较熟练地独立开展针灸医疗工作的专业人员。

另外,针灸研究所在成立后的一段时间里,仍然继续着以往针灸疗法实验所的一些工作,除了在本所开展针灸培训外还帮助部队培养针灸人才,如 1957 年帮助中国人民解放军警备部卫生处举办针灸训练班,朱琏所长亲自授课,任课老师还有焦国瑞、田从豁、魏如恕、王敏等人。

三、老中医师带徒

1958 年 2 月 7 日,卫生部发出关于继承老中医学术经验的紧急通知,通知要求卫生行政部门应立即着手调研并选出各地有学术经验的以及对某些疾病有

---

[1] 据《中医研究院针灸医师进修班学习计划、进度与内容》（中国中医科学院档案室 1965 年资料）。

独特疗效的老年中医,并根据具体情况,在自愿基础上动员一批品质优良,能刻苦钻研的中医、西医医师,拜老中医为师,虚心学习,坚持到底,务求将他们的学术和经验继承下来 ❶。

根据这一指示,中医研究院制定了"继承老中医学术经验的实施计划",院所属各单位先后组织中青年"中西医"以及一部分领导干部拜"老中医"为老师,并隆重地举行了拜师仪式,针灸研究所也积极参与到这一活动中。通过师带徒,老中医的许多经验得以继承下来,这也改变了中西医之间的关系,活跃了学术气氛,加快了继承发扬祖国医学遗产的进程。表 2-2 所列名单摘录自《中国中医研究院院史》,但统计并不完全,以"老中医"郑毓琳为例,魏明峰师从他多年,且是其得意门生,但在表中并未列出。

表 2-2　针灸研究所建院"老中医"正式带徒情况

老中医	徒弟
王华卿	霍瑞兴、张金泉
郑毓琳	吴希靖、杨润平、郑魁山、李志明
高凤桐	田从豁、张鸿恩、孟竞璧
叶心清	徐承秋、张大荣等 4 人
孙振寰	李传杰

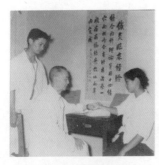

高凤桐临床带教（1958）

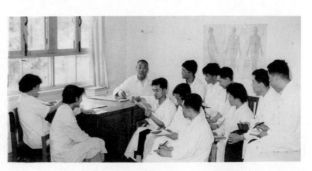

郑毓琳带教学生

---

❶ 引自《中国中医研究院院史》(中医古籍出版社,2005 年,第 55 页)。

据1961年6月中医研究院"西学中"师带徒另一份名单来看,针灸研究所不仅补充了"老中医"师父(比如郑魁山由之前郑毓琳的徒弟成为梁桂堂等的师父),还增加了一些跟师学习的徒弟(共34名,中医研究院全院共有117名徒弟,分布在各所及附院),具体名单见表2-3。

表2-3 针灸研究所"西学中"师带徒名单(1961)

老中医	徒弟(拜师时间)
高凤桐	高玉玲(自幼)、田从豁(1958)、张鸿恩(1958)、孟竞璧
郑毓琳	李志明(1954)、杨润平(1958)、吴希靖(1958)、王德深(1958)、王凤玲(1960)、栾水薪(1960)
叶心清	王琴心(1959)
孙振寰	李传杰(1958)
王华卿	张文阑
孙惠卿	苏蔼祥(1955)、程杰(1958)、付振华(1958)、冯玉文(1959)、杨爱兰(1959)、钟梅泉(1959)、王淑琴(1959)、牛银华(1958)、刘心莲(1959)
林家福	戴玉勤(1961)、余福林(1960)
郭效宗	张金泉(1958)、何乃睿(1958)、胡爱珍(1960)、林露露(1961)
郑魁山	丁乃媛(1958)、梁桂堂(1959)、高崇光(1960)、冀媛(1960)
赵尔康	霍瑞兴(1961)、王起山

"老中医"高凤桐从事教学多年并带有徒弟多人,对学生和徒弟总是热心言传身教并严格要求,毫不保留地把自己的学术专长、临床经验传授给他们,为中医针灸人才的培养做出了很多贡献。郑毓琳"老中医"在带徒的问题上,放弃了传内不传外、传子不传女的保守思想,尽其所能把医术传授给徒弟们,带徒10余人之多,其中,李志明、吴希靖、杨润平、魏明峰等基本上都传承了郑老的专长,能较好地应用"烧山火""透天凉"手法。叶心清"老中医"十分关心中医事业,积极培养后继人才,先后收徒7人,其弟子如陈绍武(后为中医研究院院长、世界针灸学会联合

会主席等)、沈绍功、张大荣、叶成亮、叶成鹄、徐承秋等均成为知名中医专家。

另外,在"老中医"师带徒问题上,针灸研究所除了中医研究院院内拜师带徒外,还采用一些其他方式学习老中医的学术经验和独特诊疗方法,如派人外出学习。针灸研究所曾派焦国瑞到辽宁锦州向"老中医"王国华学习针刺治疗淋巴结结核和甲状腺肿的方法,经过一段时间的跟

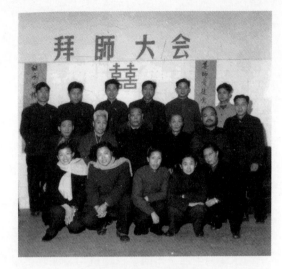

1962年针灸研究所老中医师带徒拜师大会
中排坐者右起:1 孙振寰、2 高凤桐、3 郑毓琳、4 王华卿、5 张殿华;前排右起:1 马云玕、2 刘鸿鸾、3 张金泉、4 吴希靖、5 杨润平;后排右起:2 钟梅泉、3 张鸿恩、4 王德深、5 孟竞璧、6 田从豁、7 李传杰

师,获得较为满意的效果,而且王老先生还教会焦国瑞治疗骨结核和其他疾病的妙招验法。

四、对外培训交流

这一时期,针灸研究所在历史条件所限的情况下,在朱琏的带领下,对针灸的国际交流与培训进行了许多开拓性工作,陆续接待苏联、朝鲜、越南、印度等国团体或个人来华学习及考察针灸疗法,积极推动针灸的国际传播。在1960年之前,这项工作主要由针灸研究所学术秘书室承担;1960年后,针灸对外培训交流由中医研究院设立的"国际针灸学习班"教研组(主要由针灸研究所人员组成)负责。这一时期,主要的对外教学人员有:朱琏、魏如恕、王雪苔、许式谦、王德深、张纯亮、王敏、焦国瑞等。

（一）苏联

1956 年 4 月 14 日—7 月 14 日，根据"中苏技术交流协定"，针灸研究所为苏联保健部派来的 3 名医学专家系统地培训针灸。这个培训班是建所以来开办的第一个"国际针灸班"，被列入"建国以来医药卫生大事记"。该班起因于 1955 年苏联卫生部长访华并来针灸所参观，为此针灸所做了充分准备，除了临床准备外，还在卫生部领导的支持下兴建了实验室，开展了一些研究工作。这些工作引起了苏联卫生部长的极大兴趣，决定派专家来中国学习针灸，以加强中苏两国学术交流，研究提高中国的民族医学，并丰富充实现代医学科学。

苏联卫生部派出国家保健机构及医学史研究所的德柯琴斯卡娅教授、莫斯科中央医师进修学院的神经科医师乌索娃、神经理疗科医师奥辛波娃 3 人组成访华专家小组。她们的考察研究计划包括"了解中国各种门诊和医院治疗机构使用针灸方法的情况""针灸使用技术和方法方面的理论与实际的研究"等 11 个专题。由于这是根据两国政府间协议派来的专家，为此接待规格相当高，她们被安排住在北京新侨饭店，每天往返有专车接送（那时针灸研究所在西四马市大街，她们在所内的东院上课和办公），包括周日旅游在内，专门配备了 3 名俄文翻译，并有专设的办公

《人民日报》登载《苏联专家来考察研究我国针灸疗法》（1956 年 4 月 21 日）

室和接待组。同时，苏联专家向中国医学家们介绍当时苏联使用的作为反射疗法和分节反射疗法基础的各项原则以及所使用的刺激疗法，并介绍那时苏联所公认

的反射性理疗作用机制的理论概念 ❶。

　　专家小组考察学习针灸连续进行了 3 个月。前一阶段主要是理论学习，由朱琏、王雪苔、许式谦等系统介绍针灸疗法，并配备专业的俄语翻译现场口译，教材以《新针灸学》为主，教学方式与"全国高等医学院校针灸师资训练班"相似。后一阶段是临床实习，安排专家小组跟随针灸医师出诊，并设置专门的实习治疗室供他们动手操作。苏联专家组成员在培训结束时，对安排的教学内容极为满意，在临别欢送会上她们对在华期间的学习与生活表示深深的感谢。专家小组回国前，针灸研究所赶制了针灸幻灯片、穴名录音带、《新针灸学》部分俄文译稿及针灸

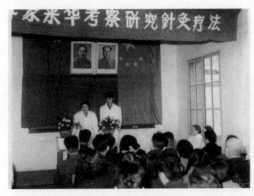

召开欢迎会

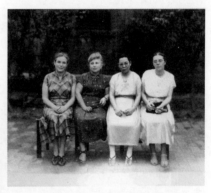

朱琏与苏联专家

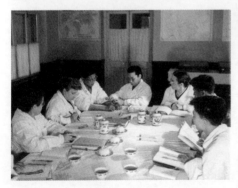

朱琏讲解针刺操作方法

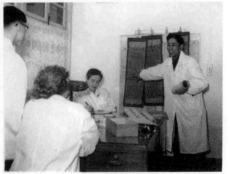

王雪苔讲解针灸经脉图

苏联专家小组来针灸研究所考察学习

❶ 引自《苏联专家来考察研究我国针灸疗法》(《人民日报》，1956 年 4 月 21 日第 3 版)。

用具等资料,作为我国卫生部赠送给苏联保健部的礼品❶。苏联专家小组回国后,在其国家开展了大量的针灸工作。

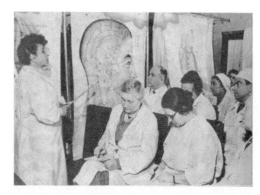

苏联专家回国后推行针灸疗法现场(《中医杂志》1959年第7号)

苏联专家来华学习针灸,不仅是重要的针灸国际学术交流,还涉及当时两国之间的亲密友谊与合作伙伴关系,因此无论从针灸研究所还是国家层面,都十分重视。毛泽东主席在广州接见朱琏时也详细谈及此事❷:

毛主席的话题转向"老大哥":"苏联派过三位医学专家来学习了3个月的针灸。回去开展工作了吧?学习的人太少,会忙不过来吧?"朱琏就把自己知道的这些专家在莫斯科和列宁格勒开展针灸治疗工作和科研工作的情况做了简要汇报。并说,这些专家学了针灸回去后还开办过几次短期训练班,苏联保健部也准备在莫斯科开办由各加盟共和国医生参加的学习班。

毛主席点头:"苏联会开展得快的。在苏联大规模开展这个工作,很好。不过,她们学习的时间太短,我们也要给予帮助。"他又关心地问:"她们要办全苏性的针灸训练班,没有邀请我们帮助吗?这个教员还不容易请喽,卫生部有什么办法吗?"朱琏告诉主席,卫生部的苏联专家曾经提出过这个问题,今年签订的《中苏文化协定》上也有苏联邀请中国针灸专家去苏联的一条,卫生部准备帮助,至于怎么个办法,最近自己不在部里,不太清楚。

"那么,苏联专家来北京学3个月针灸就能使用,是怎样学的?"毛主席又问,"她们回去治好一些病没有?现在做些什么样的研究?"朱琏说,主要是教授她们

---

❶ 据《"苏联专家来华考察针灸"总结报告(中医研究院针灸研究所)》(中国中医科学院档案室,1956年)。

❷ 引自麦阳,刘蓬《毛泽东在一九五八》(中国青年出版社,2008年,第98-99页)。

针灸学的历史、原理和基本操作技术,并通过临床实习有重点地让她们学会了35种病的治疗法。她们回去后,对三叉神经痛之类的病治疗效果不错。至于研究,有中国同志参观了列宁格勒神经精神病学研究院,那里的针灸实验室装备了新式仪器,正在进行对针灸的研究。

"研究针灸的新式仪器是什么? 又有什么作用?"毛主席的身子向前探了探,语气很关切。"如三管示波器,"朱琏回答说,"在为病人针灸治疗之前及治疗当时,在同一时间内可以观察到针灸对病人中枢神经、心脏血管、肌肉运动三个方面的影响。又如'维修克',又叫多管示波器,可以在同一时间内观察到中枢神经、呼吸、体温、出汗多个方面的影响。这些仪器在使用时都能同时自动描记。"毛主席听得很认真,听罢,他沉吟片刻,又道:"针灸是可以治疟疾和痢疾的。是可以治吧? 你们告诉了苏联医生没有? 他们相信不相信?"朱琏说:"针灸可以治疟疾,苏联医生相信,但针灸可治痢疾,他们还怀疑。""他们为什么只相信治疟疾,不相信治痢疾呢?"毛主席追问。"治痢疾,我们只有临床经验材料,但不够系统。至于治疟疾,1954年针灸研究所派过一个疟疾研究组到江西钨矿为工人治疟疾,同时有计划地结合治疗做了研究,资料比较系统,而且苏联专家在北京也曾亲眼看到针灸治好过疟疾。"朱琏回答说。

1956—1960年,针灸研究所还曾对支援我国工作的苏联医学专家近百人进行了针灸疗法的介绍或培训。例如:北京医学院苏联病理生理学专家费奥德洛夫和北京医院苏联神经学专家鲁谢茨基等,都到针灸研究所进行了比较

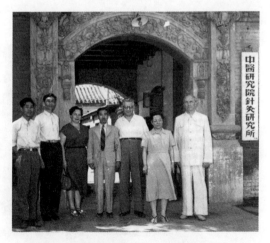

朱琏会见苏联专家,魏如恕、王雪苔陪同(1956)

系统的考察。与此同时,还为北京苏联红十字医院(1957年更名为"中苏友谊医院",1970年更名为"北京友谊医院")、和平医院及国务院专家局等共计80多位苏联专家,分别进行了不同程度的针灸疗法的授课培训,他们大部分均获得结业证书。

1958年,苏联医学科学院成立了一个专门的中医委员会,领导针灸疗法和其他中医疗法的科学研究工作,曾在中国研究中医实际经验的苏联科学家们列举了大量事实,证明中国传统的针灸疗法在医疗上有很大的意义。专门从事中国医

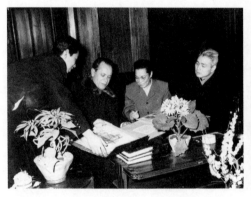

朱琏、钱信忠(右一)与苏联专家交谈《新针灸学》俄译稿(1958年2月)

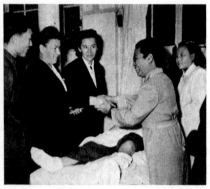

苏联特洛杨医师及多雷尼娜教授参观针灸研究所,朱琏为他们指针点穴(《中医杂志》1958年第2号)

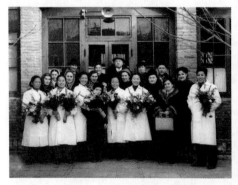

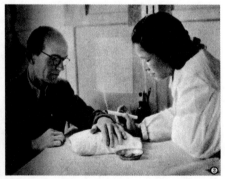

苏联芭蕾舞团访华,参观针灸所,洪敏为其提琴手用艾卷灸治病
左图前排左起:1 马云玕、3 洪敏、5 白国云(1957年11月11日)

学理论基础研究工作的实验室领导人格拉申科夫教授说,用针灸疗法来治疗高血压、偏头痛、神经炎、支气管喘息症效果良好。莫斯科和列宁格勒各设有一个实验室,专门研究中国传统的医疗方法,有一批经过专门训练的医生在这些实验室工作,他们准备大量出版有关针灸疗法的书籍❶。20世纪50年代至"文革"前,苏联投入了大量人力和物力研究针灸。

(二)其他国家

这一时期,除苏联之外,针灸研究所还接待了朝鲜、越南、马来西亚、尼泊尔、南斯拉夫、罗马尼亚、阿尔巴尼亚、印度、巴西、缅甸、捷克斯洛伐克、英国等国来华学习针灸及交流。如:1956年11月—1957年4月❷,针灸研究所帮助朝鲜实习生金光一等4人学习针灸疗法。1957年,罗马尼亚卫生部部长来针灸所参观后,请求接受他们派医学专家来此学习针灸疗法,并说"过去对中医不了解,现在才知道中医内容很丰富,应该好好研究,一定能丰富现代医学科学❸"。1958年8

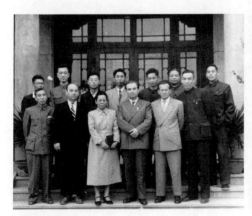

阿尔巴尼亚保健部部长来针灸研究所参观访问(马市大街)

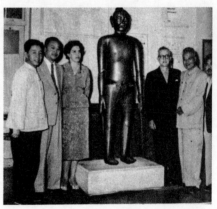

巴西医学代表团参观针灸研究所(《中医杂志》1958年第2号)

---

❶ 引自《苏联加强中医研究工作,医学科学院成立中医专门委员会》(《人民日报》,1958年11月25日第5版)。

❷ 据《针灸所朝鲜实习生计划方案》(中国中医科学院档案室1957年资料)。

❸ 引自《中国中医研究院院史》(中医古籍出版社,2005年,第63页)。

月—1959年4月,越南医生范伯居博士来针灸所考察、学习针灸。

1958年12月,印度援华医疗队队员巴苏大夫应邀来华学习针灸,在针灸研究所学习3个月。巴苏大夫在抗日战争时期到过延安,曾在朱琏主持的军委总卫生部门诊部工作过;他是中国人民的老朋友,是全印柯棣华大夫纪念委员会主席,他把中国的针灸传到了印度,有力地促进了中印人民的友谊❶。

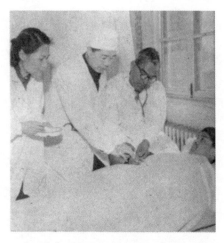

印度巴苏大夫来针灸研究所学习针灸,田从豁给予临床指导(《中医杂志》1959年第7号)

1960年4—7月,英国医生荷朗德(Holland)来华学习针灸,针灸研究所为其安排了授课培训。1962—1963年,针灸研究所还以专题讲座形式吸纳了一些外国学员,如捷克斯洛伐克生理学主任、波兰大使夫人等。

---

❶ 引自鲁之俊《新针灸学·跋》(《新针灸学》,广西科学技术出版社,2008年,第315页)。

第三章
经络研究所成立及基本情况

在针灸研究所挂牌成立 8 年之后,经络研究所酝酿而生;而经络研究所的诞生,为此后针灸经络研究所的成立(两所合并)打下了坚实的基础。成立经络研究所,缘于朝鲜金凤汉"凤汉系统"研究对我国经络研究的严峻挑战,体现科学研究的迫切性与国家责任。经络研究所的组成人员主要来源于现代医学的专家,针灸研究所做基础研究的一些骨干也参与到经络研究所的创建之中。经络研究所在这一时期主要的任务就是重复"凤汉系统"实验。通过上上下下的重视与努力,以求真的态度、唯实的立场、细致的实验,证伪了"凤汉系统"理论,为日后经络实质的研究奠定了一定的基础,为针灸的现代研究培养了一批重要的科研人才。

第一节　成立背景

1963 年冬天,从鸭绿江畔传来一条神秘的消息,说是经络已被一位名叫金凤汉的专家搞清楚了,被命名为"凤汉系统"(由分布在浅层、深层及脉管内的凤汉小体和凤汉管组成)。这个发现和维尼纶的发明仅此两项,获当年的"金日成"奖,据说这在朝鲜是最高的荣誉。经络学说是中国医学的重要组成部分,如此重大的发现怎能不引起高度的重视呢?当年年底,《人民日报》用两个版面全文发表了金凤汉文章。当时中朝两国关系友好,朝方允许中国派代表团参观考察。我国派出了以卫生部钱信忠部长和中医研究院鲁之俊院长为正、副团长的高级代表团赴朝考察,团员有著名的生理学家张锡钧、徐丰彦和胡旭初教授及著名的组织胚胎学家李肇特教授等。考察归来,专家对所谓的"凤汉系统"持有不同的看法。朝鲜一个1200万人口的国家拥有380名研究人员的经络研究院,而6.9亿人口的中国连经络研究所都没有,这似乎不太相称,于是国家下决心要成立一个有相当规模的研究所,尽快开展我国的经络研究,首先要通过重复实验弄清楚朝鲜的"凤汉系统"❶。

1963年底,中国医学科学院率先开始了验证工作。考察回国的张锡钧、徐丰彦、胡旭初、李肇特等教授,带领一批年轻的科研人员如杨友泌、曹庆淑、朱丽霞、张树华等,在实验室(临时实验室设在中国医科大学内)开始了紧张的重复实验工作。

1964年4月,中共中央宣传部从中国医学科学院、北京医学院、北京中医学院及中医研究院针灸研究所抽调一批学术骨干,在中医研究院组建了"经络研究所",所址设在北京东城区东直门中医研究院院部大白楼(3楼、4楼)。

第二节　机构设置

中医研究院经络研究所所长由中国医学科学院实验医学研究所副所长张锡钧教授兼任,副所长由北京医学院基础部组织胚胎学教研室主任李肇特教授兼任;从广安门针灸研究所调来石斋任党支部书记(兼副所长),学术骨干曹庆淑和朱丽霞为学术秘书,刘毅为行政秘书❶。

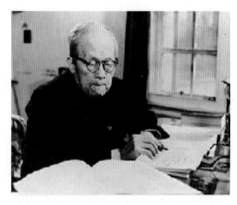

经络研究所所长张锡钧教授(1899—1988)

---

❶ 引自朱丽霞《经络研究所命名始末》(《难忘的四十年》,中医古籍出版社,1995年,第85-87页)。

经络研究所成立之初,机构研究人员只有 12 位。据中医研究院院办档案的记载,这些研究人员分别为:中国医学科学院的张锡钧(教授)、朱丽霞(助理研究员)、黄为敏(实习研究员)、张树华(技术员)、袁纪阁(技术员),北京医学院的李肇特(教授)、郭文媛(技术员),北京中医学院的陶敬宇(助理研究员),以及针灸研究所的杨友泌(副研究员)、王德深(助理研究员)、曹庆淑(助理研究员)、陆卓珊(助理研究员)。

随着实验研究的深入开展,经络研究所又相继调来若干人员,如中国医学科学院的文琛、徐维、蒋达树、杜如竹、黄坤厚,北京医学院的陶之理、葛子、王齐亮、石蕙、崔仁麟,北京中医学院的宫秀荣,针灸研究所的王本显、孟竞璧、朱元根、章荣烈、高佩铭、方慧荣、杨亚军等。

经络研究所的成立,为后来与针灸研究所(广安门)的合并及其发展壮大打下了深厚的现代科研基础和团队基础。经络研究所早期的这批科研人员,为我国针灸科研事业勇于开拓、执著奋进,其拼搏精神、严谨态度,至今仍是针灸研究所科研人员学习的榜样。

第三节　重复朝鲜“凤汉系统”实验的研究工作

对于重复朝鲜“凤汉系统”实验工作,国家非常重视。该项工作由中共中央宣传部、国务院文办和卫生部具体负责及组织,参加的主要单位有:中医研究院经络研究所、上海第一医学院、武汉医学院、白求恩医科大学、福建医学院、福建中医研究所等 10 家,并从各医学院校共抽调 63 名研究、技术人员,组成了专业科研队伍进行研究。

中医研究院经络研究所在张锡钧、李肇特两位所长的直接指导下,依朝鲜金凤汉经络系统的形态学研究分类,将研究人员分为 3 个研究组:浅层组有研究人员 12 名,由陶之理、文琛牵头;深层脉管外组有研究人员 5 人,由杨友泌、曹庆淑牵头;脉管内组亦有 5 人,由朱丽霞、王德深牵头;各组配有技术人员若干,进行重复实验。根据经络研究所《重复朝鲜经络系统工作半年情况报告》❶,浅层组主要从活体观察、整块皮肤染色、连续切片以及与皮肤有关的组织结构 4 个方面寻找凤汉小体;深层脉管外组在成年家兔和幼兔的颈、腹、股以及胸、腋窝、坐骨神经周围进行了 155 次观察,寻找深层脉管外凤汉小体及凤汉管;脉管内组通过 3 个方面,即整体灌流剖开血管、活体注射色素、结扎血管剖开直接观察,寻找脉管内凤汉管结构。

在重复朝鲜"凤汉系统"实验的工作中,研究人员本着严谨的科研作风,一丝不苟地寻找着各部分的"凤汉系统"实验,探寻深浅各层凤汉小体与凤汉管的结构。中共中央宣传部的有关领导、卫生部长、中医研究院院长对此高度重视,经常来经络研究所检查工作的进展情况。通过实验研究,科研人员在获得大量实验数据的基础上,弄清了金凤汉所提出的"凤汉系统"中凤汉管和凤汉小体与正常动物组织形态学的渊源关系,例如:一些凤汉小体与动物的一些退行性组织的形态学结构特征相类似;一些所谓的凤汉管很可能是一些实验过程中人工造成的假象(如取材时采用的试剂造成蛋白质与组织脱落细胞凝固所形成的含有细胞成分的伪管状结构);"凤汉系统"中所记录到的生物电活动,可能是置于凤汉管的玻璃管内记录电极与氯化银参比电极的金属物理材料电导性的不同造成电位差所形成的伪迹。

1964 年 9 月 8 日,在我国召开的第一届经络座谈会上,专家学者们系统讨论了对金凤汉所提出的"凤汉系统"的重复验证性实验,并发表了一些意见,为所谓的"凤汉系统"各组织的可能来源提供了相关实验数据和证据,定论为未能发现与经络或经穴相对应的新的组织结构。1965 年 8 月 28 日又召开了全国第二届

---

❶ 据《重复朝鲜经络系统工作半年情况报告》(中国中医科学院档案室 1964 年 8 月资料)整理。

经络座谈会,研究人员进一步交流了各单位的"凤汉系统"重复验证工作,未获新的进展。随后中共中央宣传部及卫生部决定再度派遣学习代表团赴朝鲜观摩学习。代表团由以上海医学院解剖教研室周佩华为团长,经络研究所朱丽霞、黄为敏等为团员的4人组成,于1965年9月28日赴朝学习3个月,受到朝鲜方面的欢迎,朝鲜经络研究院金凤汉院长予以接见。代表团此行的目的是探寻如何按凤汉小体的特征寻找浅层凤汉小体,但在实验中朝鲜经络研究院始终未给出找到凤汉小体的切片。在朝鲜考察期间,代表团被安排了大量的参观与游览。重复朝鲜"凤汉系统"实验的结果,由于涉及中朝两党两国关系的历史特殊原因,我国没有公开发表相关研究论文。

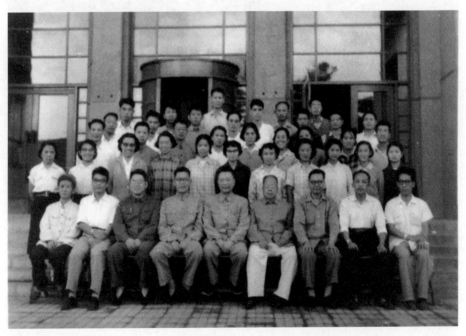

1964年9月12日第一届经络座谈会（合影于中医研究院大白楼门前）
一排左起:1 石斋、3 张国钧、4 沙桐、5 鲁之俊、6 张锡钧、7 李肇特、8 周佩华、9 杨友泌;二排左起:1 文琛、2 李柏、3 陶之理、5 郭文媛、6 黄为敏、7 葛子、8 宫秀荣、9 袁纪阁、10 朱丽霞、11 黄坤厚;三排左起:2 林雅各、3 胡翔龙、4 曹庆淑、5 徐维、6 石蕙、9 程汉章;四排左起:2 艾民康、6 夏朗炎;后排左起:1 张振英、2 王德深、3 王齐亮、4 张树华

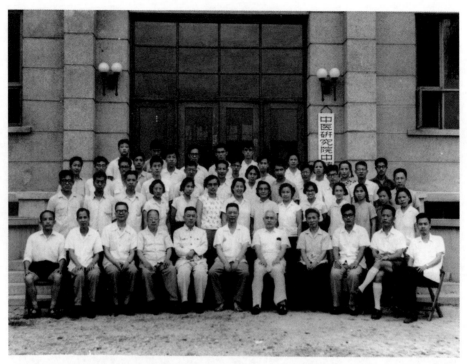

1965年8月28日全国第二届经络座谈会（合影于中医研究院大白楼南门前）

一排左起：1 周佩华、3 李肇特、4 张锡钧、5 白希清、6 鲁之俊、7 钱信忠、8 石斋、11 艾民康；二排左起：1 杨彬、3 林雅各、4 宫秀荣、5 郭文媛、6 陶之理、7 石蕙、8 李柏、9 葛子、10 黄为敏、11 朱丽霞、12 丁季贞、13 刘金兰、14 文琛；三排左起：1 孟竞璧、5 胡翔龙、7 徐维；四排左起：1 高佩铭、2 王德深、3 蒋达树、4 崔仁麟、5 曹庆淑、7 董秀琴、8 王良培；五排左起：1 张高、2 王光群、3 杨友泌、4 高明亮、5 张树华

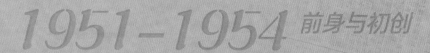

1951–1954 前身与初创

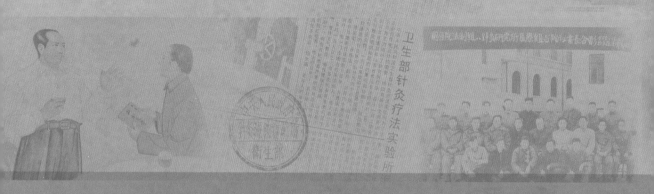

1966–1976 停滞与重生

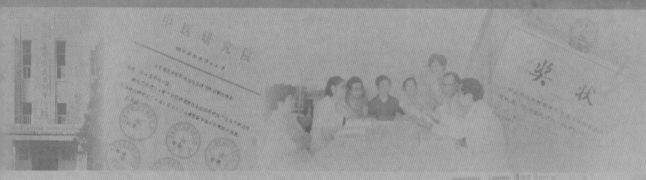

1991–2004 发展与振兴

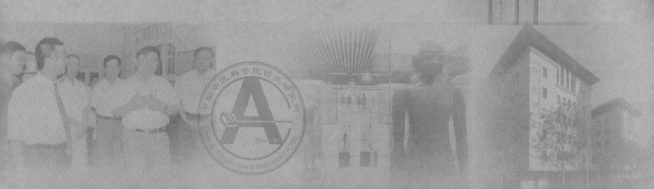

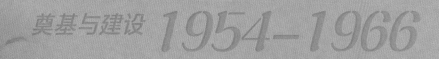

奠基与建设 **1954-1966**

恢复与改革 **1977-1990**

国家中医药管理局重点实验室

国家经络研究中心

National Laboratory Research Center

繁荣与兴旺 **2005-2021**

第三篇
停滞与重生
（1966 年 6 月—1976 年）

　　针灸研究所在经历过早期艰难的岁月后，又赶上"文革"的动乱与破坏，可谓命运多舛。这一时期的针灸所（经络研究所与针灸研究所），正像一位逆境中成长的少年，时而充满迷茫，时而满怀希望。随着 20 世纪 70 年代初我国针麻研究的一剂"强心剂"，在周恩来总理的关爱与召唤下，针灸经络研究所于生命谷底奋力爬起，涅槃重生。

　　1966—1969 年，全国掀起"文革"的狂潮，经络研究所与针灸研究所在"打倒一切"的形势下，工作停顿，资料散佚，人员流失，科研骨干被遣散。这给针灸事业造成重大损失，并使两所的发展陷入低谷。

　　1970 年，周恩来总理对"针麻"研究及针灸事业的关怀，使针灸经络研究所获得新生，下放的科研人员被陆续召回工作。全体人员坚定意志，同心同德，积极投入到"针麻"原理、循经感传现象、中医针灸抗疟等科研事业中，并相继开展了巡回医疗、对外培训等工作，取得显著成绩，为今后各项事业的发展均打下良好的基础。

第一章
"文革"冲击下的发展停滞

于 1966 年开始的"文革",使国家与人民遭到严重挫折及损失。经络研究所与针灸研究所在这场政治运动中也难以幸免——党政领导被打倒,组织机构溃散,人员大批流失,工作停滞。在一些错误思潮的影响下,两所各项事业均受到严重冲击。

一、基本情况与组织机构

受"文革"影响,中医研究院陷入了全面混乱,经络研究所与针灸研究所的党政、工会等组织都陷入瘫痪状态,正常的科研、教学等工作被迫中断,各项事业发展均遭受空前浩劫(直到 1976 年"四人帮"下台,"文革"结束,政治运动停歇,才陆续得到"拨乱反正")。

1967 年,中医研究院实行军事管制(简称"军管"),经络研究所与针灸研究所均由军管会派出的军代表负责联络工作。1968 年 12 月,中医研究院成立革命委员会(简称"革委会")。军管会(1973 年随着中医研究院党委会成立而撤走)与革委会先后进行了清队整党、精简机构、下放科室人员等工作❶,原有的规章制度被废除,科室被打乱(实行班、排、连编制),工作秩序被破坏。

1970 年 3 月,中医研究院成立针灸研究所和原经络研究所领导班子大联委:大联委主任委员:刘鸿鸾,副主任委员:白国云(从中医研究院被调回,主管政治工

---

❶ 据《中共中医研究院经络研究所首届党员大会工作报告》(中国中医科学院档案室 1973 年资料)。

作）；并成立了革命委员会，革委会主任为刘鸿鸾，副主任为白国云、包景珍。

二、经络研究所科研停滞

从 1966 年"文革"开始，经络研究所的科学研究被中断，仪器设备及科研资料遭到破坏或散失，知识分子遭到排斥、打击；科研人员被遣散或下放，各项工作基本中止。

"文革"初期，其政治运动的斗争矛头首先指向了党政领导，当时经络研究所的一把手石斋（经络研究所党支部书记兼副所长，主管全面工作）在"极左派"的不实揭发和煽动下，被揪斗、批判，曾受到严重迫害。经络所的党政工作陷入瘫痪状态。

1969 年，随着"清理阶级队伍"和"整党"的开展，中医研究院贯彻"五七"指示，也开始着手精简机构，安排科研人员下放。经络所绝大部分人员陆续下放到江西"五七"干校参加集体生产劳动，多则 3 年，少则半年，科研工作停滞不前。

三、针灸研究所工作维艰

早在 1964 年，针灸研究所原基础研究室大批科研人员调入中医研究院经络研究所，此后的针灸研究所主要工作为临床医疗（仅有的一些教学、科研等工作基本停滞），并以广安门医院为临床基地。1966 年及此后，针灸研究所大部分医疗人员顶住"文革"冲击与政治运动干扰，依然坚守岗位，坚持出诊，基本的日常医疗工作还能继续开展，临床研究室机构设置也未有大的变动；同时，针灸研究所还派出医疗、科研小分队巡回医疗，如在山西稷山建起"稷山农村疾病研究所"等。

在"文革"中，针灸研究所叶心清、孙惠卿、郑毓琳、王华卿、魏如恕、郑魁山、张纯亮、唐声瑛、王敬熙、朱祖永等名老中医及专家曾受到牵连与迫害;许式谦(赴青海)、郑魁山(赴甘肃)等被迫调离针灸研究所,下放到我国偏远地区工作。不仅如此,针灸研究所其他人员在这场紧张、混乱的政治运动中也人心惶惶,顾虑重重,各项工作举步维艰。

第二章
周总理关怀下的重生

1970 年,在周恩来总理的亲切关怀下,两所得以合并组建,并开始开展"针麻"原理研究等工作,自此,针灸所得以重生。组建之后的针灸经络研究所在政治环境极其复杂、实验条件十分艰难的情况下,依然进行了大量的科学研究、临床医疗及教学培训等工作,并取得一系列成绩。

一、组建针灸经络研究所

自 20 世纪 60 年代开始,周恩来总理一直关心"针麻"研究工作。在"文革"极端困难的情况下,为更好地开展"针麻"/针刺镇痛原理的研究,1970 年 9 月,在周恩来总理亲自过问下,卫生部抽调针灸研究所一部分人(大部分人员留在了广安门医院,后成为广安门医院的临床骨干)到经络研究所,并陆续调回经络研究所的下放或遣散人员,共计 50 余人,组建中医研究院针灸经络研究所,所址设在经络研究所原址——中医研究院大白楼,1973 年搬入独栋针灸研究所大楼(4 层)。从此,针灸所获得了新生,并建立了一支由中西医高水平人才组成的多学科研究队伍。

组建后的针灸经络研究所负责人为:张殿华、刘鸿鸾、白国云、刘文泉。以上 4 人在中医研究院革委会的领导及军管会军代表的协助下,全面负责

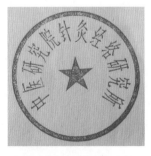

中医研究院针灸经络研究所章印

针灸经络研究所的各项工作。1973 年,军管会、军代表撤出,中医研究院成立党委会。1 月 24 日,针灸经络研究所召开党员大会,大会决议把针灸所建成"用毛泽东思想挂帅,中西医结合,科研、医疗相结合的科研单位 ❶",选举产生了第一届党委,书记暂缺,副书记为何万喜,副所长为张殿华、刘鸿鸾、白国云、刘文泉。至此,针灸经络研究所已拥有在职员工 108 人 ❷。1973 年 9 月,韩明德调到针灸经络研究所参加领导班子工作(1974 年 8 月任命为副书记)。

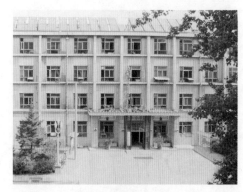

针灸研究所大楼

1974 年 4 月,首都工人毛泽东思想宣传队(简称"工宣队")进驻中医研究院,参与"指挥"工作,稳定"文革"混乱局面。1975 年夏,田德调入针灸经络研究所参加领导工作(1976 年任党委副书记)。

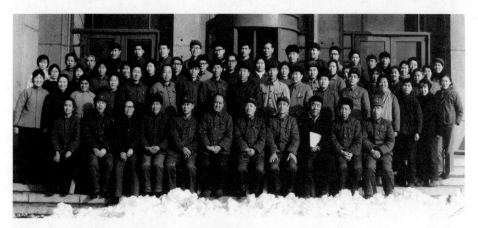

针灸经络研究所召开党员代表大会,会后部分职工合影(1973 年 1 月)

---

❶ 据《中共中医研究院针灸经络研究所首届党员大会决议(草案)》(1973)。
❷ 据《中共中医研究院针灸经络研究所首届党员大会工作报告》(1973)。

针灸经络研究所组建后,主要工作内容包含科研、临床、教学、行政四大部分。科研方面,成立了针麻研究组(下设生理组、生化组、形态组、经络组等)循经感传组、针刺抗疟组等。教学主要包括 3 个方面工作:"巡回医疗队"及科研小分队下乡进行针灸培训;为兄弟单位培训进修人员;成立"外国医生针灸学习班"开展对外培训。

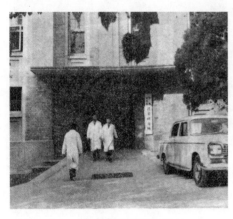

针灸研究所门诊楼

在临床医疗方面,1972 年开始筹建和开展针灸门诊,起初以东直门医院作为临床基地。1973年,门诊部搬至中医研究院独栋灰楼(共两层,即后来的中医研究院"国际针灸培训班"大楼),开展门诊一般性治疗(业余时间开设家庭病床),并设立头针组、聋哑组、内科研究室(下设心血管组、神经组、消化组、呼吸组等,由李传杰、宋正廉等负责)等临床研究组(室),医疗人员组成除了原针灸研究所的医师外,还有从北京医院等单位调来的医务人员。之后,针灸经络研究所还建立了针灸病房,设立 30 多张病床,分为两个组,分别为心血管疾病组(负责人:斯琴毕力格)和神经系统疾病组(负责人:钱轶显)。患者主要由东直门医院急诊科收住院(大多是危急患者)。病房后因故于 1979 年初中止,仅开设了 5 年多时间。

此外,在国际交流方面,针灸经络研究所陆续接待了来自印度尼西亚、罗马尼亚、越南、加拿大、波兰、英国、泰国、法国、老挝、刚果、朝鲜等国家的代表团

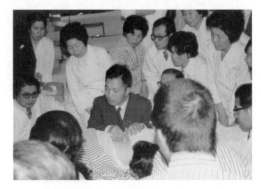

王本显赴日学术交流(1973)

参观学习及访问。1973年4月,针灸经络研究所派出王本显赴日参加日本针灸学会及东洋医学学术大会并作大会报告(获"中日友好奖");8月,派出宋正廉赴伊朗为沙姆斯公主进行针灸治病。1976年4月及10月,还分别接待了喀麦隆卫生部部长福卡姆·卡姆、索马里卫生部部长穆萨·拉比莱·古德等的来华访问。

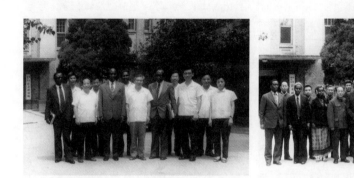

喀麦隆(左图)及索马里(右图)卫生部部长来访(1976)

二、针麻原理研究

自1958年我国第一例"针麻"手术在上海取得成功之后,全国各地陆续开展"针麻"研究。20世纪60年代初,针灸研究所魏如恕、王凤玲,经络研究所王本显、孟竞璧、朱元根、蒋达树等人也开展了一些相关科研探索。针灸经络研究所成立之后,"针麻"原理研究成为其主要工作,同时也是国家交给的重点科研任务。1970年,卫生部在上海举行了全国第一次"针麻"研究经验交流会(学习班),会后北京市一些主要研究单位成立了"针麻"协作组,朱元根任副组长(中医研究院为副组长单位之一)。此后,王本显、陈正秋等还以"经络-皮层-内脏相关"学说为指导,开展了"针麻"原理的动物实验研究工作。

1972年,为更加系统、深入地开展"针麻"原理研究,针灸经络研究所专门成立"针麻"原理研究组与经络组。"针麻"组组长为朱丽霞,副组长为朱元根;经络组组长为曹庆淑,副组长为曹新山。针灸经络研究所筹建实验室,组建团队,建立方法,从生理、生化、形态等不同方面入手,开展了"针麻"/针刺镇痛原理的实验研究。如朱丽霞、徐维、朱元根、王本显、曹庆淑、黎春元、黄坤厚、孟竞璧、王毓钟、董文成、陈正秋、曹新山、叶燕燕等用电生理学的方法,研究大脑皮质、丘脑、下丘脑及延髓相关核团在针刺镇痛中的作用;陆卓珊、石体仁、赵相杰、崔仁麟、方慧荣、张霆钧、王友京等先后用生物化学的方法,研究脑内游离氨基酸和单胺类神经递质等在针刺镇痛中的作用;文琛、杨友泌、黄为敏、葛子、陶之理、刘金兰等搭建电子显微镜超薄切片实验室,采用组织化学(形态学)方法,观察了脑内"镇痛中枢"超微结构变化,以及肾上腺素能和胆碱能神经元在"针麻"镇痛中的作用机制。

除动物实验外,针灸经络研究所各科研小分队还积极创造条件,与北京同仁医院、北京宣武医院、北京协和医院、河北保定地区第四医院等单位协作,开展人体"针麻"研究。如朱元根与北京同仁医院眼科协作,研究"针麻"效果与中医辨证分型的关系及提高"针麻"疗效的问题等;徐维、黄坤厚等与北京宣武医院神经外科合作,开展"针麻"手术中针刺镇痛效应观察,探索"针麻"原理研究与临床相结合的问题;王凤玲等与河北涿县人民医院外科合作,开展"针麻"用于阑尾

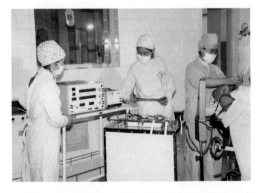

徐维(右2)、黄坤厚(右3)在北京宣武医院神经外科研究所进行针麻临床试验

切除术、甲状腺术等的临床观察。此外,针灸经络研究所还开展了针刺抑制内脏痛与内脏牵拉反应机制的研究,以及基于疏通气血理论研究穴位的特异性和穴位与脏腑的对应关系等研究。

三、循经感传现象研究

早在 20 世纪 50—70 年代,国内外学者及医疗机构即对循经感传现象做了一些研究观察。1972 年,卫生部下达了关于"循经感传现象调查标准"的通知,循经感传现象的调查和研究工作相继在全国各省市广泛开展。调查结果表明,循经感传等经络现象是客观存在的。1975 年初,在西安召开的全国针刺麻醉研究专业会议上,"循经感传现象的研究"被列为"全国针刺麻醉研究规划"的第二专题,大会还成立了专题研究协作组❶,由卫生部中医研究院、福建省中医药研究所、安徽中医学院等全国各地 20 多家单位参加。中医研究院"循经感传现象的研究"由针灸经络研究所负责,成立了"感传"研究小组,做了初步研究,并于 1975 年 10 月主办了第一次全国循经感传研究交流会(在中医研究院内举行)。

1975 年底,在中医研究院科研处处长王佩、针灸经络研究所副所长包景珍的领导与组织下,专门成立了中医研究院"循经感传组",组长为朱元根,主要

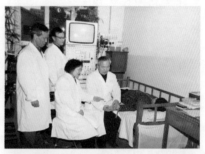
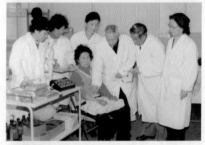
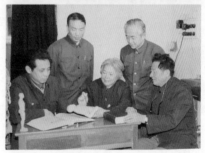

开展循经感传现象调查研究
上图右起:1 王本显、2 包景珍、3 朱元根、4 高惠合;
中图右起:1 刘瑞庭、2 王佩、3 程莘农、5 叶燕燕、
6 黎春元;下图右起:1 孟竞璧、2 庄鼎、3 曹庆淑、
4 刘俊岭、5 李志超

❶ 据《国家中医药管理局中医药科学技术进步奖申报书》(1991 年 2 月)中"鉴定书·研究经过"第 1 页所述。该申报书项目名称为:循经感传和可见经络现象的研究;任务来源:全国针刺麻醉研究计划。

参加人员陆续有：高惠合、叶燕燕、王本显、程莘农、黎春元、方慧荣、贾乃华、须惠仁、王齐亮、魏明峰、黄坤厚、庄鼎、孟竞璧、刘瑞庭、曹庆淑、方宗仁、王毓钟、刘俊岭、戴绍德、夏重新（广安门医院）、石体仁（西苑医院）等（随着研究的延续，人员有所变动）❶。在"开门办科研"的思想指导下，针灸经络研究所在中国人民解放军北京部队262医院开展循经感传现象在人群中出现率及感传特征、规律的调研；并先后赴河北涿县人民医院和保定地区第四医院、山西稷山县人民医院进行同步观察。通过5000余例普查检测发现："感传"在人群中的出现率为0.87%；感传循行路线与古典经络路线基本一致；某些受试者沿感传线可出现痛阈、局部血流图等变化；感传过程中若出现"气至病所"现象，则可提高针刺疗效。

四、中医针灸抗疟研究

1964年，越南恶性疟疾流行，向中国求援并希望我们能给予帮助。中国出于战备需要，于1967年5月23日，由中国人民解放军总后勤部、国家科委、卫生部等联合召开了"疟疾防治药物研究工作协作会议"。此后，代号为"523"的疟疾防治研究项目正式启动。该项目由军事医学院牵头，组织北京、上海、南京、西安，以及广西、广东等多省市的医药研究单位，成立了"523"疟疾防治研究小组，确定了中西医相结合、科研与临床相结合的方针，开展全国性协作抗疟的工作。

1968—1970年，为响应国家抗疟工作要求，中医研究院医疗、科研人员积极加入北京"523"小组，赴海南开展疟疾防治研究工作。针灸研究所李传杰（队长）、张金泉、钱轶显、戴绍德，与广安门医院夏秀清、叶增桂、沈勤（以上3人后调入针灸经络研究所）等，先后数次赴海南疟疾高发地区开展针灸防治工作，取得了一定成绩，多人次被评为"523"五好队员。针灸研究所在海南防治疟疾期间，还

---

❶ 据中国中医科学院针灸研究所科研处档案资料《"循经感传的研究"基本情况》（1983）。

为当地部队讲授针灸课程,培养了一批针灸人才。

1971 年 5 月,全国疟疾防治研究领导小组在"广州会议"上确定了由中医研究院承担部分"中医中药防治疟疾的研究"任务。为此,中医研究院成立了由中药研究所、针灸经络研究所和广安门医院等组成的院"523"工作组,主要从中草药和针灸两方面开展中医抗疟实验研究与临床验证工作。

在中草药研究方面(由屠呦呦全面负责),实验研究分为植物化学提取、药理筛选两个研究小组,分别由中药研究所屠呦呦、针灸经络研究所郎林福负责(郎林福还以实验室为家,并多次进行药物自身试服)[1];临床验证由针灸经络研究所戴绍德负责(戴在自身患病的情况下,坚持多次赴海南进行现场疗效验证)[2]。该项研究陆续发现了青蒿抗疟活性的化学部位,有效提取出单体青蒿素,在临床验证中发现其治疗疟疾呈现速效、高效、低毒特点[3],开辟了国际抗疟研究新途径。由针灸经络研究所作为第二申报单位的"青蒿素抗疟研究"获 1978 年"全国科学大会奖"[4]。2015 年,郎林福获得中国中医科学院颁发的"2015 年青蒿素诺贝尔医学奖有贡献专家"称号(戴绍德因失联未能获颁此奖)。

在针刺研究方面,曹庆淑、王友京、梁淑英、张金泉等人通过建立动物模型探索针灸防治疟疾的作用机制,初步观察血清中裂解素、调理素和补体水平与针灸抗疟的关系。在实验研究的基础上,

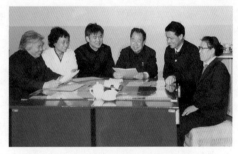

"针刺防治疟疾的临床观察"课题组成员在讨论
左起:曹庆淑、夏秀清、王友京、李传杰、戴绍德、张金泉

---

❶ 据 1982 年中医研究院中药研究所写给浙江省中医药研究所的信函,以及郎林福手迹(2018 年 2 月)。
❷ 据《中医研究院科研组"有关疟疾防治"的汇报材料》(中国中医科学院档案室资料,手写,1972 年 12 月 28 日)。
❸ 据《中国中医科学院中药研究所所史(2011—2020)》(2020 年,第 43-48 页)。
❹ 引自中国中医研究院《1955—1985 三十年科研成果目录》(1985)。

1972年由曹庆淑带队,率张金泉、王友京、魏功芬、高丽华、张树华等专赴海南开展临床观察研究,取得了丰富的有价值的临床第一手资料。研究表明:针刺的时机选择至关重要,针刺治疗对间日疟有显著效果,针刺抗疟疗效与提高患者血清补体有相关性等。

1981年3月,针灸研究所因在疟疾防治研究工作中做出的重大贡献,荣获卫生部、国家科委、国家医药管理总局、总后勤部联合颁发的"先进集体奖"。

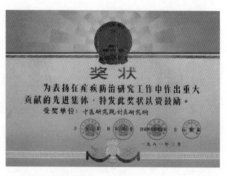

针灸研究所在疟疾防治研究工作中做出重大贡献,获"先进集体奖"

五、针刺治疗聋哑等研究

1971—1972年,针灸经络研究所与中国医学科学院北京协和医院及北京市第二聋哑学校协作,进行了针刺治疗聋哑的临床研究。针灸经络研究所主要承担的课题有:"治疗聋哑计划"(1971年,魏明峰为组长,荆尔宾、王德深、袁纪阁、姚亚黎等参加),"针刺治疗聋哑的临床和实验研究及其理论根据的探讨"(1972年,经络小组)。1973年,针灸经络研究所与中医研究院广安门医院合作,赴河北保定地区三县开展针刺治疗聋哑的研究。1974年,魏明峰等赴北京延庆开展聋哑针灸治疗,并进行"针刺治疗耳聋的规律探讨"课题研究;同年,胡岢等开展了"针刺对噪声性耳聋动物听觉诱发平均反应的影响"的实验研究。1975年,魏明峰、胡岢又分别开展了"针治聋哑及其理论根据的研究""针刺治聋原理的研究"等。

这一时期,针灸经络研究所还开展了针灸治疗冠状动脉粥样硬化性心脏病、气管炎、肿瘤、脑血管病后遗症、胃下垂、视网膜炎、甲状腺肿等临床与实验研究。比如李传杰及经络小组等开展了冠状动脉粥样硬化性心脏病的针刺疗效观察，以及针刺治疗心脏病作用途径研究等；魏如恕、王本显、李传杰、张金泉等开展了针灸治疗胃下垂的疗效观察研究。另外，蒋达树（头针验证组组长）、黄坤厚等还开展了头针治疗脑血管病疗效验证性研究工作，取得了一定进展。

六、组织巡回医疗队

早在 1965 年，毛泽东主席对全国卫生工作做了一系列指示，陆续提出"组织巡回医疗队下农村"，以及"组织城市高级医务人员下农村和为农村培养医生"等。中医研究院积极响应，针灸经络研究所先后参加了江西、甘肃、河南、海南、山西等地的巡回医疗队，在当地开展针灸治病及临床研究，并为农村培养了大批针灸医生。如 1970 年 10 月，由白国云领队，王德深、蒋达树、姚亚黎、夏秀清等 11 名人员组成的西北医疗队赴甘肃开展卫生保健工作，为期半年。同时，魏明峰赴河北涿县参加医疗、科研小分队，在巡回医疗中其带病坚持临床工作，并积极培训赤脚医生。1974 年，针灸经络研究所又派出一批巡回医疗队分赴山西稷山、河北涿县、北京延庆等地开展工作。1975 年，韩明德带科研小分队 27 人赴河北保定巡回医疗；同年 8 月，河南发生水灾，宋正廉、杨爱兰积极参加中医研究院组织的医疗队，奔赴漯河、舞阳等抢险救灾第一线，并为舞阳县培训了针灸医生，受到县委和当地群众的欢迎。1976 年 5 月，田德（小分队支部书记）、包景珍（队长）、董文成（副队长）带科研小分队 20 多人去山西稷山开展针灸巡回医疗与科研工作。

七、开办"外国医生针灸学习班"

　　随着中国针灸疗法简、便、验、廉的特点不断被一些国际组织所认知,海外来华学习针灸的需求日渐增长。1974年8月2日,卫生部、外交部、外经部联合向国务院请示举办"外国医生针灸学习班"。第一期、三期学习班设在中医研究院(针灸经络研究所),第二期学习班设在上海,第四期学习班设在南京。1975年4月,根据卫生部、外交部、外经部要求并经国务院批准,受世界卫生组织(WHO)委托,由中医研究院举办的第一期"外国医生针灸学习班"(又称"国际针灸培训班",简称"国针班")正式开班,并招收第一批外国学员。"国针班"是由中国成立的国际办学机构,通过联合国多边援助途径(学员一切经费由此支出,包括非洲等贫困地区学员的生活费用),有规模、有计划地集中培训外国学员(名额起初由世界卫生组织分配给亚非拉第三世界国家,后于1981年起改为公开招收学员),向全球传播中医针灸的理论知识和治病技能。这是一项具有开拓性和前瞻性的工作,对世界针灸医学的发展产生了深远影响。

　　"国针班"挂靠中医研究院针灸经络研究所,主任为刘文泉,副主任为宋正廉(兼教学组组长,副组长为王嘉)、杜祥金(兼招待组组长,副组长为曹国良)。教师队伍主要由针灸经络研究所(魏如恕、宋正廉等)、中医研究院广安门医院(田从豁、蒋幼光等,这些专家均为原针灸研究所人员)、东直门医院(杨甲三、孟宪坤)、北京市中医院(贺普仁)的专家组成。"国针班"采用英语教学,由专门的英语翻译负责现场口译。临床实习分为多组,每组由1名翻译带3～4名学员,分别到针灸经络研究所门诊部、广安门医

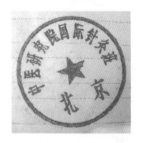

中医研究院国际针灸班公章印

院、东直门医院、护国寺中医院、北京医院等单位实习。首期"国针班"从1975年4月23日开学,至7月17日结业;同年10月,又举办了第三期"国针班"。两

期共培训亚非拉3大洲第三世界17个国家的34名医生。1976年,又有3批外国医生前来参加培训。经过"国针班"3个月的培训,学员们基本上掌握了针灸治病的技术,能够熟练地运用100多个腧穴,独立处理30多种常见病的治疗。

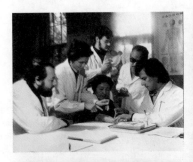
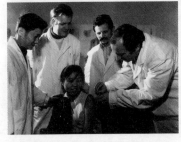
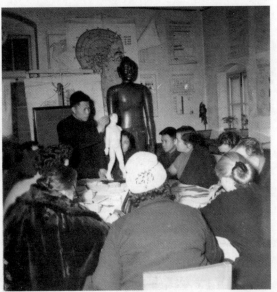

周允娴(上图)、蒋幼光(下图)指导"外国医生针灸学习班"学员学习针灸疗法

田从豁为"外国医生针灸学习班"学员讲课(1975)

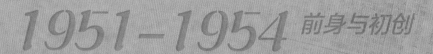

1951–1954 前身与初创

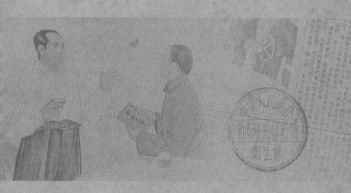

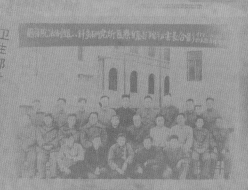

1966–1976 停滞与重生

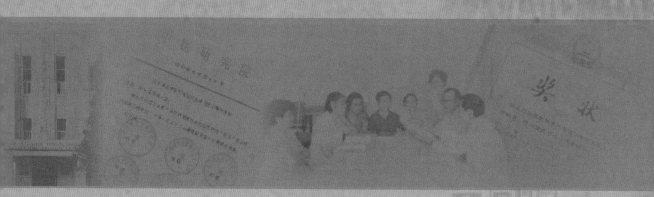

1991–2004 发展与振兴

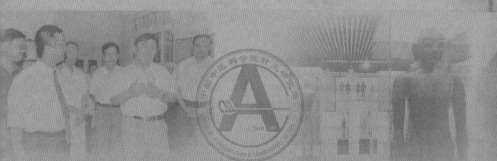

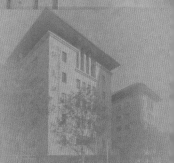

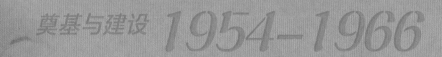

莫基与建设 *1954–1966*

恢复与改革 *1977–1990*

国家中医药管理局重点实验室

国家经络研究中心

National ____ ____ Research Center

繁荣与兴旺 *2005–2021*

第四篇
恢复与改革
（1977—1990）

从 1976 年 10 月"文革"结束，到 1984、1985 年开始的经济体制改革与科技体制改革，虽区区数年，却是针灸研究所发展历史中的重要转折阶段。在这数年期间，针灸经络研究所从"文革"中的散乱状态回归到事业发展的正确轨道上，在思想、组织、管理、业务工作等方面开始全面整顿、恢复与发展，初步形成了专业科研院所的架构和模式，为 1985 年以后的深入改革发展，乃至后来现代科研院所体系的构建，奠定了基础。

20 世纪八九十年代是中国改革开放风云激荡的时期。自 1985 年之后，针灸研究所在科技体制及管理方面进行了改革和大胆的尝试，改革促进了科研、学术、医疗、教育等各方面的发展，并取得了不少成绩，全所各项工作呈现出欣欣向荣、蓬勃向上的良好局面，成为针灸研究所日后深入发展的厚重底蕴。

在这一时期，我们需要特别铭记的是：1978 年 5 月 18 日，针灸研究所创始人、首任所长朱琏先生在边陲之地的南宁永远离开了我们。27 年之后，时任针灸研究所所长的朱兵研究员一行专程前往石家庄双凤山陵园祭拜先生，向朱琏塑像敬献鲜花；此后，针灸研究所连续多年（清明节）都会去祭扫朱琏墓，寄托哀思。正是朱琏等老一辈"针灸所人"留下的精神财富与庇护，才使得针灸研究所每临艰难而不畏，充满在逆境中破茧成蝶、重新启航的决心与勇气。站在历史新的起点上的针灸研究所，意气风发，踌躇满志，迎来了改革开放新的发展机遇，开拓了新的局面，书写了新的辉煌。

第一章
整体情况

　　这一阶段,针灸研究所的工作重心主要是从"文革"混乱的状态中恢复调整过来,初步形成基本的工作秩序,各项工作基本转入正轨。同时,针灸研究所积极顺应国家经济、科技体制改革的发展趋势,在组织建设与科研管理方面进行了重要改革和发展,扩大及稳定了干部人才队伍,优化了机构设置,为针灸研究所此后各项工作的良好发展提供了重要保障。

一、拨乱反正,改革发展

　　"文革"结束后,针灸经络研究所各项工作结束了混乱局面,逐渐稳定下来。在卫生部、中医研究院党委的正确领导下,针灸经络研究所以加强党的建设为中心,贯彻落实党的各项政策,拨乱反正,解决各种历史遗留问题。1978 年 12 月,党的十一届三中全会召开以后,针灸经络研究所深入学习领会会议精神,加强了党的领导,进一步统一了思想认识,回到了正确的发展轨道,为各项工作的开展奠定了坚实的思想基础。

　　1985 年 3 月,中共中央颁布"关于科学技术体制改革的决定"(以下简称"决定"),中医研究院党委在以往工作的基础上,认真贯彻落实"决定"的精神,制定了具体的改革方案,在全院范围内实施了科研、人事、行政、医疗等多方面的改革举措。根据中医研究院有关部署,针灸研究所提出"坚决贯彻执行中共中央关于科学技术体制改革的决定,进一步突出中医针灸特色"❶,并在此后数年中不断深化改革,锐意进取,解放思想,大胆调整管理机制,积极与社会主义市场经济体制改革相适应,提出要把针灸研究所办成开放型的研究所。改革发展是时代的洪流,也成为针灸研究所这一阶段最鲜明的特色和最强大的动力。

二、组织建设与行政管理

百废待兴之时,组织建设与全面调整是当时中医研究院及针灸经络研究所的重要工作,是事业发展的根基。1979年7月26日,经中医研究院批准,"针灸经络研究所"更名为"针灸研究所",并启用新印章,标志着针灸研究所进入了一个新的历史阶段❷。

这一阶段,全所管理机制上的理顺,各项规章制度的健全与贯彻执行,使得各方面、各部门的工作有条不紊、有章可循,形成了合力,促进了发展,逐步扭转了受"文革"影响而造成的人浮于事、工作秩序混乱状态,迅速回归到以业务工作为中

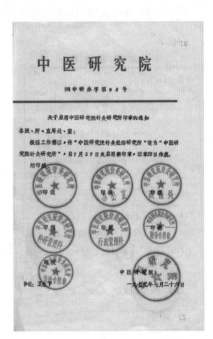

关于启用中医研究院针灸研究所印章的通知(1979)

---

❶ 据1986年3月28日"针灸研究所第二届党委会工作报告",针灸研究所"七五"期间业务发展的主要奋斗目标为:争取把针灸研究所基本建成学科建制较为合理,人才梯队和知识结构较为合理,研究方法和手段较为先进,中医针灸特色突出,有较高管理水平的、科、医、教三位一体的针灸研究中心,大力提高针灸临床医疗水平,初步形成针灸研究所针灸临床研究的特点;争取在针灸作用原理和经络实质研究方面有所突破,加强智力开发,扩大对外交流,在充分发挥针灸研究所工作的社会效益的前提下,不断提高经济效益,使全所职工的工作条件和生活条件得到进一步的改善。

❷ 据中医研究院(79)中研办字第98号"关于启用中医研究院针灸研究所印章的通知"(1979)。

心的正常轨道上来,为针灸研究所更大程度、更大范围的改革发展打下了坚实的基础。

根据中共中央关于科技体制改革决定的精神,中医研究院在科研、医疗、教学等方面对管理体制机制进行改革探索,推行院、所长负责制,针灸研究所迅速响应,主动作为,在诸多方面勇于解放思想,革故鼎新,全所工作呈现出生机勃勃的改革气象。

(一)调整领导班子,加强人才建设

干部队伍,尤其是领导班的建设,是组织建设的重要内容之一。在此阶段,中医研究院对针灸经络研究所领导班子进行了调整,1978 年 4 月 25 日,经卫生部党组批准,调整针灸经络研究所新一届领导班子成员。所长(兼党委副书记):王雪苔;副所长:马驰、包景珍、白国云;党委副书记:韩明德(后于 1979 年 11 月任书记)、王特(1980 年,针灸研究所成立党委纪检组,王特兼任组长 ❶)、刘文泉。此领导班子组成后,开展了大量卓有成效的工作,使针灸经络研究所各项事业很快呈现出新局面。

1983 年 1 月,王雪苔调至中医研究院任副院长;同年 9 月,邓良月任针灸研究所所长,韩明德任党委书记(兼纪委书记)。1985 年 3 月,韩明德调至中医基础理论研究所(任党委书记),邓良月所长兼任代理党委书记,王炳岐任纪委书记。同年 8 月,吴学章从河北调来任针灸研究所党委书记。1985 年 3 月,叶士梓副所长调回中医研究院工作,李德年从中医研究院人事处调任针灸研究所副所长。同年 4 月,中医研究院任命黎春元任副所长,主管科研工作。1986 年 3 月,针灸研究所第三届党员大会召开,吴学章任党委书记。之后主要领导班子变动不大,为改革发展提供了稳定支撑和组织保障。

---

❶ 据中共中医研究院委员会文件(80)中研党字第 74 号"关于针灸研究所成立纪检组的批复"。

人才是事业发展的根本保证,针灸所领导班子高度重视这项工作,从科研发展全局出发,对全所的组织架构和人员情况进行全面梳理与整顿。1978年,针灸经络研究所经过认真细致的调查研究,在广泛征求群众意见的基础上,贯彻德才"择优"的精神,坚持老、中、青相结合的原则,遴选了一批干部人选,并报请中医研究院党委批准任命了9个业务科室的主任、副主任共22人,职能科室主任、科长共5人❶。就此,针灸经络研究所基本形成了一支结构合理、充满活力的干部人才队伍,为"文革"以后业务工作迅速步入正轨奠定了基础。后期随着针灸经络研究所恢复发展的需要,以及业务部门设置的变化,针灸经络研究所党委按照革命化、年轻化、知识化、专业化的要求配备干部❷。1979年,全所职工人数发展为233名,其中各类科研、技术人员206名❸。

1985年,中国中医研究院成为专业技术人员聘任制的试点单位,针灸研究所在这方面也进行了一些卓有成效的工作。这项工作主要是将1978年以来实行的职称评定制度改革为专业技术职务聘任制度,主要根据实际工作需要设置工作岗位,强调评价与岗位责任紧密联系,名额由国家规定的人员编制所确定。由此,一大批高、中、初级职称专业技术人员获得评聘,极大地缓解了"文革"以后人才短缺的困境。至20世纪80年代末、90年代初,全所职工已达到300余人,针灸研究所的人员配备基本趋于合理、稳定。

经过"文革"之后数年的发展努力,针灸研究所人事建设取得明显成效,不仅专业技术人员队伍规模不断扩大,而且涌现出一批知名专家。如1986年,程莘农被中国人民政治协商会议第六届全国委员会第四次会议补选为全国政协委员,1988年为第七届全国政协委员;1988年,徐维被批准为国家中医药管理局有突

---

❶ 据《针灸经络研究所1978年工作总结》和"1979年工作要点"。

❷ 据《针灸研究所1983年工作总结》:对科室一级领导班子的干部配备,注意了革命化和年轻化、知识化、专业化,大胆提拔了一批中青年干部担负科室领导工作,新提的中青年干部占53%。

❸ 据邓良月"针灸研究所成立40周年讲话"(1991)。

出贡献专家;1990年,程莘农获批享受国务院政府特殊津贴。

(二)改革科研管理,激发工作热情

1978年底,党的十一届三中全会发出全党工作重点转移到社会主义现代化建设上来的伟大号召。1979年初,中医研究院党委举行扩大会议,明确了全院工作重心必须从以"阶级斗争为纲"转移到中医药科研工作上来。从1979年到1983年,中医研究院多次召开科研管理工作会议,出台多项科研管理制度及规定,改革科研管理体制。根据中医研究院党委的要求,针灸研究所结合自身实际,制定并施行《针灸所研究室工作制度》《科研经费管理试行办法》《针灸研究所科研人员工作守则》等,大力推行科研合同制,采取预算包干、结余留用的办法,加强对科研人员与经费的管理,基本理顺了针灸研究所内部科研运行机制,有效地促进了科研工作,极大激发了广大科研人员的积极性,涌现了一批科研成果,在全院形成了一定的示范效应。

随着科技体制改革的深入,针灸研究所结合所内工作实际,主要对科研管理和组织机制进行了重大调整优化。据《中国中医科学院院史》记载 ❶,针灸研究所率先打破科室界限,实行课题组成员自由组合,在较短的时间内取得"同位素示踪经络循行路线的客观显示及其实质研究"的重大进展,被列入国家"七五"重点攻关项目。针灸研究所自1987年在基础与临床分别施行课题组长责任制及室主任责任制,研究制定并颁布实施了《课题组长责任制暂行条例》《室主任责任制暂行条例》《课题组经费管理使用试行办法》《待聘人员管理办法》等一系列管理方面的规章制度。课题组长、室主任经所专家委员会讨论通过,由所长提名聘任。课题组及研究室成员则通过"将点兵""兵投将"方式,采取自由组合与组织调配相结合的办法组成。课题组、研究室由所长直接领导,课题组长、研究室主任承担

---

❶ 据《辉煌的历程——中国中医科学院院史(上篇·成就篇)》(科学出版社,2015年12月,第123页)。

相应职责,同时也拥有人权、财权、物权、投标权、指挥权等。针灸研究所还对课题经费管理实施大胆创新,试行课题经费包干使用制,将科研经费下拨到课题组,组长有千元经费的审批权。针灸研究所还设立"所长奖励基金",对年度中标课题组、完成任务课题组及获得成果的课题组进行表彰奖励。

科研人员是科研院所进行科研活动的主体,针灸研究所在这一阶段内锐意创新,不断优化管理体制机制,通过实施一系列规章制度,极大地破除对科研人员的束缚,释放了科研人员干事创业的积极性,所内研究氛围高涨,减少了人员内耗,增强了活力,承担实施了一批重要的国家级课题,产生了一批有分量的科研成果。

(三)优化机构设置,突出针灸特色

在人事调整及干部队伍建设的基础上,针灸研究所党委着眼于当前实际工作和长远发展规划,经过深入调查和反复研讨,提出了 1979—1980 年的机构设置和人员编制方案[1]。除行政管理和后勤供应人员以外,全所业务工作分为 5 个基本部分:①中医针灸临床;②针灸理论研究;③针灸文献情报研究;④国际针灸培训;⑤编辑出版全国性针灸期刊。至此,针灸研究所中心工作的组织架构基本确定,此后逐步完善,并一直影响至今。

1979 年,针灸研究所提出,到 1985 年基本建成一个以研究针灸临床、针灸原理和经络实质为中心任务,有一定数量具有较高水平的科研成果,有与科研任务相适应的科技力量、研究手段及医院设备的全国针灸研究中心和国际针灸培训中心[2]。

---

[1] 据"针灸研究所 1979 年工作简要总结":遵照中医研究院院党委的指示,从针灸研究所科、教、医工作需要和实际出发,党委经过认真研究提出了 1979—1980 年的机构设置和人员编制方案。包括国际针灸班在内,人员由现在的 190 人发展到 230 人,成立几个临床研究室,增设病理生理研究室,国际针灸班建成电化教学室。

[2] 据"针灸研究所 1979 年工作简要总结"。

1981 年 7 月 1 日,中医研究院公布 1980 年 12 月 20 日院务会议讨论通过的《恢复和新建的 53 个研究室》,其中针灸研究所有:形态学研究室(主任:陶之理)、生化学研究室(主任:陆卓珊)、生理学研究室一室(主任:朱丽霞)、生理学研究室二室(主任:曹庆淑)、针灸教学研究室(主任:程莘农)、消化系病研究室(主任:魏如恕)、循环系病研究室(主任:李传杰)、神经系病研究室(主任:宋正廉)、针法灸法研究室(主任:陈克彦)。

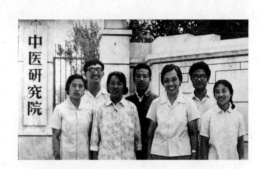

形态学研究室部分人员合影(1979 年 8 月)
右起:张祖萍、王良培、陶之理、席时元、郑翠英、李瑞午、李翠红

1983 年,针灸研究所领导班子调整以后,根据工作发展的需要,进一步突出了中医针灸的特色以及基础研究与临床研究之间的结合,加强管理的精细化、专业化,对科室进行了较大规模的调整,调整后业务科室达到 17 个,加上代管单位 3 个共 20 个,职能科室调整后达到 9 个❶。1985 年,根据工作需要,针灸研究所再次调整了科室,并进行了人员任命工作。职能科室主要包括所办公室(张光环为主任,王秀馥、崔新为副主任)、党委办公室(汪焰为副主任)、工会(张文安、郑吉祥为副主席,此前 1983 年宋如怀任副主席,刘尚勇任主席)、纪律检查委员会(崔成德为检查员)、业务办公室(李瑞午为主任,陈振荣为副主任)、总务科(袁学连为科长,王振义为副科长)、财务科(崔洪兰为科长);基础、临床与文献科室设置及负

---

❶ 据《针灸研究所 1983 年工作总结》:基础理论原有 4 个研究室,调整后达到 6 个研究室,新建了经络研究室和针灸原理第二研究室。临床原有 5 个科室,调整后达到 9 个科室,新建了气功研究室、综合科治疗室、临床辅助科;中医诊室作为科室一级建制;针法灸法研究室一分为二,分为针法研究室和灸法研究室。在调整中注意突出中医针灸的特色,首先把原有科室改名为针灸原理第一~五研究室和经络研究室;临床第一~三研究室。为了加强针法和灸法的研究,成立了针法研究室和灸法研究室。在调整中还注意到解决临床研究和实验研究相结合的问题,如临床第二研究室就是由原循环系统疾病研究室和原第二生理研究室的一部分合并而成。并新建了基础与临床结合的病理生理研究室。

责人情况见表 4-1❶。

表 4-1　基础、临床与文献科室设置及负责人情况

研究室	科室名称及负责人
基础研究室	经络研究室：曹庆淑、刘俊岭（副） 原理一室（生理）：朱丽霞、徐维（副） 原理二室（病理生理）：朱元根 原理三室（生化）：陆卓珊、王友京（副） 原理四室（组化）：黄为敏 原理五室（解剖）：杨友泌
临床研究室	针法研究室：陈克彦、郭效宗（1986 年接任）、周允娴（1986 年副） 灸法研究室：王凤玲 第一研究室（神经科）：薛崇成、蒋达树（副） 第二研究室（循环科）：孟竞璧、斯琴毕力格（1988 年接任） 第三研究室（消化科）：彭悦 第四研究室（综合科）：袁诗眘 气功研究室：焦国瑞 中医内科研究室：安邦煜 微循环研究室（1988 年建立）：朱柏君
文献研究室	针灸文献研究室（1978—1981 年为"针灸情报资料研究室"）：王德深

（四）提倡精神文明，重建工会组织

针灸研究所在开展业务工作之余，还非常重视精神文明建设。针灸研究所认真遵循中央"两个文明一起抓"的指示精神，积极开展"五讲""四美""三热爱"活动，加强科研与医务人员的基本职业道德建设；并开展创建文明科室、先进个人评选、义诊、捐款捐物、义务献血、义务植树（如 1986 年一年义务植树 100 多人次，植树 1000 多棵）等活动。

---

❶ 根据中医研究院中研人字（85）第 186 号、（86）第 3 号、（88）第 2 号文件任职通知。

"文革"结束之后，各单位工会、团组织逐渐恢复，针灸研究所在1980年重建了工会组织，并配合党委开展系列精神文明及文化体育活动，在党联系群众方面起到了桥梁和纽带作用。工会组织全所职工积极参加中医研

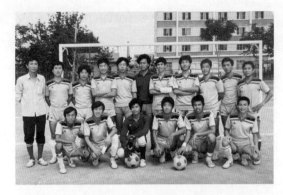

针灸研究所足球队参加"华佗杯"足球比赛队员合影（1986）

究院文艺宣传队、文艺汇演、知识竞赛、"华佗杯"足球比赛、"迎亚运"志愿者活动等，丰富了全所职工的文化生活，提升了道德情操。

三、中国北京国际针灸培训中心成立

针灸研究所的国际针灸培训教育在建所之初就有开展，"文革"以后，随着各项工作的恢复以及改革开放的不断深入，国际培训教育的需求与规模进一步扩大。1977年12月12日，根据卫生部要求，针灸经络研究所决定成立以邓良月为主要负责人的9人"外国医生针灸学习班"教研组，使国际针灸培训班的教学工作步入正轨，为日后国际针灸培训事业的发展奠定了坚实的基础。1978年9月15日，因工作需要，针灸经络研究所党委会决定由邓良月接任"外国医生针灸学习班"班主任。1983年10月13日，根据卫

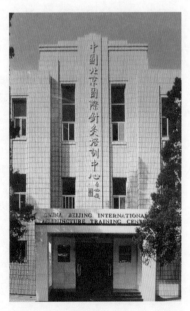

中国北京国际针灸培训中心大楼（2010年拆除）

生部(83)卫外字第 281 号文件,在原"中医研究院国际针灸班"的基础上,成立"中国北京国际针灸培训中心"。培训中心设有办公室、教研室和翻译室,中心主任为邓良月(兼),副主任为程莘农及阎孝诚(兼),教师骨干主要有程莘农、王岱、袁九稜、周允娴、纪晓平、李杨、郑其伟等。1984 年,世界卫生组织确认针灸研究所为其所属的传统医学合作中心。自此,针灸研究所国际针灸教育事业迈上了一个新台阶,进入全新的发展阶段,获得了更大的发展动力,为针灸的国际教育及在世界的传播发挥了重要作用。

四、发展第三产业

在国家经济体制改革大潮的驱动下,科研院所积极面向社会与市场,在做好科研工作的同时,积极参与社会经济建设,是这一阶段的普遍趋势和显著特征。针灸研究所也解放思想,更新观念,积极发展第三产业,于 1988 年 5 月成立了"科林技术开发公司"(以下简称"科林公司",由梁竞平、李昭建负责)及一处农副基地❶。

科林公司侧重于医疗器械、针灸用品等的开发、经营,自成立以后,在科技成

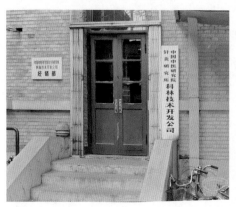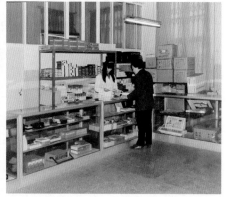

科林技术开发公司原貌(1988)

---

❶ 据《针灸研究所 1988 年工作总结》:为贯彻执行"以副养主,以工养医"的政策,针灸研究所于今年 5 月份成立了"科林技术开发公司"和农副基地。

果转化方面进行了大胆的开拓,陆续研制经络导引治疗仪(由公司梁竞平与朱元根合作,对其主持的 1988 年国家重点科技项目课题"经络导引仪的研制和临床应用"进行了开发工作,并获北京市科技发明奖,后通过鉴定批量生产)、针灸模型人、针灸挂图等;并与全国众多厂家建立供销合作关系(如与苏州医疗用品厂横向联合,成立了"华佗牌针灸针北方总经销部"),推广针灸科技产品。公司在短短数年中取得了良好的经济效益和社会效益,提高了针灸研究所全体职工的福利待遇,为特定时期针灸研究所的发展提供了一定的助力。

农副基地由针灸研究所与北京东城西中街小学合办,承包了鱼塘及养鸡场,每年为针灸研究所职工发放基地饲养的鸡和鱼(如 1990 年一年,农副基地即为针灸研究所、中医研究院等单位提供活鱼 1.35 万斤),改善职工生活。

第二章
科医教工作

　　针灸研究所科、医、教工作从"文革"之后全面恢复,逐步走上改革发展的道路。这一时期,针灸研究所的科研、医疗、教育的很多工作较之以前是开拓性的。在针灸的科学研究方面,不仅成为全国"针麻"科研协作的牵头单位,还承担了部分国家"七五"攻关项目课题,以及主持制定了WHO西太区《针灸穴名标准》和《经穴部位》国家标准等;在临床医疗方面,门诊部广泛开展"横向联合",成立了中日国际针灸推拿门诊;在教育培训方面,开启了针灸硕、博士的研究生教育,成立了"中国北京国际针灸培训中心",大力发展对外针灸教育。这一时期,大批来自针灸研究所及经络研究所建所初期的骨干,成为针灸研究所业务工作的主力军,他们以身作则,积极投身于针灸科、医、教的第一线,留下了很多光辉业绩。

第一节　科学研究

　　科研工作是科研院所的中心工作,在卫生部、中医研究院的领导下,针灸研究所在思想认识上进行了拨乱反正,在组织机构上进行了调整,在管理制度上进行了改革,这些都为科研工作的迅速恢复与发展扫清了障碍。尤其是1978年全国科学大会的召开,迎来了科学的春天,为科技工作的发展指明了方向,制定了具体政策,提供了基本遵循准则,给广大中医药科技工作者以极大的鼓舞和激励。

　　1978年底,党的十一届三中全会提出"全党工作重点转移到社会主义现代化建设上来"的伟大号召。1979年初,中医研究院党委举行扩大会议,明确了全院工作必须以科研为中心,以医疗为基础,多出成果,快出人才,确立了全院科研工作的总体方针和基本思路。随着国家科技体制改革的深入,以及1986年国家中医管理局的正式成立(1988年更名为"国家中医药管理局"),中医药事业得到了高度重视和加强,中国中医研究院作为国家中医药管理局最大的直属单位、中医药科学研究的"国家队",对中医药科研工作投入的力度也得到进一步提高。

针灸研究所认真学习贯彻落实中央政策文件精神,按照中医研究院的部署,结合自身实际,牢牢把握针灸科研工作这个核心,在基础研究、临床研究、文献研究等方面全面发展,承担了以"全国针刺麻醉研究规划"及国家"七五"攻关计划为代表的一些重要项目,在针灸原理和经络本质等重点研究方向上开展了大量工作,在这个科研逐步恢复的阶段,取得了一批有影响的学术成果❶,发表科研论文(1976—1990)944篇,其中期刊论文873篇,会议论文71篇。

这一时期,针灸研究所还成立了由16人组成的第一届学术委员会(1978年10月),主任为王雪苔,副主任为马驰、魏如恕、程莘农,委员为陆卓珊、朱丽霞、曹庆淑、文琛、王德深、李传杰、宋正廉、杨友泌、杨甲三、吴襄、李肇特、张锡钧,秘书为包景珍❷。学术委员会的成立,标志着针灸研究所学术建设的正规化、制度化,为针灸研究所学术工作及活动的开展提供了组织保障。

一、基础研究

这一时期,针灸基础研究主要运用生理学、生物化学、形态学等多种技术手段与方法,重点在针刺麻醉／镇痛、经穴与脏腑相关、循经感传现象及其机制、针

---

❶ 据《针灸研究所1990年工作总结》:在科技体制改革的五年内,针灸研究所在科研结构、科技人员管理和经费分配上实行了一些改革措施,取得了较显著的成效。1986—1990年全所共获部级成果奖5项,1986—1990年获院级成果奖20项,与"六五"期间的2项部级奖、13项院级奖相比,获部级奖增长了15%,院级奖增长了54%。

❷ 据中医研究院(78)中研字第68号"关于同意你所成立学术委员会的批复"(1978)。

刺对心肌缺血的影响等方面进行了集中而深入的研究,产生了一批丰硕的科研成果,为针刺镇痛原理、经络实质、气血理论、针刺治疗原理的阐释提供了有力的科学证据。

(一)进一步进行循经感传研究

针灸经络研究所于 1975 年即已成立"循经感传组",后扩大为中医研究院"循经感传组",开展循经感传现象研究,并取得一定进展与成绩。1977 年 3月,由中医研究院主办的"第二次全国循经感传研究经验交流会"在安徽合肥召开。会上,中医研究院季钟朴院长提出"肯定现象、掌握规律、提高疗效、阐明本质"的经络研究十六字方针。会后,循经感传组人员有所调整,孟竞璧、庄鼎任组长(1984 年后刘瑞庭任组长),主要参加人员有高惠合、王援朝、杨秀珍等。针灸研究所和院外有关单位协作,在原有研究基础上按照"十六字方针",先后在北京、天津、石家庄、上海等地,对循经感传现象开展了多方面的研究,在循经感传现象在人群中的出现率、一般特征、客观变化、脏腑效应、出现条件与规律、临床应用等方面,均取得了一些成绩与创新性进展。该项目于 1978 年获全国科学大会重大科技成果奖、中医研究院科技成果奖一等奖;1981 年获卫生部科技成果奖乙等奖**❶**;后于 1991 年获国家中医药管理局中医药科学技术进步奖一等奖("循经感传和可见的经络现象的研究",程莘农、胡翔龙、孟昭威等为主要完成人)。

(二)深入开展针刺麻醉/镇痛原理及经穴 – 脏腑相关等研究

1978 年,卫生部编制的《全国医药卫生科学研究重点项目规划(1978—1985)》草案中,明确了 40 余项医药类重点科学技术研究项目,其中"针刺麻醉原理"位列第一项,由中医研究院为总负责单位(由针灸研究所具体实施),重点观

---

❶ 据《中国中医研究院三十年科研成果目录(1955—1985)》第 5 页,以及"循经感传和可见的经络现象的研究"国家自然科学奖申报书(1987)。

察经络穴位在针刺麻醉中的作用,涉及穴位结构、功能特异性、经络现象、经穴－脏腑相关、痛觉调制中枢、自主神经系统和相关神经递质在针刺麻醉中的作用等若干方面。

在此背景下,针灸研究所科研人员积极响应国家规划和部署,朱丽霞、曹庆淑、徐维、刘乡、孟竞璧、李传杰、朱元根、陈正秋、黎春元、黄坤厚、王本显、庄鼎、方宗仁、刘瑞庭、高惠合、陶之理、杨友泌、文琛、葛子、黄为敏、刘金兰、陆卓珊、崔仁麟、王友京、赵相杰、方慧荣、张霆钧等,采用生理、形态和生化等不同技术方法,经过多年、多途径的探索,在针刺麻醉／镇痛的作用原理及经穴－脏腑相关等方面开展了大量研究。他们研究发现:针刺麻醉／镇痛效应的发挥是由针刺激活中枢神经系统的下行性抑制通路(如大脑皮质体感Ⅱ区、丘脑、中缝大核、蓝斑核、中央导水管周围灰质等)到脊髓,再通过脊髓局部神经

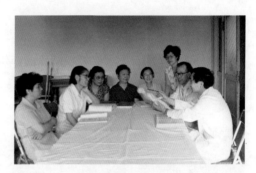

科研人员在讨论针刺麻醉／镇痛原理研究计划
右起:方宗仁、崔仁麟、陈正秋、朱丽霞、葛子、刘乡、徐维、黎春元

环路或神经递质的释放(如脊髓背角 γ-氨基丁酸、内阿片肽及 P 物质等)等作用机制实现的,且针刺镇痛也存在节段性机制;内脏疾病可以引起体表病变或反应(如松弛、凹陷、结节状或条索状等阳性反应点),一些体表病变或反应还有循经特点,且自主神经系统在经穴脏腑相关联系中发挥重要作用等。基于这些研究,针灸研究所取得了一系列重要成果。由陆卓珊等完成的"中枢神经介质在针刺镇痛中的作用"获 1978 年全国科学大会奖;由陶之理等完成的"面部穴位抑制内脏牵拉反应的实验形态学研究"获 1978 年全国医药卫生科学大会奖;由孟竞璧等完成的"针刺对冠心病心绞痛病人左心功能的影响"获 1979 年卫生部医药卫生科技成果奖乙级奖;由李传杰等完成的"针刺治疗冠心病及其对实验性缺血性心肌

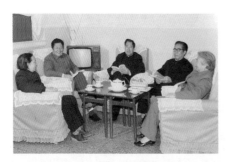

"针刺治疗冠心病及其对实验性缺血性心肌损伤的实验研究"项目成员在讨论课题进展情况
右起：曹庆淑、杨友泌、李传杰、孟竞璧、文琛

损伤的实验研究"及由徐维等完成的"大脑皮层在针刺镇痛中的作用"科研成果被评为 1982 年度卫生部医药卫生科技成果奖乙级奖；由徐维等完成的"大脑皮层体感Ⅱ区对丘脑髓板内核群神经元伤害性反应及针刺镇痛效应的下行抑制"及由王友京等完成的"中枢 5-羟色胺能系统在针刺镇痛中的作用及其某些神经介质受体的调节"分别获得 1987 年全国中医药重大科技成果乙级奖；由文琛等完成的"针刺对失血性和创伤性休克作用机理的实验研究"获得 1990 年国家中医药管理局中医药科学技术进步奖一等奖。

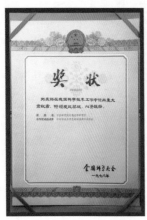

"中枢神经介质在针刺镇痛中的作用"获 1978 年全国科学大会奖

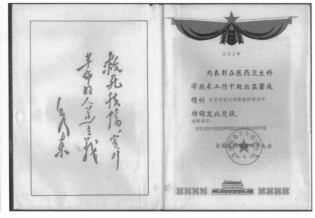

"面部穴位抑制内脏牵拉反应的实验形态学研究"获 1978 年全国医药卫生科学大会奖

　　这些针灸基础研究的科研成果，在同一时期，无论是数量还是质量，都在中医研究院名列前茅。这个阶段所进行的研究积累及开拓的研究方向，也为后一阶段科研工作提供了坚实的基础、丰富的研究经验和有力的人才保障。

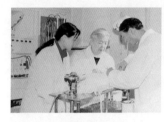

曹庆淑(中)课题组在做"针刺对实验性心肌缺血的影响"研究

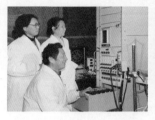

孟竞璧(坐者)课题组在做"针刺对冠心病心绞痛病人左心功能的影响"试验

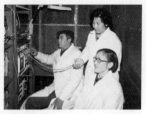

朱丽霞(右1)等做"针刺抑制内脏痛原理的研究"实验

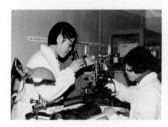

徐维(左1)等在做"大脑皮层在针刺镇痛中的作用"动物实验

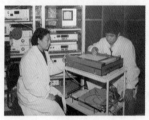

刘乡(左1)等在进行"电针镇痛与中缝大核下行痛抑制机制的关系"实验

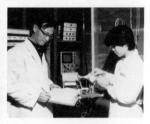

朱元根(左1)等在做"电针穴位对内脏－耳穴反应的影响"实验

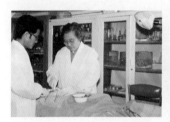

陶之理(右1)等在进行"面部穴位抑制内脏牵拉反应的实验形态研究"实验

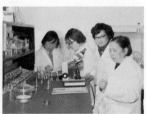

文琛(右1)等在研究"植物神经在外围组织分布相互关系及其在经络实质和针刺原理研究中的意义"

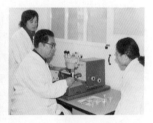

杨友泌(中)等在分析"针刺对实验性急性心肌梗塞作用的观察"的结果

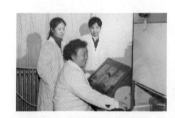

葛子(右1)等在做"镇痛有关核团－缝际大核的脑内联系"的实验

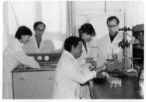

陆卓珊(左2)等在做"中枢神经介质在针刺镇痛中的作用"的实验

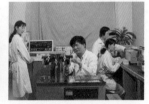

王友京(右3)等在进行针刺镇痛的神经生化机制研究

针灸研究所基础研究部分专家(中医研究院建院30周年科研成果展示)

（三）承担国家"七五"攻关计划项目课题

1986 年,国家"七五"攻关计划重点项目开始实施,针灸研究所承担"中医中药开发"及"病毒性肝炎、心脑肺血管疾病和重点地方病、职业病防治研究"两个重大项目中的 5 项分课题(表 4-2)。

表 4-2 "七五"攻关计划重点项目针灸研究所承担课题

重大项目	课题	专题	专题组长	分课题	分课题负责人
中医中药开发	中医证候治则和针灸针麻研究	针麻对颅脑、肺、胃、全喉、甲状腺、疝等外科手术的临床效果规范化研究及机理探讨,针灸止痛的临床及机理研究	朱丽霞(副)	针刺镇痛中大脑皮层及脑干下行抑制及脊髓水平作用机理	朱丽霞
		十四经循经感传、循行路线检测及经络机理实质研究	孟竞璧	同位素示踪循行路线的客观显示及实质的研究	孟竞璧 文琛
				循经感传现象的客观检测临床意义及产生机理的探讨	刘瑞庭
		四诊检测方法及仪器研制	×××	经络失衡规律与经络辨证新方法的研究❶	李志超
病毒性肝炎、心脑肺血管疾病和重点地方病、职业病防治研究	×××	×××	×××	针刺治疗冠心病、心绞痛的疗效观察及作用机理	李传杰

由于针灸研究所当时条件所限,各项目完成起来有一定难度,科研人员克服种种困难,想尽一切办法努力完成课题任务。如孟竞璧为了获得可靠的数据,在

---

❶ 据"国家重点科技项目课题、专题合同"(1986 年 8 月 8 日)。另据 1986 年、1987 年"针灸研究所年终总结",李志超承担的课题名称为"十四经循经感传、循行路线检测及经络机理实质研究",此名称疑有误,故以合同课题名称为准列出。

一些人顾虑重重不愿意受试的情况下,主动动员自己的子女进行人体"同位素示踪循行路线的客观显示"受试 ❶。1991 年,针灸研究所承担的 5 项分课题全部通过结题验收;由针灸研究所作为主要完成单位之一(朱丽霞牵头)的"针刺镇痛机理的揭示及针麻在临床的应用"的"七五"科技攻关项目受到国家计划委员会、国家科学技术委员会、财政部等的联合表彰。

通过以"七五"攻关计划为代表的一批重大科研项目的实施,针灸研究所建立了一支多学科的研究队伍,并加强了不同学科实验室的建设,为今后进一步深入开展科学研究打下了坚实的基础。

(四)中标国家自然科学基金项目

1986 年国家自然科学基金委员会成立,1987 年首次面向全国招标资助基础研究项目,针灸研究所科研人员积极参与投标。1988 年,由曹庆淑主持的"心包经内关 - 心脏相关及其联系途径的研究"获得国家自然科学基金项目面上项目资助,成为针灸研究所获批的首个国家自然科学基金项目。该项目以心肌缺血模型为观察对象,围绕经穴 - 脏腑相关理论,重点观察电针对缺血心肌电特性、糖原、磷酸化酶等能量代谢、微血管的影响,以及针刺信号与心肌缺血信息在胸部脊髓背角、杏仁核不同水平的整合,明确提出心包经内关穴与心脏之间的功能联系可能是由自主神经系统的调整作用而实现的。该项目在阐释经穴 - 脏腑相关理论的科学内涵的同时,也为经络实质研究积累了资料。1990 年,朱丽霞主持的"针和灸的镇痛效应及其脊髓机制的比较研究"成为针灸研究所第 2 个国家自然科学基金面上项目。该项目在重点揭示灸法镇痛特点和规律的基础上,对灸法和针刺镇痛效应的机制进行系统性的比较观察。通过对干预强度、时长、外周神经传入、脊髓突触传递和神经递质(P 物质或生长抑素)等多角度的分析,阐明伤害性热灸可激活细纤维传入,引起生长抑素释放,通过突触前和突触后抑制发挥镇痛效应;

---

❶ 据《针灸研究所 1986 年工作总结》。

而针刺主要引起 P 物质释放,进而抑制痛觉信息的突触传递。该研究不仅填补了灸法镇痛效应机制的空缺,也为痛觉生理研究提供了翔实的资料。

二、临床研究

(一)针灸治疗常见病、多发病的临床研究

在针灸研究所整体科研氛围的影响以及相关基础科研带动、支持下,针灸临床科研进展也较为迅速,形成了比较稳定的模式,同时也有力地支撑和促进了针灸研究所门诊工作的开展。在这一时期,针灸临床研究课题逐年增多,主要通过对一些常见病、多发病的针灸临床疗效进行观察和验证,肯定了针灸的疗效,部分阐明了针灸治疗原理。如开展了针灸治疗高血压、癫痫、颈椎病、冠状动脉粥样硬化性心脏病、心绞痛、中风、帕金森病、胃下垂、青少年近视眼、面神经麻痹等专题研究。总体来看,研究性质不限于单纯的临床疗效观察,有的还将临床研究与实验研究相结合(如神经科蒋达树等建立临床实验室,创建动物模型,观察针刺对脑梗死模型脑血流量的影响,这种临床和实验相结合的研究方法,在当时是走在全国前列的),体现了对原有研究的深化,整体研究水准也有明显提高,获得多项院级成果奖。

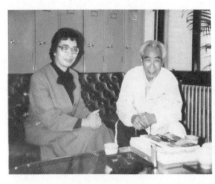

魏如恕(右1)运用针刺治疗胃下垂对相关机制进行探讨,发现患者症状均有改善

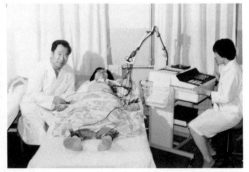

李传杰(左1)等开展临床、科研多学科结合研究,肯定了"针刺治疗冠心病"的临床疗效

在针灸临床研究的同时,针灸研究所还运用耳穴贴压、中药、气功等方法治疗常见病,并获得相关资助。如获得国家重点科技项目课题有:"耳穴埋药治疗遗尿症及尿急尿频"(袁诗眷、朱元根)、"气功对中老年保健的作用及机理研究"(张洪林)、"耳穴贴压中药治疗青少年近视"(程红锋)、"舌诊与舌尖微循环关系的研究"(朱柏君)、"补肾益肺平喘法治疗哮喘病的研究"(陈超);获得卫生部攻关计划项目的有:"气功对矽肺的临床疗效及机理研究"(焦国瑞)、"赵锡武用补肾法治疗瘖痱病的研究"(安邦煜)等。

长期以来,缺乏临床研究基地是针灸所临床工作发展的最大困扰,对临床科研工作有很大的制约和影响。临床研究人员努力克服困难,创造条件开展研究工作,积极与市内乃至市外医院联系收治病例,协作攻关。为了科研任务的完成,针灸所采取"走出去"的办法,开拓研究病例的来源。如循环研究室为完成"七五"攻关课题,与北京垂杨柳医院及北京第六医院开展协作;儿科为研究针灸治疗"智力障碍",深入北京中小学校;耳针组为了观察耳穴探测肿瘤规律,下到京郊或外地农村;神经科为开展针灸治疗中风研究,与鼓楼中医院、隆福寺医院合作,为开展帕金森病的针灸治疗研究与东直门医院合作;神经科薛崇成主任为开展运用"电针休克疗法"治疗精神病研究工作,专赴四川绵阳精神病医院合作,并获得四川省奖励,据说当时分配

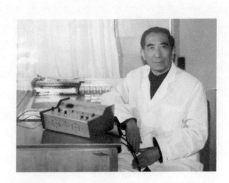

薛崇成运用"电针休克疗法"给精神病患者治疗,在疗效不减的情况下,副作用大为减少

给他600元奖金,他分文未取,将此奖金全部分给病房医护人员,并说:"作为一种医疗研究,目的在于造福病人,医务界乐于采用,对于我来说,也就心安了 ❶。"

---

❶ 据《针灸研究所 1986 年工作总结》。

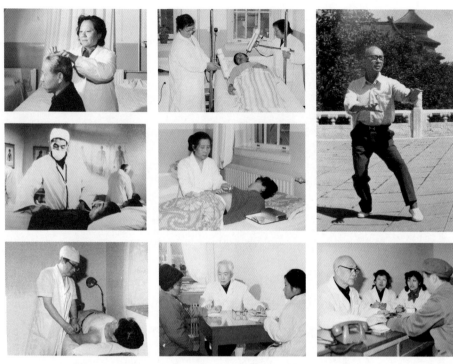

针灸所临床医生同时承担针灸科研工作,图中部分参与临床科研的专家、医生,从左到右、从上而下依次为:陈克彦、吴希靖、焦国瑞、宋正廉、荆尔宾、蒋达树、陈超、王友虞

(二)针灸介入治疗肿瘤等疑难病的探索

在针灸防治常见病、多发病临床研究的同时,针灸所还对一些疑难病症进行了研究探索,如肠道蛔虫病、甲状腺疾病、浅表肿瘤(电热针治疗)、恶性肿瘤放化疗副反应、视网膜变性、白癜风、帕金森病、哮喘、小儿智力障碍、青少年屈光不正等。郭效宗主持的"郭效宗老大夫应用'有效点'针刺治疗良性甲状

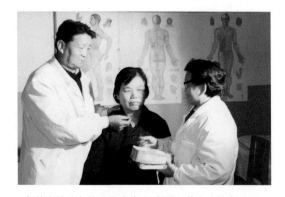

郭效宗针治良性甲状腺结节,刺局部等穴有效率95.1%

腺瘤的经验研究"还曾获得国家重点科技项目资助❶。以针灸介入治疗肿瘤等疑难病的探索，自针灸所成立之初即已有之。这种尝试用针灸攻克顽疾的科研想法与实践，至今都是极为宝贵的。

三、文献研究

针灸所在文献研究方面有较为深厚的传统和扎实的基础，但在这一阶段依然面临着人员少、队伍断档、经费不足、项目渠道不足等困扰。即便如此，针灸文献研究人员依然能够克服困难，潜心于故纸堆，甘坐冷板凳，针灸所也在较为困难的情况下尽力提供多方面的支持。一分耕耘，一分收获。在研究人员的辛勤付出和艰苦努力下，区区数年间针灸所在文献研究方面开展了一些重要的基础性工作，其中一些颇具开创性，产生了一批对学界有重要影响的学术成果，充分体现了针灸所在此领域的领先地位。

（一）针灸文献研究与"四大通鉴"编撰

"文革"结束后，针灸所的文献研究工作很快就走上正常的轨道，短短数年内开展了多方面的针灸文献整理与研究工作，且很多工作都是学科基础性、开拓性的，为针灸学术传承与学科发展壮大提供了有力支撑。

1979 年 11 月，针灸研究所王雪苔与陈维养、程莘农、徐维、李振东等组成针灸考察团赴

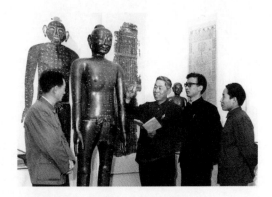

王雪苔在研究针灸铜人

❶ 据 1987 年"国家重点科技项目课题、专题合同"（针灸研究所科研处档案资料）。

日本考察,发现仁和寺卷子本《黄帝内经太素》卷16、卷21、卷22,恰好可补清人杨惺吾所访《黄帝内经太素》之缺,学术意义重大。王雪苔归国后,针灸所情报资料研究室将这三卷《黄帝内经太素》作为内部交流资料影印,推动了国内《黄帝内经太素》文献研究的开展,对《黄帝内经》文献与理论研究也有重要价值。此外,针灸所还开展了《普济方》《针灸甲乙经》的整理研究工作,由王德深主持的"《普济方·针灸门》校点"获得1988年国家重点科技项目资助;由黄龙祥校注的《黄帝针灸甲乙经》(新校本)于1990年由中国医药科技出版社出版后多次再版。

中国针灸"四大通鉴"(包括《中国针灸经络通鉴》《中国针灸穴位通鉴》《中国针灸刺灸法通鉴》《中国针灸证治通鉴》)的编撰,是针灸文献研究室(情报资料研究室)的核心工作之一,也是一项浩大工程。该项工作早在1958年即由王德深策划发起,并已整理了大量资料,后因"文革"中断。1977年找回以前收集的全部资料,编撰工作继续进行。1984年,中国针灸"四大通鉴"的编撰研究被列为针灸所的科研项目,在前期工作积累基础上,继续深入对古代经络、穴位、刺灸法、针灸证

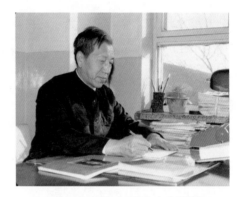

王德深在编撰《中国针灸穴位通鉴》

治等方面的文献资料进行系统梳理与考证研究。因资料繁多、任务巨大,在这一时期,"四大通鉴"仅完成《中国针灸穴位通鉴》《中国针灸经络通鉴》的写作。

这一时期内,针灸文献研究室除了文献整理、研究工作外,还进行图书资料的相关整理工作(并设立图书资料室),编辑完成了《针灸针麻题目索引第一集1971—1978》《针灸针麻题目索引第二集》《推拿按摩气功养生题目索引(1950—1985)》《针灸文献检索与利用》《针灸针麻文献题目索引》《针灸文献提要》等一批针灸工具书。由王雪苔任主编的《中国医学百科全书:针灸学》也在这

一时期出版。

　　针灸文献研究室还设有针灸文物陈列室，对针灸类文物、古籍及藏品开展收集、复制（如仿制宋天圣石刻《铜人腧穴针灸图经》）与研究；并接待对外参观，如1990年接待了10个国家和地区22批120余人次、国内4批20余人次参观及拍摄针灸纪录片、教学片、宣传片（如1986年12月，针灸研究所、广安门医院和中央新闻电影制片厂联合拍摄的《中国针灸》），为宣传和介绍我国针灸历史与现状，促进国内外学术交流起到了积极的作用。

（二）WHO西太区《针灸穴名标准》和《经穴部位》国家标准发布

　　针灸文献研究室在编撰《中国针灸穴位通鉴》的过程中，也注重穴名标准化的研究，其中王德深"关于针灸穴名国际标准化问题的研究"项目取得重要成果。WHO西太区为了制定一个西太区（包括世界上大部分针灸师）的针灸穴名标准化方案，于1982年12月，在菲律宾马尼拉召开了由9个国家或地区的15位

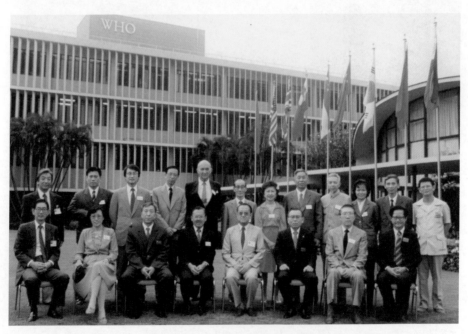

WHO西太区在马尼拉召开的穴位名称国际标准化第一次工作会议（1982年12月）
前排左起：3王德深；后排右起：4程莘农、5王雪苔

针灸专家参加的穴名标准化工作会议,针灸所王德深、王雪苔、程莘农等参加,经充分讨论协商,制定了十四经穴名标准化方案❶;1984 年形成 WHO 西太区《针灸穴名标准》(*Standard Acupuncture Nomenclature*)(王德深编写);1988 年,由王德深编写的《针灸穴名国际标准化手册(中英对照)》由人民卫生出版社出版。

　　1989 年,针灸所承担了国家中医药管理局重大项目"针灸经穴部位的标准化研究"(邓良月主持),形成"经穴定位标准化方案"❷。1990 年,由针灸研究所研制的我国首部《经穴部位》国家标准(GB 12346—1990)发布(1991 年 1 月正式实施);为配合其发布与实施,针灸研究所又出版了《标准针灸穴位图册》(王德深执笔)。

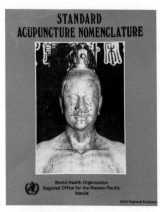
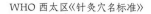

WHO 西太区《针灸穴名标准》

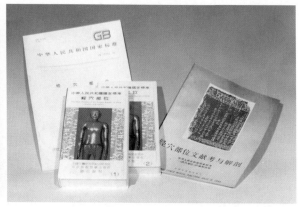

针灸所研制的我国首部《经穴部位》国家标准(GB 12346—1990)发布(1990 年)

---

❶ 据王德深《关于针灸穴名国际标准化方案》(《针刺研究》,1984 年第 3 期,第 203-206 页)。

❷ 据《针灸研究所 1989 年工作总结》:在国家中医药管理局的直接领导下,针灸所接受了 1989 年国家中医药管理局研究基金的重大项目"89131 针灸腧穴标准化研究"这项任务后,立即组织了以针灸所人员为主的全国有关方面专家,组成了课题工作组和专家评审组。从当年 4 月到 10 月 4 日,历经 6 个月的时间,终于完成了我国第一部《经穴定位标准化方案》。

第二节　临床医疗

　　临床医疗工作是针灸所的主要工作内容之一,但与一般医院的门诊工作有所区别,在实施医疗服务的同时,还要保证临床科研的需要。在这一时期,针灸所对医疗工作进行全面整顿,明确医疗工作的中心任务,制定并实施一系列规章制度,医疗工作得到迅速恢复,并逐步向临床科研型方向发展。

一、面对困难,积极改善医疗条件

　　由于历史条件所限,针灸所医疗服务基础设施较为薄弱,且1978年北京中医学院脱离中医研究院建制后,临床基地问题又一次摆在针灸所面前,成为其医疗工作发展最大的障碍。随着经济社会的发展和改革的深入,针灸所医疗工作方面的短板逐渐显露。针灸所门诊因非医院性质,在医疗用房、医疗设备等基础设施上较为欠缺,造成了患者少、效益差等情况。在困难面前,针灸所没有退缩,而是迎难而上,一方面,利用不同渠道和机会继续吁请上级解决,另一方面,发扬自力更生的精神,同心同德,共渡难关。

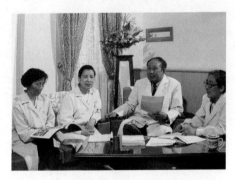

临床部分专家在讨论病历
右起:斯琴毕力格、安邦煜、王凤玲、朱柏君

　　为有效解决这些困难,针灸所采取多种措施,深挖内部潜力,保证医疗工作的顺利开展。1980年,为了扩大患者来源,针灸所设立了挂号收费处、药房、处置室和办公室,改变了过去由东直门医院统一挂号的办法。1986年,为加强医疗工作的管理,针灸所成立门

诊管理办公室,进一步完善制定各项规章制度,促进医疗工作规范化发展。1987年8月,针灸所门诊部由中医研究院院内的"国针班"大楼整体搬入位于院北门西

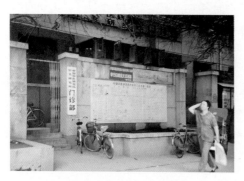

针灸研究所门诊部原貌

侧两层楼(成为此后针灸所固定的医疗基地,今针灸医院所在地),因新门诊楼设施不全,一度影响了门诊量。针灸所领导及医务人员面对这种情况,强化医疗内涵建设,开展多种特色门诊,弥补了当时硬件条件之不足,解决了门诊量减少的问题。

针灸所根据医疗工作的实际需要及患者的不同情况和医疗人员的特点,调整临床科室和辅助科室设置❶,开设专家门诊(以针灸所的主任医师和部分副主任医师为主,并邀请外单位专家来所应诊)、专题门诊(如1985年开设哮喘、老年慢性支气管炎、糖尿病3项,1987年开设视网膜色素变性、白癜风、帕金森病、阳痿、骨质增生、青少年近视眼等10余项)、业余门诊(为了患者不误工、学,可在业余时间来诊就医)和家庭病床。针对一些常见或疑难病症,采用以针灸为主的综合治疗,进一步拓展病源,满足患者的多元需求,受到患者的普遍欢迎。1985年,针灸所还增设了中医皮肤科门诊。1989年,针灸所充分利用所内仪器的优势,开展了微循环、心功能、血液流变测定等项目。

针灸所在积极改善医疗条件的同时,还注重医护人员医德医术的内涵建设,医师们自身也不断加强个人修养,出现了很多"好人好事",赢得了广大患者的爱戴。如1989年,荆尔宾、郭效宗、宋正廉、安邦煜等为一外宾患儿治好病,患儿家

---

❶ 据《针灸研究所1980年工作总结》:对临床科室进行了调整。除教学研究室不变外,撤销了神经科和内科,着手筹建神经系统疾病、循环系统疾病、消化系统疾病等三个针灸研究室以及针法灸法研究室和中医诊室。为了扩大病人来源,设立了挂号收费处、药房、处置室和门诊办公室。

长以每人5000元外汇人民币致谢,这4位主任医师面对如此"巨款",丝毫不为所动,将钱全部如数退还,外宾极为感动,连赞中国医生……❶

二、横向联合与"中日国际针灸推拿诊所"成立

针灸所门诊部还广泛寻求外部合作,与多家单位建立医疗合作关系,拓宽医疗渠道,广泛增加病源,部分缓解了诊室不足和无病床等带来的不利影响。在前期调研基础上,针灸所决定把与其他医疗机构的横向联合作为突破口,采用"请进来,派出去"的方式,坚持以内为主,扩大服务面,改变门诊的被动局面,走出困境。

在这一阶段,针灸所门诊与多家北京郊区医院及市内基层医院或门诊广泛开展横向联合❷❸,如1986年,针灸研究所先后与四季青公社医院、孙河和平医院建立医疗联合体(开办和平协和医院,时任卫生部副部长胡熙明、中医研究院院长陈绍武参加典礼❹),并派出大批医务人员从零开始建立正规针灸病

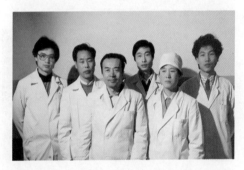

魏明峰副所长(前)到孙河和平医院指导工作,并与针灸所医务人员合影(1989)

房,不仅病源数量和医疗效益有了大幅增长,而且也服务了更多的患者,锻炼了医疗队伍,提高了技术水平和经验,扩大了针灸所的社会知名度,同时也为临床研究

---

❶ 据《针灸研究所1989年工作总结》。

❷ 据《针灸研究所1986年工作总结》。

❸ 据《针灸研究所1984年工作总结》,1984年全年,门诊共与22个单位建立了医疗合同关系,增加了病人来源,门诊冷清的现象有所改观;据《针灸研究所1987年工作总结》,开设多种形式的门诊:华强医院、耳针业余门诊、宏仁堂业余门诊、东直门红十字会门诊、脚病门诊。

❹ 据《中医研究院院报》1986年总第134期。

工作提供了支撑。

1984 年 10 月，针灸所与日本"日中交流医学协会三和医院"联合创办中日国际针灸推拿诊所（李传杰任主任为中方代表）。中日国际针灸推拿诊所在一年时间内即为 46 个国家和地区的外宾治病。中日国际针灸推拿诊所的创办，既加强了中日双方在中医药领域的学术交流合作，也促进了中国针灸的国际传播，产生了良好的社会影响。1985 年，日本害村政治先生患脑出血后遗症，言语不畅，到中日国际针灸推拿诊所就诊，经 5 次针灸治疗后就可以唱歌了，他在日本《全通报》上以"中国的医疗真了不起"报道了针灸所的医疗情况 ❶。

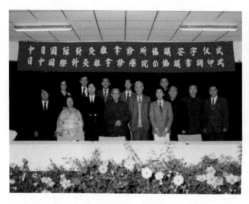

针灸研究所与日本日中交流医学协会三和医院联合
创办"中日国际针灸推拿诊所"（1984 年）

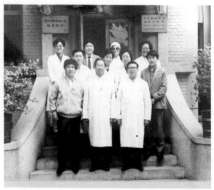

"中日国际针灸推拿诊所"工作人员合影

第三节　教育培训

在恢复与改革阶段，随着行政架构相继调整到位，相关管理工作制度也得到进一步完善，科研和医疗工作逐步走上正轨，针灸所的教育工作也全面铺展，为针灸事业的发展培养了急需的各类人才，为针灸所的发展提供了有力支撑。这一时期，针

---

❶ 据《针灸研究所 1985 年工作总结》。

灸所开启了针灸硕、博士研究生教育,国际针灸教育在"中国北京国际针灸培训中心"成立之后得到了更好的发展,国内针灸培训在"文革"沉寂后又恢复了活力。

一、开启针灸硕博士研究生教育

随着"文革"结束以后各项工作的全面恢复,科学和教育事业得到全社会的普遍关注与重视,针灸所也充分认识到,培养和造就一支精通专业理论且具有丰富临床经验并掌握科研技能的高水平中医针灸队伍和热心发展中医针灸事业的中西医结合骨干队伍,是继承发扬祖国医学遗产的基本条件,也是解决针灸所中医针灸队伍后继乏人问题的战略性措施。

1977 年 12 月初,卫生部批准中医研究院招收研究生,针灸经络研究所分得 6 个名额(后增加 1 个名额),针灸所的研究生教育工作即由此开端,给针灸所充实了新生力量。1978 年针灸所招收的第一批硕士研究生为:纪晓平(导师:程莘农),史清瑶(导师:朱丽霞),席时元、李瑞午(导师:陶之理),张国喜(导师:葛子),孙淑曼(导师:陆卓珊),张洪林(导师:曹庆淑、庄鼎);1979 年第二批硕士研究生为:郑其伟、李杨(导师:程莘农),王雨(导师:魏如恕),王振坤(导师:王雪苔),刘俊岭(导师:曹庆淑、庄鼎),包克新(导师:王德深),林郁(导师:徐维),朱兵(导师:刘乡)。"文革"后恢复硕士招生的最早几届研究生,年龄大多偏大,他们分外珍惜学习机会,白天努力工作,晚上加班做科研,那些年针灸所科研楼每晚灯光通明,大家你追我赶互助互学,呈现一派繁忙景象。那时的研究生毕业论文答辩形式很隆重,一个学生答辩一上午,再用一下午时间展开充分讨论,俨然是一个小型学术研讨会。

1982 年,国务院学位委员会正式批准中医研究院拥有 25 个专业的硕士学位授予权,其中针灸所有针灸学临床、针灸生理学基础、针灸神经解剖学基础、针灸组织学基础、针灸生物化学基础 5 个专业,显示出较强的学术研究实力。1978—1985 年,全所共招收研究生 73 名,人数在全院位居前列,且全部按时毕

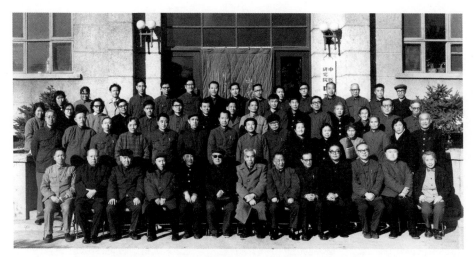

中医研究院第一批硕士研究生毕业后和领导及导师们合影（1981）

业。1983 年 12 月，中医研究院对院学位评定委员会进行了调整。新的学位评定委员会由 24 名委员组成，其中包括 3 位针灸所专家：程莘农、朱丽霞、薛崇成。

学位评定委员会下设 4 个分会，朱丽霞任中药与实验医学分会副主席。之后，针灸研究所多位专家陆续在院学位评定委员会任职并担任领导职务，充分体现了针灸所在全院的学术地位和研究生教育培养水平。

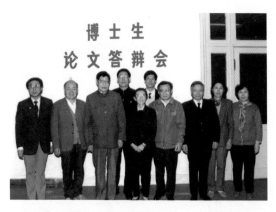

针灸所第一批博士研究生赵飞跃（后排右 1）、曹长清（后排右 2）毕业答辩与导师朱丽霞（前排右 5）及答辩委员会的老师们合影（1990）

1981 年 1 月 1 日，《中华人民共和国学位条例》实施，中西医结合基础（针灸与针麻）专业被批准为博士学位授予学科，针灸研究所朱丽霞成为经国务院学位委员会批准的首批博士研究生指导教师（1987 年招收针灸所首批博士研究生：赵飞跃、曹长清）。1984 年，程莘农

（1988 年招收杨秀娟为博士）、王德深被批准为针灸学专业博士研究生导师；陶之理（1988 年招收孟卓、晋志高为博士）成为中西医结合基础（基础理论）专业博士研究生导师。1986 年，庄鼎被批准成为中西医结合基础（针灸与针麻）专业博士研究生导师。

二、国际针灸教育得到较大发展

这一时期，针灸研究所举办各种类型的国际针灸培训班、进修班、研究班、短期班、零散班共 60 余期，为瑞典、瑞士、英国、美国、澳大利亚、荷兰、印度、德国、日本等近 90 个国家和地区培训了一千余名针灸人员，为针灸国际教育培训事业的正规化建设做出了突出贡献。国际针灸培训班的学员学成回国后，不仅广泛运用针灸疗法治疗疾病，有的学员还担任了所在国家的针灸组织负责人，有力地推动了针灸学术与文化的国际传播。

1983 年，随着"中国北京国际针灸培训中心"的成立，以及针灸所与 WHO 建立了合作关系（针灸所成为 WHO 传统医学合作中心），针灸所的国际针灸教育迎来了较大的发展机遇，这一年举办了第 1 期针灸进修班，共培训 79 名针灸医生，较之前有较大突破。之后，外籍针灸学员不断增加，如在 1988 年举办了国际针灸培训班 3 期，培训了 40 多个国家和地区 109 名学员，短训班学员 45 人，学习团体 10 个共

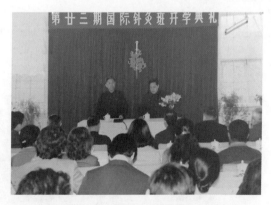

王雪苔在第 23 期国针班开学典礼上讲话

187 人。"中国北京国际针灸培训中心"不仅为世界各国传授了针灸技术，而且增

进了各国人民之间的友谊。如 1990 年,伊朗籍学员(87 期)纳得·亚希米在结业典礼讲话时说到:"在这三个月里,我们学到了中医基础理论知识……现在它已经没有政治或地理上的界限了,它的确是中国对世界的奉献……从我们的老师、朋友及整体的北京人身上,我们目睹了信任、自豪、慷慨、幽默、淳厚和忍耐这些优秀

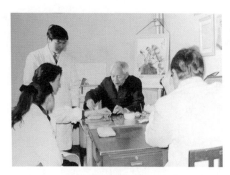
程莘农临床带教国际针灸班的学员

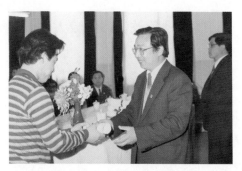
原针灸所职工、时任中医研究院院长陈绍武为毕业学员颁发证书

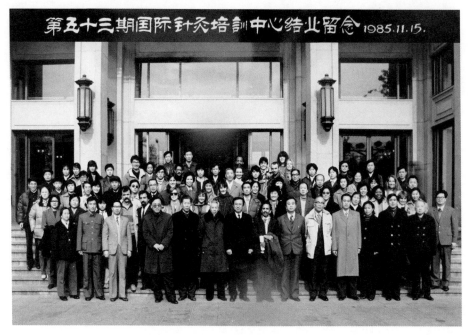
第 53 期国际针灸班学员结业合影(1985)
前排右起:4 吴学章、5 王岱、6 邓良月、8 陈绍武、9 程莘农、10 田从豁

品质。这些优秀品质在'中心'的工作人员、临床老师以及那些所谓遭受我们'磨难性治疗'的患者身上都得到充分的体现。我们可以向你们说,你们的课教得很好,我们将把你们的传统医学带回我们的国家❶。"

这一时期,针灸所还承担了国家交给的针灸对外培训教材的编写任务。1986年,由程莘农主编,王雪苔、邓良月、纪晓平、李杨、袁九稜等参编的《中国针灸学》(该书是在我国第一部针灸对外培训教材《中国针灸学概要》的基础上修订编写)出版发行,作为中国中医研究院、上海中医学院、南京中医学院3家国际针灸培训中心的教材。该书的出版对针灸学的国际传播起到了积极的推进作用,在针灸对外教学中影响很大。

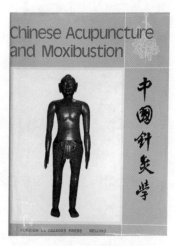

《中国针灸学》封面

三、开展继续教育与国内针灸培训

"文革"结束之后,百废待兴,社会各行各业都面临人才短缺的状况,除了学历教育以外,在职人员的继续教育也成为培养人才的重要途径。为提高全所科、医、教及管理人员知识水平,加速人才成长,针灸所把在职教育作为一项重要工作,并制订了人才培养方案❷,有计划地安排各类人员的学习培训。针灸所鼓励在职职工以进修、函授、电教、夜大、自修大学等不同方式参加继续教育,

---

❶ 引自《针灸研究所1990年工作总结》。

❷ 据《针灸研究所1988年工作总结》:为了适应工作的需要,结合北京市有关鼓励在职职工进行专业对口学习和业余学习的通知,我们重新修订了《针灸所职工在职学习的规定》,对各级各类人员的学习内容做出了统一规定。

学习各类专业知识；并与外单位合作，举办涉外英语、电生理、针灸、中医古籍文献等学习培训班，还选派人员去外单位学习进修。随着对外交流的频繁，对英语学习的热情和需求不断增长，针灸所充分利用自身国际培训师资的优势，长期举办不同层次的英语培训班，不仅面向针灸所、中医研究院职工，还承担卫生部出国人员英语培训任务，以及对外中医针灸专业继续教育，促进行业人员业务水平不断提升，充分发挥针灸所在专业领域的龙头作用，获得了良好的社会声誉。

随着经济体制改革的加速，社会对于针灸技能培训的需求逐渐增多。针灸所顺应这种社会需求，充分利用自身优势和资源，推广和普及针灸知识，提高针灸从业人员的素质，面向全国积极举办各类针灸培训班。如：短期针灸学习班、全国高级针灸进修班、全国高级推拿进修班、全国针灸推拿学习班、头针学习班、耳针学习班及子午流注学习班、推拿气功班、针灸"有效点"学习班等，受到社会的广泛欢迎，培训学员数千名❶，不仅提高了各地医生的针灸临床技能，而且还提升了针灸

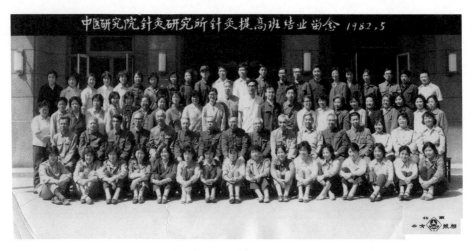

针灸研究所针灸提高班合影（1982）

---

❶ 据邓良月"针灸研究所成立40周年讲话"（1991）：1981年至1990年底，针灸所为国内培训学员2118名。

所的社会影响力。比如 1982 年 5 月举办的"针灸提高班"人数较多,影响也较大,培养出来的这批学员后来大多成为各单位的针灸骨干力量。

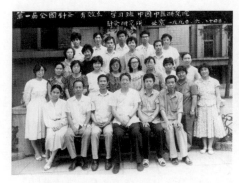
首届全国针灸"有效点"学习班合影(1990)

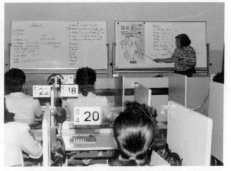
英语培训班的学员在电教室上课(张澍智讲课)

第三章
学术引领

　　学术活动的组织和开展是科研院所的重要工作,也是评价和衡量科研院所建设水平的标准之一。随着经济社会改革的深入以及科研工作的积累与发展,国内、国际学术交流日益频繁,需求逐渐增加,针灸所的学术活力也在此过程中得以充分激发和彰显。无论是牵头组织重要学术会议、国际合作交流,还是学术期刊的创办,都在 20 世纪 80 年代初期得以加强和深化,呈现出学术繁荣的局面。

一、创办针灸学术期刊

　　学术期刊是学术繁荣的重要标志,是学术交流的重要平台。高水平的学术期刊有助于推动该领域的学术发展。这一时期,针灸所不仅与中国针灸学会联合创办了《中国针灸》,还接管了《针刺研究》杂志。这两本学术期刊分别以针灸的临床、实验研究为主,各有侧重,均为促进针灸学术交流和传播发挥了重要作用。

(一)创办《中国针灸》

　　1981 年 8 月,经中国科协批准,由中华全国中医学会二级分会中国针灸学会与中医研究院针灸研究所联合主办的《中国针灸》创刊,并出版第 1 期杂志❶。该刊系双月刊,有英文摘要,国内外发行,深受广大读者欢迎,广泛地促进了全国的针灸学术交流,扩大了针灸所在针灸领域的学术影响;首任主编为王本显(兼编

---

❶ 据《辉煌的历程——中国中医科学院院史(上篇·成就篇)》(科学出版社,2015 年 12 月)。

辑部主任);刊名为中国佛教协会会长、著名书法家赵朴初先生题写;鲁之俊撰写发刊词:"本刊是全国性的综合性针灸学术刊物。内容既要能反映我国的针灸学术水平,又要适合我国广大医务工作者学习和提高的需要";创刊栏目分为临床报道、手法研究、经络探讨、实验研究、经验交流、综述、短篇报道等;自创刊以来坚持"提高为主,兼顾普及,丰富多彩,实事求是"的办刊方针,始终坚持以临床为主的原则。

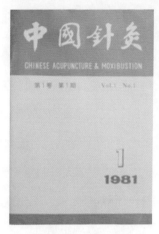

《中国针灸》创刊号

　　《中国针灸》创刊不久,订户即超过 1 万册,经过半年多的努力便突破 2 万册,创刊 3 周年时已达到 3 万册,创刊 5 年中平均每年增加 1 万订户。与此同时,对国外读者的发行量也逐年上升,至创刊 5 周年

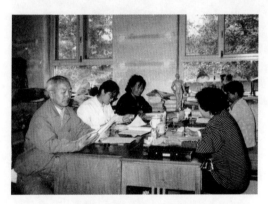

《中国针灸》编辑部人员在研讨
左起:王本显、刘炜宏、王辉;右起:戎象棣、李金铃

时已达到当时国内期刊在国外发行量中的第 2 位。在栏目的调整上,创刊之后几年的时间里,根据基层单位工作者来信要求开设了"百家园""针灸讲座""答疑""书评""医案"以及"名家学术思想研究"等专栏。1985—1990 年,《中国针灸》编辑部开设长达 6 年的"针灸讲座"专栏;共主办或与有关方面合办各种主题的针灸培训班 40 余期,如 1988 年联合举办第一期全国针灸专长进修班、第二期针灸专长进修班等。

(二)接办《针刺研究》

早在1976年10月,《针刺麻醉》即创刊,同年12月正式出版(不定期出刊),由中国医学科学院情报研究所(现中国医学科学院医学信息研究所)主办,马廷芳为创刊人及主编;1979年由内部刊物改为公开出版发行,刊期为季刊,1980年刊名改为《针刺研究》,面向国内外公开发行。

1984年,《针刺研究》移交中医研究院针灸研究所主办,马廷芳随杂志调入针灸所,续任主编。该刊以"基础实验研究为主,兼顾临床研究与报道"为特色,是我国唯一集中报道针灸作用机制的刊物;开设的主要栏目有:机制探讨、临床研究、理论探讨、学术争鸣、文献研究等。1985年,《针刺研究》被美国国立卫生研究院国立医学图书馆《医学索引》(Medline)收录,成为首批推荐入

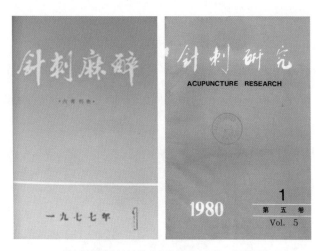

《针刺麻醉》创刊号及《针刺研究》第1期封面

库的两本中医刊物之一,扩大了其国际影响力。这一时期,《针刺研究》编辑部除了完成正刊出版工作之外,还编辑出版了如《针刺镇痛》等增刊,并承担了"世界针灸学会大会""中国气功养生学学术与功法国际研讨会"等会议论文集的编辑、发行工作。

二、参与筹办全国针麻、针灸重大学术会议

这一时期,针灸所作为全国针麻科研协作办公室挂靠单位,在卫生部和中医研究院的指导下,依托自身较强的学术基础,参与筹办、组织了多次重要的针麻及相关学术会议,促进了全国针刺麻醉、针刺镇痛等重要科研工作的交流和开展。

1978年6月20日—7月4日,全国针麻会议在北京召开,针灸研究所作为针麻科研工作牵头单位之一在会上汇报了情况。大会制定了"1978—1985针麻研究计划";在针灸研究所设立全国针麻科研协作办公室(主任为副所长马驰),主要任务是制定全国针麻研究规划,组织落实计划,了解全国针麻研究情况,组织鉴定成果,开展学术交流❶。1979年6月,由针灸所参与筹办的"全国针灸针麻学

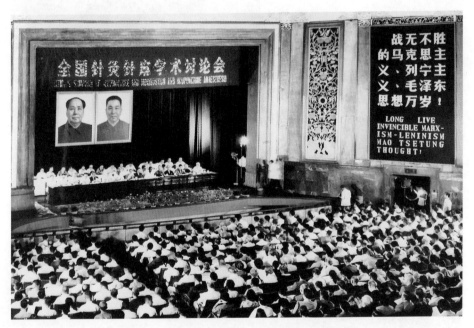

"全国针灸针麻学术讨论会"开幕式会场(1979年6月)

---

❶ 据《1978—1985年针刺麻醉研究规划——全国针麻研究座谈会制定》(中国中医科学院档案室1978年资料)。

术讨论会"在北京召开,近 30 个国家和地区的代表共 400 多人参会,会上王雪苔所长作了学术报告,针灸所共宣读论文 16 篇,得到与会者的广泛好评❶❷。会议期间,国外专家学者专程来到针灸所参观。此后,针灸所又组织承办了多次有关针麻的座谈会与交流会。

1984 年 8 月,针灸所参与筹备、承办的"第二届全国针灸针麻学术讨论会"在北京召开,52 个国家和地区的 800 多人参加❸。针灸所有 30 人作为正式代表参加了会议,25 篇论文作了大会交流❹。针灸所在全国针麻协作研究方面发挥了重要的组织协调作用,有力地推动了这项研究工作在全国的广泛开展。1985 年,全国针灸针麻科研协作办公室主任由副所长魏明峰(兼)担任,马廷芳、王秀馥(兼)为副主任。1985 年 6—

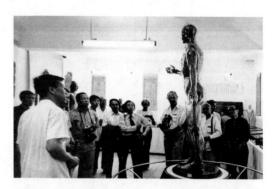

"全国针灸针麻学术讨论会"在北京召开,国外参会专家到针灸研究所参观,王德深为其讲解针灸

7 月,全国针灸针麻科研协作办公室为卫生部医药卫生科研招标的 133 个针灸针麻课题做了初审工作,先后在北京、桂林召开了针灸临床研究、针麻原理、经络研究等方面科研论证会❺❻。1986 年 11 月,针灸所承办的小型"国际针刺调整功能研究学术交流会"在北京召开,9 个国家的 49 位代表参加了会议,会上共交流学

---

❶ 据周佳音《全国针灸针麻学术讨论会在京隆重召开》(《生理科学进展》,1979 年第 10 期,第 376 页)。

❷ 据《针灸研究所 1979 年工作总结》。

❸ 据《第二届全国针灸针麻学术讨论会在京召开》(《针刺研究》,1985 年第 1 期,第 19 页)。

❹ 据《针灸研究所 1984 年工作总结》。

❺ 据《针灸研究所 1985 年工作总结》。

❻ 据《针灸针麻科研论证会情况》(《针刺研究》,1985 年第 3 期,第 23 页)。

术论文 26 篇[1]。

同时,针灸所还承办组织了其他一些重要的全国性针灸学术会议。1980 年,为了与全国各单位经络研究情况进行学术交流,针灸所筹备和主持召开了烟台会议。受全国中医学会及针灸分会的委托,针灸所还筹备召开"全国针灸临床学术会议"(1980 年,沈阳会议)及"全国针灸学术会议"(1981 年,贵阳会议)。1982年 3 月,针灸所在厦门召开针灸、经络研究工作会议。1984 年,针灸所组织各省市中医处长与有关专家工作会议,召开"经络现象的研究"鉴定会,征集全国针灸针麻、经络科研题目,并主持分配了 27 项课题的 40 万元针灸科研经费。1988年 10 月,针灸所承办的"第四届亚洲农村医学及初级卫生保健学术会议"在北京市怀柔县(现怀柔区)召开,近 20 个国家和地区的 400 多人参加。1989 年 9 月,受世界针灸学会联合会、中国针灸学会委托,针灸所承办了"世界针灸教育问题研讨会",共有 100 多名中外代表到会。1990 年 11 月,针灸所承办的"中国气功养生学学术与功法国际研讨会"在北京召开,97 名国外代表参会。

通过参与筹办、组织上述大型针灸学术活动,不仅促进了学术交流,也对全国针灸研究工作起到了积极的协调和推动作用。

三、开展针灸国际合作与交流

在国家对外开放政策的影响下,针灸研究所国际学术交流与合作日益频繁,这一时期针灸研究所主办了一些重要的国际会议,接待了大量的学术访问,也派出专家学者赴外交流,还参与了国际针灸学术组织的筹建。

1982 年,联合国开发计划署为包括针灸所在内的中医研究院的传统医学合作中心、针灸合作中心分别提供 30 万美元和 20 万美元资金,作为添置仪器设备、

---

[1] 据罗燕《针刺调整功能研究学术交流会在京召开》(《中国针灸》,1987 年第 1 期,第 4 页)。

出国考察进修、培养人才的费用,为这几个中心的发展注入了新的动力,进一步增进了与国际组织合作的能力。1983 年,针灸所被世界卫生组织确认为传统医学合作中心,体现了对针灸所在国际针灸学术合作交流方面所做工作和贡献的高度认可。1985 年,针灸研究所撰写(王本显执笔)的《针灸如何治病》《针灸的过去和现在》《针灸必将为全人类服务》3 篇文章❶发表在《中国报道》(外文版),向全世界宣传中国针灸,宣传针灸所。

(一)接待来访与派员出访

随着改革开放的深入,针灸所参与国际学术合作与交流活动也逐渐增多,共接待数十个国家几千位外宾来所参观。来针灸所参观访问的既有专家学者,也有高级政府官员;有参观访问,也有学术交流的;有商谈协作,也有就诊治疗的;这些都拓展了针灸所的对外合作与联系,并进一步扩大了针灸技术在世界各国人民中的影响。如 1984 年,针灸所接待了来自 16 个国家的 531 位外宾参观,其中有匈牙利卫生部部长及日本外务省大臣等;1985 年,接待了 22 个国家的 679 位外宾,包括古巴、塞内加尔的卫生部部长等。

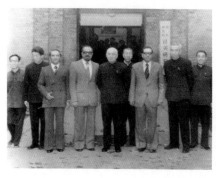

1977 年科威特公共卫生大臣参观针灸经络研究所

左起:1 陆卓珊、2 宋正廉、6 王德深

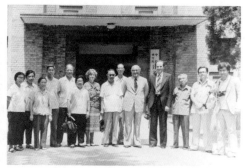

1978 年土耳其社会福利卫生部部长率团参观针灸经络研究所

左起:2 陶之理、4 王雪苔、12 魏如恕

❶ 据《中国报道》1985 年第 3 期,第 4—11 页、39 页。

这一时期，针灸所每年派出专家学者赴世界各地参加国际针灸学术会议、医疗、讲学培训、进修学习。如20世纪80年代初，魏如恕、李传杰、袁九稜、荆尔宾、古励、钱轶显等先后被卫生部派遣赴日本北海道（札幌高木良子针灸所）进行学术交流和针灸技术指导，持续约10年（每年派1位）。再如1979年11月，王雪苔率中医研究院针灸考察团赴日本访问交流；同年，王友京在世界卫生组织的资助下，赴英国伦敦大学和美国纽约神经化学研究所开展科学研究；1980年，荆尔宾被派赴叙利亚开展针灸治疗工作；1981年，崔仁麟被派至美国科罗拉多州立大学医学院生化系进修；同年，陈正秋作为访问学者赴美国华盛顿州华盛顿大学生理和生物物理系进修；1982年，李传杰

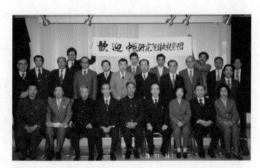

1979年11月，时任针灸所所长王雪苔等针灸考察团成员与日本针灸师会领导成员合影
前排右起：1 徐维、5 王雪苔、7 程莘农

应菲律宾邀请赴马尼拉举办的针灸班讲学；1982年，黎春元在世界卫生组织的资助下作为访问学者，赴美国密歇根大学生理学系进修学习；1984年，赵相杰被外派至美国杜克大学神经内分泌中心进修学习；1985年，焦国瑞应日本之邀，在日本办气功训练班8个月，学员150人；1985年始，蒋达树、赵吉会、王腾云、关惠玲等被分别派往阿联酋（阿联酋沙加）中国诊所开展医疗工作；1986年，郭效宗等应比利时传统中医药大学邀请，赴比利时讲学及学术交流；1986年，朱兵由国家教委公派赴法国巴黎第六大学进修留学；1987年，朱丽霞应邀参加日本医学会东洋医学会大会，并作题为"针刺镇痛的机制"报告；1987年，应联合国开发署的要求，经卫生部批示，中医研究院与针灸所派王凤玲前往毛里求斯开展针灸培训与医疗，并为毛里求斯总理、总督、部长等进行针灸保健与治病，取得很好的疗效，并声名远扬；1988年，刘俊岭作为访问学者赴澳大利亚维多利亚州蒙纳士大学进

修；1989年，曹庆淑作为高级访问学者被派往英国伯明翰大学医学院生理系进行了半年的学术交流，庄鼎作为高级访问学者被派往澳大利亚阿米代尔市新英格兰大学和布里斯班大学进行学术交流；1990年，李传杰、荆尔宾被派往泰国和新西兰开展针灸医疗工作，受到当地医务界及人民的赞誉，这一年，针灸所共派出33人次到12个国家和地区进行访问、考察、交流和医疗讲学。

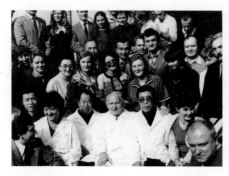 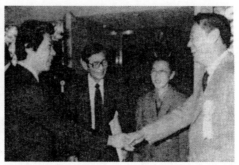

李传杰（前排左3）在波兰进行针灸医疗和教学（20世纪80年代）

1987年4月，朱丽霞应邀参加日本东京第22回日本医学会东洋医学会大会，日方杂志报道了这次会议（右2朱丽霞）

（二）参与筹建世界针灸学会联合会

随着国际上对于针灸的关注和重视日益增强，自1982年，部分国家针灸学者倡议筹建世界针灸学会联合会，以更好地促进各国针灸学术的合作与交流，并希望中国作为针灸的发源地牵头组织成立国际性针灸学术组织❶。1984年8月，

---

❶ 据《辉煌的历程——中国中医科学院院史（上篇·成就篇）》（科学出版社，2015年12月，第114页）：伴随着国际上"针灸热潮"的到来，各国针灸界的一些有识之士一致认为，组建一个世界性的针灸学术联合组织，已经成为促进世界针灸医学发展的迫切需要。为了适应世界针灸学者的要求，进一步推动针灸学术在国际上的传播，1982年12月，世界卫生组织西太区办事处在马尼拉召开的一次经络穴名工作会议上，与会的部分国家针灸学者倡议筹建世界针灸学会联合会，以期团结各国针灸团体，共同促进针灸事业的发展。会上商定以日本高木健太郎为首，开展初步准备工作。由于中国是针灸的发源地，所以国际针灸界呼吁中国牵头成立世界性的针灸组织，在国际针灸学术活动中发挥重要作用。1984年8月，在召开第二届全国针灸针麻学术研讨会的同时，世界针灸学会联合会（简称世界针联）筹备委员会在北京正式成立。筹委会由15个国家的30位委员组成，中医研究院有4位。

世界针灸学会联合会筹备委员会在北京正式成立,挂靠中医研究院,办公地点初步定在针灸所。

　　1987年11月22日,经国务院批准,由卫生部、中国科协、外交部和国家科委牵头协调,在世界卫生组织指导下,经中医研究院、针灸研究所和中国针灸学会筹备,首个针灸国际组织——世界针灸学会联合会在北京宣告成立。针灸所承办了世界针灸学会联合会成立大会暨第一届世界针灸学术大会。在成立大会上,针灸所原所长王雪苔被选为首任秘书长。1990年12月,世界针灸学会联合会

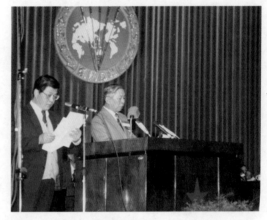

1987年11月22日,针灸所原所长王雪苔以新成立的世界针灸学会联合会秘书长的名义,在第一届世界针灸学术大会开幕式上宣告世界针灸学会联合会成立

第二届会员大会暨第二届世界针灸学术大会在法国巴黎召开,针灸所时任所长邓良月当选为秘书长。

1951-1954 前身与初创

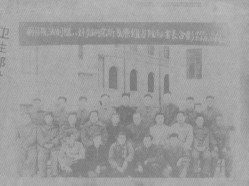

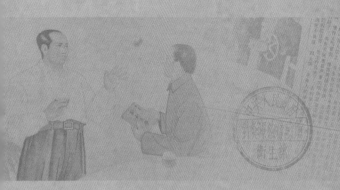

1966-1976 停滞与重生

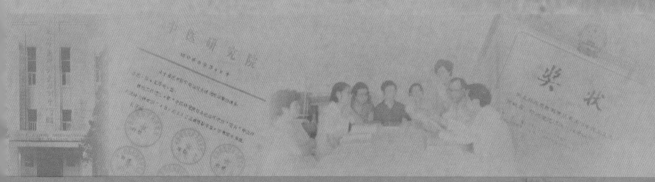

1991-2004 发展与振兴

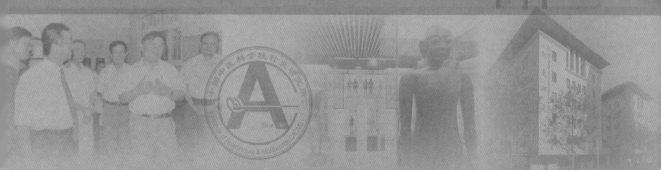

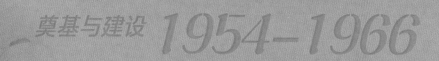

奠基与建设 **1954—1966**

恢复与改革 **1977—1990**

国家经络研究中心

繁荣与兴旺 **2005—2021**

第五篇

发展与振兴

（1991—2004）

经过了前面 14 年之久的"恢复与改革"，针灸研究所迎着"八五"国家攀登计划"经络的研究"的春风，步入"发展与振兴阶段"，逐步适应社会主义市场经济建设与发展的形势及环境，开启了针灸科研、医疗、教育、国际交流的新篇章。

20 世纪 90 年代初，邓小平视察南方发表重要讲话，为我国经济深化改革与社会进步指明了方向，中医研究院据此制定了落实指导意见，针灸研究所认真学习贯彻邓小平讲话精神，根据院里统一部署，立足针灸所自身发展特点，积极转变观念，力争将针灸所建设成为社会公益型与技术开发型并重的科研单位。1993 年，针灸所召开了首届科技工作会议，决定贯彻执行国家提出的"稳住一头，放开一片"的科技工作方针，确立了以针灸基础与临床科研工作为中心，以科技开发促进成果转化为突破口，面向市场，面向社会，走科研与临床、科研与生产相结合的道路。

针灸研究所在这一阶段出现了许多可喜的变化与发展：在科研方面，主要是以"经络的研究"为代表的国家攀登计划项目和各项基础性研究取得丰硕成果，并进行了国家级经络重点实验室和针灸学重点学科建设，引入了先进的科研设备，明显改善了针灸研究所的科研条件；在医疗方面，针灸门诊部在简陋的硬件条件基础上，进一步发挥中医针灸专业特色，不断提升医务人员的业务素质和诊疗水平，扩大医疗横向联合，维持和增加了业务量；在教育方面，不断增加研究生指导教师，扩大招生人数，建立了博士后流动站，完成了程莘农、郭效宗、李传杰等"老中医"师承工作，开展了形式多样的所内职工继续教育工作；在针灸培训方面，国际针灸培训与交流日益发展，国内各类针灸培训班也如火如荼地开办，与国外机构组织开展了许多国际性的针灸医疗与科研方面的合作；在期刊出版方面，创办了英文刊物《世界针灸杂志》三刊（《中国针灸》《针刺研究》《世界针灸杂志》）在搭建针灸学术交流平台、促进学科发展中发挥了积极作用；在科技开发方面，针灸所成立了多个第三产业的实体公司，促进科研成果向生产力的转化，取得了良好的社会效益与经济效益。

第一章
整体情况

这一时期,针灸研究所开始稳步发展,各项工作有序进行:对组织机构进行了调整,一大批建所老前辈陆续退休;青年人才不断涌现,建设了一支有着优秀科研素养及能力的人才队伍;程莘农当选为针灸界的首位工程院院士;针灸所还与北京针灸骨伤学院针灸系有过一段时间的短暂合并。

一、坚持党的指导思想发展针灸所

针灸研究所在上级党委领导下,遵照中央各项指示精神,一直以来毫不松懈地在全所开展政治思想和理论学习工作,主要以邓小平理论、"三个代表"重要思想与"科学发展观"等作为重要指导,建设和发展针灸研究所。

1992年,邓小平发表南方谈话,为我国深化改革进一步指明方向,对我国社会各方面发展都产生了深远影响。针灸研究所党委号召全所职工认真学习,深入领会邓小平建设有中国特色社会主义理论及党的"十四大"精神,进一步解放思想,实事求是,积极探索针灸所的深化改革之路,认真贯彻"稳住一头,放开一片"的科技工作方针,全面开展各项工作。

1996年,针灸研究所党委组织全所党员干部以整风精神深入开展了以"三讲"(讲学习、讲政治、讲正气)为主要内容的党性、党风教育,进一步加深了党员干部对邓小平理论的认识和理解,提升了党员干部的思想政治觉悟,增强了所党委的凝聚力、向心力和战斗力,营造了针灸所风清气正、踏实干事的工作环境。

2000 年,江泽民提出并全面阐述了"三个代表"重要思想。针灸所多次举办"三个代表"重要思想学习班,并开展了以其为主要内容的保持共产党员先进性教育活动,在各职能处室、研究科室、针灸门诊、培训中心等部门,大力发挥党员的先锋模范带头作用。广大党员、干部职工在"三个代表"重要思想的指引下,积极学习党的"十五大"精神,进一步转变思想观念,以实际行动有效推进针灸所科研、医疗、教学等各项工作的顺利开展。

2003 年,胡锦涛提出"坚持以人为本,树立全面、协调、可持续的发展观,促进经济社会和人的全面发展"的科学发展观理论。针灸研究所结合全所实际工作,有针对性地开展相关理论学习,为此后深化科研体制改革打好基础。

二、组织机构建设与人事管理

在组织机构、人员设置方面,针灸研究所 1991 年的基本情况如下:共有在岗职工 325 人,其中高级职称 63 人,中级职称 116 人,初级职称 107 人;职能处室设有:所长办公室(1993 年麻颖任主任,1997 年夏元正、胡卫国任副主任,1999 年童燕为副主任,2001 年黄龙祥任主任兼所长助理)、党委办公室(王德贤任副主任,1993 年梁莉任主任,2002 年赵明亮任主任、尹红红任副主任)、工会(1993 年董凤山任副主席,1997 年任主席)、外事办公室(王岩任副主任,1993 年任主任;1997 年宋莉任主任)、人事保卫处(董凤山任副处长,1993—2005 年汪焰任处长,1997 年赵明亮任副处长)、科医教处(陈振荣任副处长,1992 年朱兵任处长,1993 年陈振荣任处长)、器材供应处(1993 年董明宇任副处长;1997 年改为器材科,张高任科长)、总务处(1993 年张丽芳任处长,1997 年张守信、邵希忠任副处长,1999 年张守信任处长)、行政处(1993 年封玉聪任副处长);基础部主要包括:经络研究、针灸原理研究等 14 个课题组;还有《中国针灸》《针刺研究》《世界针灸杂志》3 个编辑部以及针灸文献研究室等;以及临床部、国际针灸培训中心等。1997年,行政部门进行机构调整,科医教处分化为科研处(孟卓为处长,1998年黄龙祥为处长,2002年晋志高为处长)、医疗处(张洪林任处长,1998年胡卫国任处长)、教育处(吴中朝任处长,1997年裴玉贞任副处长、1999年任处长,2004年赵长龙任副处长);新设财务处(张丽芳为处长,景晓光为审计员,2003年张祺任副处长)、监察处(王德贤任处长,兼任纪委书记)、老干部办公室(归人事保卫处管理);撤销了行政处。1997—1999年,针灸研究所与北京针灸骨伤学院针灸系合并,1999年两者解体。

这一时期,所领导的主要变化为:1991年5月,院党委决定原针灸所党委书记吴学章调北京针灸骨伤学院附属医院工作,任命黎春元代理党委书记。1991年7月,针灸所选举产生了第四届党委会和第三届纪委会。彼时,针灸所领导班子人员设置如下:所长——邓良月;副所长——魏明峰、黎春元(兼)、李德年;党委书记——黎春元;纪委书记——王炳岐。1992年12月,黎春元离开针灸所赴美国。1993年2月,伍正国来所任党委书记,王炳岐调中医研究院《中医杂志》社工作。1993年3月,王德贤任纪委书记;6月,朱兵接替黎春元任副所长。1994年12月,陈振荣接替魏明峰任副所长。1995年10月,针灸所召开第五届党员大会,选出第五届党委和第四届纪委:伍正国继续担任党委书记,王德贤继任纪委书记,邓良月、李德年、朱兵、陈振荣、梁莉、郑其伟当选为党委委员。1997年4月,伍正国退休,由邓良月代理针灸所党委书记。1999年,麻颖任针灸研究所党委副书记。2001年4月,针灸所选举产生第六届党委,麻颖任党委书记,邓良月、陈振荣、朱兵继任党委委员,王德贤任纪委书记。2001年10月,麻颖调中医研究院党委办公室工作,同年11月,贺万才任针灸所代理党委书记。

杰出人才及领军人才队伍建设方面:1993年年底,在卫生部、国家中医药管理局、总后勤部卫生部等七单位联合举办的评比活动中,朱兵被评为首届"全国百名中青年医学科技之星"。1994年,程莘农当选首批中国工程院院士。1994年,王友京被人事部授予"中青年有突出贡献专家"称号。1997年,黄龙祥获得

"全国优秀科技工作者"（中国科协评选）称号。1998年，程莘农被聘任为中央文史研究馆馆员。2000年，邓良月被批准为中国中医研究院首批首席研究员，李传杰、程莘农、薛崇成等被批准为资深研究员，朱兵、黄龙祥、晋志高入选中医研究院针灸学科学术带头人。2003年3月，针灸所的针灸（经络）学科入选国家中医药管理局第二批重点学科，邓良月、程莘农、朱兵为学术带头人，黄龙祥为学科带头人。2004年，程莘农获中国中医研究院终身研究员荣誉称号。另外，1991—2004年，针灸所经批准享受国务院政府特殊津贴的人员有：郭效宗（1991）、朱丽霞（1992）、文琛（1992）、孟竞璧（1992）、陈正秋（1992）、李传杰（1992）、陶之理（1993）、曹庆淑（1993）、葛子（1993）、薛崇成（1993）、安邦煜（1993）、刘乡（1993）、徐维（1993）、邓良月（1996）、陆卓珊（1998）、黄龙祥（2002）。

随着时间的推移，这一时期针灸所大批老一辈临床、科研骨干陆续退休，如针灸研究所建所早期的郭效宗、焦国瑞、薛崇成、王本显、曹庆淑、孟竞璧、杨友泌、魏如恕、刘鸿鸾、王德深、朱元根、吴希靖、魏明峰、李传杰、钱轶显、王凤龄、宋正廉、杨爱兰等，以及经络研究所建所之初的朱丽霞、陶之理、徐维、文琛、葛子、蒋达树、崔仁麟、陆卓珊、黄为敏、黄坤厚、袁纪阁等，他们为针灸研究所的发展和建设无私奉献，奋斗一生，永远值得针灸所后人学习和致敬。即便在退休后，他们中的一些人在很长一段时间里，仍然不计报酬每天按时上班做科研，为针灸事业不断发展进步奉献着智慧和力量。

三、与北京针灸骨伤学院针灸系短期合并

20世纪90年代中期，中医研究院与北京针灸骨伤学院一直在探索"组成一个领导班子"协同发展的道路。1997年4月，针灸研究所与北京针灸骨伤学院的针灸系合并，在保留其各自名称的基础上统一领导，实行所长负责制。邓良月任针灸研究所所长兼针灸系主任，彭荣琛（原针灸系主任）、陈振荣、朱兵、李德年、

赵慧玲(原针灸系副主任)任副所长兼针灸系副主任。此时,针灸研究所对职能机构进行了调整,原有的 8 个职能处室增至 12 个。1997 年,根据国家教委关于对新建院校系科教学质量评估验收的具体要求,针灸研究所认真总结针灸系建系以来教学工作,改进教学方法,提高教学质量,顺利通过了国家教委组织的评估验收。1999 年,所系合一体系基本解体,这种所系合一的情况持续了两年。2000年 7 月,北京针灸骨伤学院与北京中医药大学合并,组成新的北京中医药大学,归属于教育部。

四、程莘农当选中国工程院院士

1994 年 6 月,中国工程院在北京成立,同时设立院士制度,在全国遴选、聘任了首批中国工程院院士,针灸研究所程莘农当选,成为当时针灸界唯一的工程院院士 ❶。

程莘农,江苏淮阴人,1921 年 8 月生,出身中医世家。1976 年由北京中医学院(现北京中医药大学)东直门医院调来针灸研究所,从事针灸临床、教学和科研工作。

程莘农长期坚持在针灸临床第一线工作,创立了"一窍开百窍法""通调四关法""八穴镇痛法""程氏三才针法"等特色针法,治病疗效突出,深受广大患者爱戴。

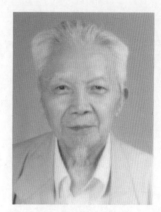

程莘农(1921— 2015)

程莘农在针灸所开办教学班数百次,并培养出十余名硕博士及大批海外进修生、针灸医生,1990 年成为首批全国名老中医

---

❶ 据黄涛《见证历史 分享光荣——记著名针灸学家程莘农教授》(《中国针灸》,2007 年第 4 期,第 299 页)。

药专家指导老师,主编的《中国针灸学》多次再版,被译为英、法、西等语言,成为国内、国际针灸教学的重要教材之一。

在科研方面,1991 年,程莘农主持的"循经感传和可见经络现象的研究"获国家中医药管理局科技进步奖一等奖。1993 年,程莘农成为"八五"国家科委攀登计划项目"经络的研究"首席科学家,该项目后获北京市科学技术奖二等奖。

1996 年 12 月,中国工程院院士程莘农作为特邀代表参加全国卫生工作大会,1998 年被聘任为中央文史研究馆馆员,2003 年成为中国中医研究院针灸学学术带头人,2004 年 1 月获中国中医研究院终身研究员荣誉称号。程莘农还担任第六、七、八届全国政协委员兼医卫体委员会委员(中国科协组)。

五、成立"中国针灸博物馆"

早在 20 世纪 50 年代,针灸所设立了"针灸文物陈列室",隶属于针灸文献研究室,用作研究及对外参观展示。因当时条件所限,陈列室空间十分狭小,建设比较简陋。1993 年陈列室曾因故暂停开放。

2001 年,在科技部专项基金项目"针灸文物保护与针灸图库建设"(经费 100 万)资助下,"针灸文物陈列室"在黄龙祥的主持下,进一步改善了馆藏条件,使原有藏品得到有效保护,并有针对性地补充了相关藏品,总收藏量达 1000 余件,重点收藏历代针灸铜人图、铜人图经、明堂图,兼收反映历代针灸学术发展的器物、文物图谱、针灸古籍善本等。2003 年,针灸所黄龙祥、徐文斌、唐为明一行专程赴俄罗斯圣彼得堡冬宫,实地考察馆内所藏"针灸铜人",黄龙祥考证其为"明正统仿宋针灸铜人",并将其成功仿制,置于"中国针灸博物馆"展示,成为馆藏一大亮点。

2003 年 11 月,"针灸文物陈列室"装修建成后,更名为"中国针灸博物馆",隆重对外开放。"中国针灸博物馆"成立开馆之日,还举办了"针灸碑拓类文物精品展",出版了至今国内医学史领域最大的一部针灸文物图集、"针灸纸上博物馆"
——《中国针灸史图鉴》（黄龙祥主编）。

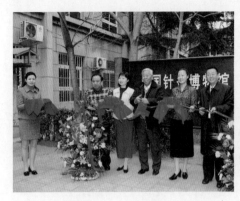 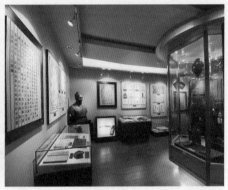

2003 年 11 月,针灸博物馆开馆剪彩仪式　　　　　针灸博物馆内景（2010 年拆）
右起:1 曹洪欣、3 王雪苔、5 邓良月

第二章
各项工作开展

1991—2004年,恰逢国家市场经济体制建立及发展的大好时机,针灸研究所各项工作均蓬勃展开,尤其是科研方面,针灸所分别成为"八五""九五"国家攀登计划"经络的研究"首席科学家牵头单位,并取得一系列成果;产生了3名"国家级名老中医";创刊了《世界针灸杂志》;还参与了世界针灸学会联合会的组织工作等。

第一节 科研工作

1991年是国家"八五"计划开局之年,针灸研究所迎来了前所未有的科研发展机遇,以针灸研究所牵头主持的"经络的研究"被列入国家攀登计划,同时针灸所成立了"国家经络研究中心";"八五"开始,国家科技攻关计划对"针刺麻醉与针刺镇痛的研究"也进行了立项,针灸所主要参与了"针刺镇痛原理研究"。1993年4月,针灸所召开了首届科技工作会议,基本确立了在市场竞争环境下"稳住一头,放开一片"的科研工作方针,针灸所主动投标争取课题的人员越来越多,获得的资助项目(1991—2004年,针灸研究所获批国家攀登及攻关计划课题15项、国家自然科学基金项目25项、国家中医药管理局项目19项、其他课题8项)也不断增加,科研工作者的观念不断更新,作为针灸科研国家队的光荣感和责任感更加强烈。针灸研究所在1991—2004年共发表学术论文907篇,其中期刊论文879篇,为推动针灸学科的学术发展做出了较大贡献。

一、重点学科与重点实验室建设

(一)国家经络研究中心成立

为争取"经络的研究"被列为国家重点课题,针灸研究所协助国家中医药管理局做了大量前期准备和组织工作。1991年初,"经络的研究"被列为国家"八五"攀登计划项目。国家中医药管理局决定首先建立局级"经络重点实验室",设在针灸所,当年拨款40万元。1993年,国家中医药管理局正式确定在针灸所建立"国家经络研究中心"。1994年,"国家经络研究中心"被国家中医药管理局批准为局重点实验室,并正式开始筹建,其建设旨在为完成国家攀登计划"经络的研究"项目提供保障,总投资200万元(国家中医药管理局分两年度投资170万元、中医研究院投资10万元,针灸所投资20万元,三方共同投资建设)。

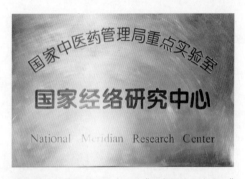

国家中医药管理局重点实验室"国家经络研究中心"的牌匾(1997)

1994年,"国家经络研究中心"确定了重点实验室的研究方向、人员配制、科研梯队、科研任务、管理办法等。该实验室主要研究方向

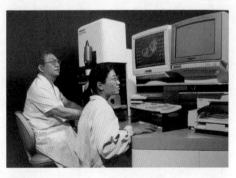

"国家经络研究中心"研究人员李瑞午(左1)等在做实验

包括如下几方面:①循经感传机制的研究;②经络脏腑相关及其联系途径的研究;③经脉循行线客观检测的研究;④经络、腧穴的诊断和疗法的研究;⑤经络文献的

研究。经络中心以朱兵、庄鼎为主要负责人,成员有李瑞午、刘瑞庭、高惠合、刘俊岭、罗明富、王志英、张守信、王萍萍等 ❶。

1996年,该实验室完成了大型仪器的购置、安装工作,如128导脑电地形图仪、ACAS-575激光共聚焦显微镜、离心机及临床生化检测设备等,它们均属于国际上20世纪90年代的先进设备,实现了部分科研仪器的高档次、高水准配置,为进行"九五"科研工作提供了尖端高技术的"硬件"支持,成为能承担国家重大课题、具有国内领先水平的现代化实验室。

1998年,本着既相对集中,又有利于大型设备管理的原则,对重点实验室的用房做了统一调整,并针对针灸所房屋现状有计划地分批分期实施。各有关实验室在申报"九五"攀登计划项目非常紧张的情况下,想方设法克服困难,根据针灸所的统一部署积极行动起来,按计划顺利完成了重点实验室的调整、装修、改建等工作。

2000年,"国家经络研究中心"各项软硬件准备均已完成,顺利通过国家中医药管理局科教司和专家组联合检查、验收,进入正常运行阶段。

(二)针灸学科成为国家中医药管理局重点学科

针灸研究所历来重视重点学科建设工作。根据针灸所的科研现状及今后的发展,确定以"中西医结合""针灸临床""针灸文献"作为这一时期学科建设的重点,并分别制定了各自的学科发展规划。

2001年,由针灸研究所牵头,联合中医研究院广安门医院,共同申报了局级重点学科"针灸学科"获得批准,并制定了学科建设规划,从实验研究、理论研究、临床研究三方面确定了5个研究方向:①经络学说的现代研究;②针灸基础理论研究;③针灸临床研究方法及疗效评价标准的研究;④针刺治疗精神神经性及老

---

❶ 据"国家中医药管理局重点研究室'国家经络研究中心'建设项目合同书"(1993年7月)。

年性疾病的临床研究;⑤灸法的研究 ❶。

经 2001 年申报,至 2002 年批准,中国中医研究院共有 13 个学科分两批被批准为局级重点学科,成为中国中医研究院发展过程中的又一项标志性工作;2003 年 3 月第二批重点学科包含针灸学科,确定针灸研究所邓良月、程莘农、朱兵为学术带头人,黄龙祥为学科带头人,晋志高、刘志顺为学科带头人助理。2003 年,为进一步明确本学科的优势研究领域和未来的重点发展方向,5 月和 11 月分别两次召开了由南京、上海、长沙、北京等地专家参加的针灸学科建设论证会。

2004 年 8 月,针灸所局级重点学科"针灸学科"核心成员与共建单位山东中医药大学、成都中医药大学、广州中医药大学、湖南中医学院、陕西中医学院等相关负责人在湖南长沙召开了"第一次中国中医研究院国家中医药管理局针灸学重点学科共建协作会会议",明确了学科建设总体规划、目标及共建内容,成立了"共建协调小组"。

(三)针灸生理实验室成为国家中医药管理局三级实验室

"针灸生理实验室"(现针灸机能研究室),最初为研究镇痛机制的生理学研究室一室(简称"生理一室"),首任主任为朱丽霞研究员,1993 年,朱元根任主任,陈正秋任副主任,生理一室更名为针灸生理研究室(即针灸生理实验室;生理学研究室二室更名为经络研究室)。2001 年,生理实验室的组成为:陈正秋任主任,成员主要有:方宗仁、朱兵、刘长宁、莫孝荣、贾卉、王光群、叶燕燕、吴国翼、徐卫东、荣培晶、石宏、李宇清 ❷。2003 年,针灸研究所"针灸生理实验室"获得国家中医药管理局三级实验室认证。2003 年 11 月,朱兵兼任生理实验室主任。

针灸生理实验室主要从事针刺镇痛原理和经络实质的研究,从感觉生理入

---

❶ 据《针灸研究所 2001 年年终总结报告》。

❷ 据针灸研究所"针灸生理实验室申报局三级实验室申报书"(2001 年 3 月 15 日)。

手,探索针刺对痛觉调制的生理学、病理生理学过程;探讨循经感传的感觉生理学过程,揭示牵涉痛与经络循经的关系。针灸生理实验室曾与上海医科大学、北京医科大学等单位一起,先后承担了国家"七五""八五"和"九五"攻关项目的子课题。攻关成果先后受到国家的表彰。针灸生理实验室还是"国家经络研究中心"的重要组成部分,是其主任及项目专家委员会委员所在单位,先后承担了国家"八五""九五"经络攀登项目的相关课题研究。

二、重大科研项目研究

(一)主持国家攀登计划"经络的研究"

1989年,在国家中医药管理局科技司的主持下,针灸所协助专家组对过去的经络研究情况进行了系统的归纳整理和认真细致的分析,并在此基础上征求了有关专家的意见。在国家科委重大课题评审会上,针灸所全面系统地介绍了"经络研究"的现状,实事求是地对经络研究的成果进行了评估,提出了下一步研究工作的思路和技术路线,为课题立项创造了有利条件。

1989年10月,国家科委将"经络的研究"项目列入国家攀登计划,这不仅是针灸界,而且是整个医学界的一项重大课题。1992年3月,该项目正式启动(经费461万);同年10月,国家科委聘任针灸研究所程莘农、福建省中医药研究院胡翔龙为"经络的研究"项目的首席科学家,批准了项目专家委员会人选,成立了项目专家委员会,并委托国家中医药管理局为该项目的实施部委;为此,国家中医药管理局成立了经络研究办公室,负责处理该项目的日常工作,办公地点设在针灸研究所。

1993年3月,"经络的研究"项目正式开展研究工作,针灸研究所承担的"经络的研究"项目课题有:循经感传现象形成机制的皮层生理学基础探讨(庄鼎),经脉与脏腑相关的规律性及其神经体液联系途径的研究(李瑞午、刘俊岭),"循经感传"跨神经节段性传递机制研究（朱兵），零磁空间内经络穴位、经络现象的磁特性研究（李志超）等❶。经过 3 年多的研究工作，"八五"攀登计划"经络的研究"项目于 1997 年通过结题验收，后开启"九五""经络的研究"延续性研究计划。

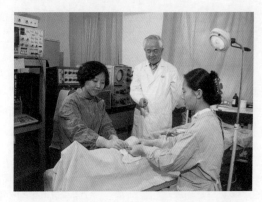

庄鼎（中）等在做循经感传现象形成机制动物实验

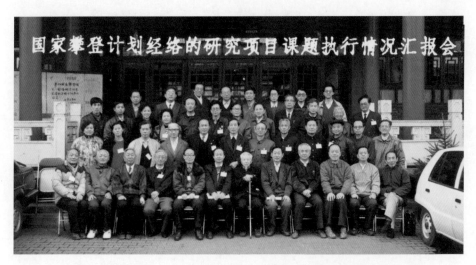

在天津召开的国家攀登计划"经络的研究"项目课题执行情况汇报会（1993 年 12 月）

　　1998 年 9 月，国家科委批准的"九五"攀登计划预选项目"经络的研究"开始正式实施（项目经费 475 万），聘任针灸研究所邓良月、中国医学科学院谢益宽为项目首席科学家。针灸所承担本项目的课题、专题（分课题）、子课题及相关负责人❷见表 5-1：

❶ 据国家攀登计划"经络的研究"项目结题验收材料（针灸研究所科教处档案资料，1997 年）。

❷ 据针灸研究所"九五""经络的研究"项目原始材料（包括项目合同书及项目验收课题编号表等）。

表 5-1 "九五"攀登计划"经络的研究"针灸所承担课题情况

首席科学家	课题名称	组长	专题名称	负责人	子课题	负责人
邓良月 ×××	循经感传活动的实质和结构基础的研究	×××	循经感传活动的实质和结构基础的神经生物学研究	×××	骨骼肌链与循经感传机制	朱 兵
			循经感传现象产生的神经生理学机理的脑功能性图像学研究	庄 鼎	循经感传现象产生的神经生理学机理的脑功能性图像学研究	庄 鼎
	经、穴与脏腑相对特异联系的外周、初级中枢通路及神经体液机理研究	黄龙祥 ×××	心包经、心经与心脏相对特异联系的躯体交感通路与体液机制研究	黄龙祥	心包经与心脏相对特异性联系躯体交感通路与体液机制研究	刘俊岭
			胃经与胃联系的外周、初级中枢神经通路和体液机理研究	×××	胃经与胃相关的物质基础及其机制的研究	李瑞午 晋志高
	经脉循行路线理化特性的研究	×××	体表红外辐射循经分布特征及其形成机理的研究	×××	循经温度显像的动物实验研究	张 栋
			循经低流阻通道及其信息传递意义的研究	张维波	循经低流阻通道及其信息传递意义的研究	张维波
	古代经络文献研究与现代经络研究史	邓良月 ×××	古代经络文献研究	黄龙祥	–	–
			现代经络研究史	朱 兵	–	–

"九五"攀登计划预选项目"经络的研究"于 2001 年 11 月 30 日通过结题验收。

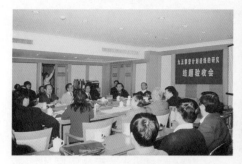
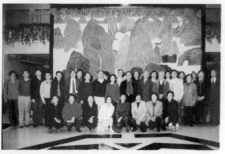

"九五"攀登计划预选项目结题验收会（2001年11月）

2002年,针灸研究所"经络的研究"项目取得了重要进展,荣获该年度北京市科学技术奖二等奖。其取得的研究成果主要体现在:在循经感传机理、经脉－脏腑相关的神经－内分泌机制、经络－脏腑机理与牵涉痛联系、中枢整合,以及经脉的理化特性,即在循经红外辐射及机理、经脉与脏腑相关研究等方面取得较大进展。在SCI收录的国际学术刊物上发表学术论文29篇,出版学术著作4部,并编写了《经络的研究十年》一书,在国际生命科学有关专业学术大会上发表特邀专题报告7次。本项目部分研究成果促进了临床医疗水平的发展,提高了针灸对心血管疾病、消化系统疾病的疗效,并获得专利技术4项,产生了一定的学术影响。

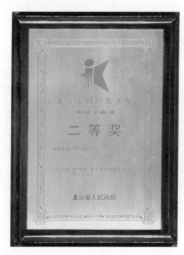

"经络的研究"获北京市科学技术奖
二等奖（2002）

（二）参与国家科技攻关计划"中医防治重大疾病的研究"

1991年开始,国家科技攻关计划对"中医防治重大疾病的研究"进行立项,针灸研究所承担两项课题,分别为:针刺麻醉和针刺镇痛的研究,由陈正秋主持其中"粗纤维传入及运动皮层在针刺镇痛中的作用及递质机制"研究;中医药对心血管病的防治研究,由孟竞璧等主持其中的"针刺治疗心肌梗塞合并休克的实验研究"❶。

1995 年 3 月,由陈正秋、朱丽霞、方宗仁等完成的"粗纤维传入及运动皮层在针刺镇痛中的作用及递质机制"荣获中国中医研究院中医药科学技术奖二等奖,1996 年获国家中医药管理局中医药基础研究奖二等奖。该课题通过研究发现:针刺激活粗纤维传入,通过嘌呤类递质在脊髓突触前水平的介导

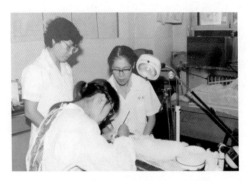

陈正秋(左 1)等在做针刺镇痛课题研究

以及在脊髓水平介导和加强吗啡镇痛的突触前抑制而产生镇痛作用,为进一步阐明针刺镇痛原理提供了新的科研资料。

1996 年,针灸研究所"针刺麻醉和针刺镇痛的研究"研究团队获得国家"八五"科技攻关重大科技成果奖。

1998 年,陈正秋等又获批"九五"攻关延续性课题项目"优化针药复合治疗腰腿痛和术后痛的临床实验研究"。

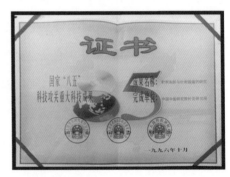

针灸研究所获得国家"八五"科技攻关重大科技成果奖(1996)

---

❶ 据针灸研究所"八五"国家科技攻关计划专题合同书。

三、基本科研项目研究

(一)实验研究

针灸研究所于 1993 年设立了基础医学办公室,其隶属于科医教处,以加强对基础科研工作的宏观管理,刘俊岭为基础医学办公室主任,叶燕燕为秘书。同时,针灸所还重新组建以学科划分的基础研究室,其名称及构成如下:

(1)经络研究室:庄鼎为主任,刘俊岭为副主任,包括庄鼎、刘俊岭、刘瑞庭、李志超、高惠合、张栋等 6 个课题组。

(2)针灸分子生物学及生化研究室:王友京为主任,赵湘杰为副主任,包括王友京、赵湘杰、崔仁麟、张庭均等 4 个课题组。

(3)针灸生理研究室:朱元根为主任,陈正秋为副主任,包括陈正秋、朱丽霞、方宗仁、朱元根、黄坤厚、朱兵等 6 个课题组。

(4)针灸形态研究室:李瑞午为主任,罗明富为副主任,包括李瑞午、陶之理、罗明富、刘金兰、文琛、王志英等 6 个课题组。

此外,针灸所还设立基础技术组:王志英为组长,张守信、董晓彤、陈淑萍为副组长❶。

当时,针灸研究所实验研究能力与水平居全国领军地位,不仅承担国家攀登计划多项课题,还从国家自然科学基金委员会、国家中医药管理局等获得多项项目资助;在研究内容的体现上,既有集中性研究(主要为"经络研究"及"针刺镇痛研究"),又有丰富、个性的研究方向与思路。这一时期,针灸所还积极改进实验条件,陆续购置了一些大型仪器设备,如 ACAS-575 激光共聚焦显微镜(1996)、全细胞膜片钳记录仪(2002)、激光多普勒检测仪(2003)等,2001 年制定了《针灸研究所大型仪器使用管理办法》,以提高大型仪器的使用率。

---

❶ 引自针灸研究所 1993 年 26 号文"关于设立基础医学办公室,组建基础研究室及技术组的通知"。

1. 经络现象与实质及脏腑联系规律研究

在这一时期,朱兵对"循经感传"跨神经节段传递的生物学基础、张维波对人体经络体表循行线与组织液关系、李志超对经络磁特性均进行了系列研究;孟竞璧、田嘉禾于1998年著成《十四经脉显像探秘——卫行脉外小分子循经运输通道系统的研究》;张栋在循经与经脉联系方面开展了针灸红外热成像显示研究,取得了一系列成果与奖励。

针灸研究所曹庆淑、朱元根、刘俊岭、晋志高、孟卓、荣培晶等在经脉、经穴与脏腑联系规律相关研究方面均开展了积极的工作,获得了国家科研课题的资助。其中,曹庆淑主持的"心包经内关-心脏相关及联系途径Ⅱ"(1992)、朱元根主持的"交感神经和肾上腺在内脏-耳穴反应中的作用"(1993)分别获国家中医药管理局中医药科学技术进步奖二等奖;由刘俊岭、罗明富、文琛等参与完成的"心包经-心脏相关的规律及联系途径的生理学与形态学研究"获中华医学科技奖三等奖(2001)。

此外,朱兵还开展了耳针-耳甲迷走神经刺激疗法用于调节内脏和自主神经功能的研究。

2. 针刺镇痛与防治疾病的机制研究

除了国家攻关计划"针刺麻醉与针刺镇痛的研究",针灸研究所还陆续承担了国家自然科学基金项目、国家中医药管理局项目等多项针刺镇痛机制研究的相关课题,在防治疾病的机制方面也有很多研究。

针刺镇痛机制方面,陈正秋、朱丽霞、刘乡、方宗仁、朱兵等分别从皮质各区对丘脑下行调节的关系及递质基础、尾核在皮层对束旁核调节中的递质和受体机制、P物质在脊髓痛觉调制、大脑皮质及某些核团中缝大核下行痛抑制机制的调控、中枢下行性兴奋系统、延髓背侧网状亚核在伤害感受、节段性机制与全身性机制等多方面开展动物实验,深入探索针刺镇痛作用原理。其中,刘乡主持的"大脑皮层及某些核团中缝大核下行痛抑制机制的调控及其在电针镇痛中的作用研究"获国家中医药管理局科技进步奖一等奖(1993);朱丽霞、陈正秋、朱兵也获得一定的成果奖励;由朱兵、徐卫东、荣培晶、贾卉、高昕妍完成的"针刺镇痛的节段性机制与全身性机制"曾在以色列"国际神经科学大会"作主题演讲(2004)。

针刺防治疾病原理与机制研究方面,陶之理、朱丽霞、黄坤厚、张霆钧、王友京、李瑞午、朱兵、晋志高、喻晓春、景向红等分别在灵长类脊髓损伤、糖尿病性神经病变、休克肾、肿瘤抗药性影响、吗啡戒断、保护心肌与神经、刺激下丘脑分泌促性腺激素、保护缺血性损伤心肌、防止学习记忆障碍等方面开展针刺效应机制的实验研究;张栋对针灸效应还开展了红外热成像显示研究。

3.《针灸的科学基础》出版

1998 年,朱兵编著的《针灸的科学基础》由青岛出版社出版。全书以实验生物医学为主线,结合其多年针灸现代研究的经验与认识,引用大量文献资料,探讨针灸的科学基础,是当时该领域国内外领先的开创性学术著作。

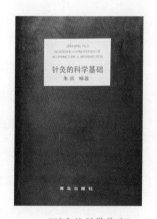

《针灸的科学基础》

全书对针灸医学的科学基础与原理进行了全面、深入的研究,系统阐述了中西医学的差异、针灸效应的传入系统、针灸触发的反应系统、针刺镇痛原理、经脉脏腑关系的生理病理联系、针灸治疗的病理生理学基础及经络现象的科学阐释。其中,针灸效应的传入系统以及经络现象的研究,对经络和穴位的实质研究无疑大有裨益,其中运用现代科学技术及方法对古老中医针灸医学的研究方法和思路,非常有启发意义 ❶。

（二）文献研究

针灸文献研究是针灸所科研工作的一项重要内容,其学术实力一直处于国内相关领域领先地位。1991 年,针灸文献研究室主任王德深退休,由黄龙祥接任主

---

❶ 据吴富东《纽带:〈针灸的科学基础〉的贡献》(《山东中医杂志》,1998 年 8 月,第 384 页)。

任。这一时期,针灸文献研究的工作亮点主要体现在"中国针灸四大通鉴"、《中国针灸学术史大纲》的出版,以及针灸标准化工作等。

1. 针灸古籍文献整理与研究

1993—1996 年,由邓良月、黄龙祥、王德深共同主编的中国针灸"四大通鉴"出版,包括《中国经络文献通鉴》(邓良月)、《中国针灸穴位通鉴》(王德深)、《中国针灸证治通鉴》(邓良月、黄龙祥)、《中国针灸刺灸法通鉴》(黄龙祥)四部书籍。中国针灸"四大通鉴"先后获得 1996 年第十届中国图书奖、1997 年第三届国家图书奖、2000 年度北京市科学技术奖三等奖。1996 年 12 月,黄龙祥主编的《针灸名著集成》正式出版。自 1997 年开始,针灸研究所承担国家古籍整理出版"九五"重点规划项目《针灸古典聚珍》的版本收集、批注、排校、统稿和《中国古籍提要》中针灸古籍提要的编审工作;1998 年完成 56 种针灸古籍共

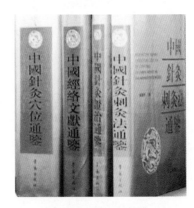

中国针灸"四大通鉴"

800 余万字的编校。2000 年,王德深出版《中国针灸文献提要》一书。2004 年 7 月,针灸所承担的科技部基础性工作专项"中国针灸典籍类聚"(邓良月主持)通过验收。2005 年,由黄龙祥主编的《中国针灸史图鉴》正式出版。

除了针灸古籍文献的整理与研究之外,针灸文献研究室还承担了针灸理论、针灸文物、穴典等国家课题的研究工作。如黄龙祥 1997 年主持"十二经穴主治的形成,演变及其规律性研究"课题,2001 年承担"针灸文物保护与针灸图库建设"项目;邓良月主持"针灸优势病种的文献分析与临床调查"(2001)、"《中华人民共和国针灸穴典》研究"专项(2002)、"针灸在世界各国应用、地位及其共享资源的调查与分析"(2004)等。2004 年,由黄龙祥、邓良月、徐文斌等参与的"明正统仿宋针灸铜人的鉴定与仿制",荣获中华中医药学会科学技术奖三等奖,中央

电视台 10 频道"探索发现"为本课题制作了 120 分钟 3 集专题电视片,先后 4 次播映,在国内外引起了很大反响。

2. 针灸标准化研究

在针灸研究所未成立"针灸标准化中心"之前,针灸标准的研究工作主要由针灸文献室负责进行。1992 年由邓良月等完成的"针灸经穴部位的标准化研究"项目获国家中医药管理局科技进步奖一等奖。1998 年,邓良月主持"针灸穴位术语标准化"研究,1999 年出版

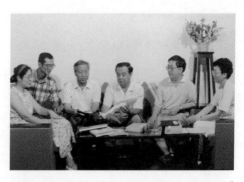

邓良月(右 3)主持的"针灸经穴部位的标准化研究"项目获国家中医药管理局科技进步奖一等奖

了《国家标准经穴部位挂图》,其中穴位名称全部采用 WHO《标准针灸穴名》的名称。2000 年 6 月,针灸研究所完成了 WHO 批准的"国际标准化针灸术语研究"合作项目。2001 年,邓良月主持"经穴主治国家标准"项目。2003 年,针灸研究

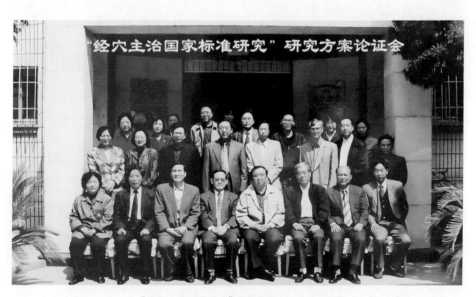

"经穴主治国家标准"研究方案论证会(2001)

所前所长王雪苔、所长邓良月以及黄龙祥等专家重点参与了"经穴定位国际标准"的研究工作，并多次主导标准制定的国际话语权。

3.《中国针灸学术史大纲》出版

2001年，黄龙祥所著的《中国针灸学术史大纲》由华夏出版社出版，该书以针灸学术发展为本位，以经络、腧穴、刺灸法、治疗理论为纲，以医家著述为目，全面阐述了中国针灸学术发展的历史进程，系统考辨了针灸发展史中的重要学术问题，是一部具有开创意义的针灸学术史研究专著。

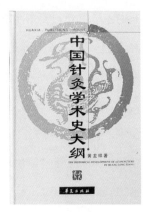

本书在写法上进行了大胆的探索，首先以"引论"开篇，总览通观，勾勒出了针灸学术发展的全景；而主体部分则以专题为主线，条分缕析，翔实考辨了针灸学术思想的源流。该书荣获2003年度中华中医药学会科技进步奖一等奖。该书出版后在国内外学术界引起很大反响，出版不到一年，即在我国台湾省出版了繁体字版，2005年又出版了韩文版。

《中国针灸学术史大纲》

（三）临床研究

在针灸临床科研方面，针灸研究所医师除了日常诊疗工作外，还开展了基于多元化视角探索的临床研究课题，如吴中朝、杨金洪、刘家瑛、张桂芝、任小群、薛立功、王昕耀、曹建萍、王宏才、黄涛、王京京等，通过不同选穴和应用不同针灸方法等，在预防胃镜检查消化道副反应、防治恶性肿瘤放化疗副反应、治疗子宫收缩乏力、海洛因成瘾患者稽延性戒断症状、帕金森病、膝骨性关节炎疼痛、乙型肝炎（慢性携带者），提高西药治疗不稳定型心绞痛疗效，改善乳汁不足、分娩痛、慢性疲劳综合征等方面，展开临床疗效观察和评价研究；另外，胡卫国还进行了经穴按摩及探寻诊疗技术的临床研究。

第二节 医疗工作

一、基本条件与内涵建设

1991—2004 年,针灸研究所门诊部基本条件一如往前,门诊面积狭小,诊室拥挤,条件简陋,整体发展受到很大限制。1997 年 12 月,针灸所曾将药厂 16 号楼部分闲置房间作为门诊部中医科的房屋使用,但经营时间维系不久。后来,为改善门诊部经济条件,针灸所还引进了诊室承包机制。

在硬件条件未能得到明显改善的情况下,针灸所门诊部重视加强规范管理及内涵建设:1996 年,为提高医疗技术、更新知识结构,选派了 30 名医生到北京市各大医院进行专科进修学习;1998 年,按照"纠正医药购销中不正之风"的工作部署,完善了药品管理与采购,被国家药品监督管理局认定为合格单位;2003 年,完成北京市医保要求的"计算机医疗管理系统"的安装、调试及试运行,实现了挂号、划价、收费、发药一条龙服务;2004 年被批准为"北京市医保定点单位",并通过东城区卫生局、医学会的评审验收。这一时期,针灸所门诊部努力发展专科专病,突出针灸特色。

二、科室设置与临床医疗

1991 年,针灸所对门诊部进行了部分机构调整:将原医务处撤销设门诊办公室(主任为张淑文),隶属于科医教处;临床科室主要包括:4 个针灸治疗研究室(第三治疗研究室陈忠印接彭悦任主任,其他未变)、2 个针法研究室(郭效宗、王秀馥为主任)、灸法研究室、腧穴研究室、中医内科研究室、气功研究室(张洪林接焦国瑞任主任)、中日国际针灸推拿诊所、微循环组、耳针组、骨质增生组、皮科、儿科、口腔科、眼科、肛肠科、按摩科 ❶；新建运动系统疾病针灸研究室，钱轶显为主任 ❷。

1992年，针灸研究所门诊部开始与北京东城区建立横向联合医疗点，形成了专题门诊、业余门诊、专家门诊、横向联合、家庭病床等门诊类别。1993年，针灸所修缮了门诊大门，并在原二层楼的基础上加盖一层作为实验用房；这一年，门诊部还开办了特色门诊，使用特殊仪器和药物进行治疗。1994年，横向联合点和家庭病床已经成为针灸所门诊服务的重要组成部分，横向联合门诊量为35 844人次，占总门诊量的1/3以上。1995年，门诊部还增开了气功锤疗诊室，专治眼病，全年共收治眼病患者14 494人次。1998年，针灸所门诊部因特殊原因停诊，半年后重新开诊。1999年起，门诊部通过改善就诊环境、设立导医服务、开展义诊活动（如仅2000年一年即义诊20多次）等方式，积极创造条件，增加门诊量；取消了骨质增生科，新增了"经筋病""药物依赖""经络诊疗""头针"等科室，并增设了"家庭医疗科""外宾医疗室"等。2003年，针灸所门诊部通过对外协作引进了"中风单元疗法"。

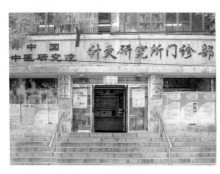

针灸研究所门诊部（1993）

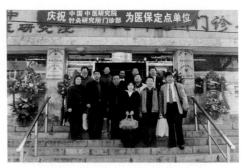

加入北京市医保定点单位（2004年1月）

---

❶ 据《针灸研究所1991年年鉴》记载。

❷ 据针灸研究所(91)针(人)字第12号文件。

三、全国老中医药专家学术经验继承工作

针灸研究所有 3 位"全国老中医药专家学术经验继承工作指导老师",值得被时代及历史铭记,他们是程莘农(第一批,1991)、郭效宗(第一批,1991)、李传杰(第三批,2002)。

程莘农,1921 年出生于江苏淮阴的中医世家,1976 年调入针灸所,擅长以"程氏三才针法"等治疗中风病、痛痹、郁证、胃脘痛、耳聋、气瘿、膝关节痛、消渴等疾病。

郭效宗,1924 年出生于甘肃会宁,1952 年至针灸所(针灸疗法实验所)工作,师从朱琏,提倡短针连刺,善用皮下留针法、拔罐法,擅长"针灸有效点疗法"治疗甲状腺疾病、神经与精神系统疾病等各类疑难杂病。

李传杰,1928 年出生于吉林通榆,1962 年调入针灸所,师从孙振寰,擅长以中西医结合、针药并用治疗各种心血管疾病。

这 3 位名老中医坚持在针灸临床一线几十年,勤勤恳恳,兢兢业业,医术精湛,医德高尚,求医者络绎不绝,活人无算,深受广大患者及家属爱戴。他们不仅是针灸所门诊部的"所宝"名医、京城名医,在全国也享有盛誉。

第三节 教育工作与人才培养

针灸研究所历来重视针灸教育与人才培养工作,不仅培养了大批硕士、博士研究生,还设立了博士后流动站及开展名老中医师承工作,在与北京中医药大学针灸骨伤学院所系合并期间还承担了针灸系本科生的教育工作。此外,在职职工继续教育与国内针灸培训也稳步发展,成果丰硕。

一、研究生与本科生教育

（一）研究生学位授予和导师队伍建设

针灸研究所于 1992 年底开始招收外籍研究生；1994 年首次招收在职研究生；2001 年开展临床专业学位研究生的培养工作；2004 年开展同等学力人员申请硕士学位的培养和授予工作。

这一时期，针灸研究所设置了"中西医结合基础"和"针灸推拿学"两个专业，招收博士研究生（研究方向主要有：针灸的作用机制、针刺镇痛机制研究、针灸的神经解剖学与生物学基础、针灸及经穴脏腑相关的神经机制、针灸史及文献研究、针灸教学与临床等）、硕士研究生，先后拥有博士研究生导师 10 余人、硕士研究生导师近 30 人；共培养（毕业）博士研究生近 20 名（包括外籍博士 2 名，日、韩各 1 名），其中有些成为当今针灸界的骨干人才，比如针灸所现任所长景向红等。此外，共培养（毕业）硕士研究生 30 余名。

（二）本科生教育

1997—1999 年，针灸研究所与北京针灸骨伤学院针灸系合并，承担了本科生教育工作。1997 年顺利通过了国家教委组织的新建院校系科教学质量评估验收工作。这期间，圆满完成本科 7 门课程的教学任务，同时，针灸系各教研室还积极配合学院国际培训部和所国际培训中心，完成外事教学任务。2000 年，北京针灸骨伤学院与北京中医药大学合并，与中医研究院彻底脱钩，针灸所的本科生教育工作就此中止。

二、博士后流动站与中医师承工作

（一）博士后流动站工作

1995 年，人事部和全国博士后管理委员会批准中国中医研究院设立"中西医结合学科"第一个博士后流动站。根据中医研究院统一部署,针灸研究所先后组建了博士后领导小组、专家评审委员会和办公室(办公室人员由人事处和科教处共同组成),并制定了《博士后流动站管理工作规定》和《在职人员申请博士后规定》,积极进行博士后培养工作。1997年及2003年,田德全(合作导师为朱丽霞)、李成伟(合作导师为晋志高)陆续进入博士后流动站,并分别于2000年、2005年顺利出站。

(二)名老中医师承工作

为了更好地继承和发扬中医药学术,根据人事部、卫生部、国家中医药管理局人职发〔1990〕3号文件《关于采取紧急措施做好老中医药专家学术经验继承工作的决定》精神,中国中医研究院采取自下而上推荐的办法,遴选出19名老中医药专家(第1批),针灸研究所程莘农(所带徒弟:常宝琪)、郭效宗(所带徒弟:王秀馥、张耀华,两位弟子于1994年编著出版《郭效宗针灸有效点疗法》

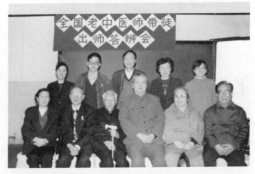

程莘农、郭效宗全国名老中医师带徒出师答辩会合影

一书)入选。1991年9月10日,中医研究院隆重召开师承制教育拜师大会,这标志着名老中医专家师承工作正式开始。第1批师承工作于1995年顺利结束。

2002年,第3批全国老中医药专家学术经验继承遴选工作启动,针灸研究所李传杰(所带徒弟:曹建萍,于2006年毕业出徒,现任中国中医科学院针灸医院中医内科主任)入选。2003年2月,拜师大会在中国中医研究院基础研究所召开。

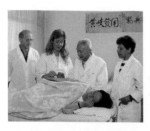
程莘农临床带教

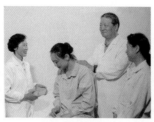
郭效宗临床带徒
王秀馥(左1)、张耀华(右1)

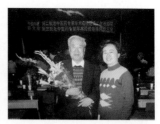
李传杰与徒弟曹建萍合影

三、继续教育与社会教育

(一)职工继续教育

为了提高职工专业知识及素养,改变知识结构,加速人才成长,针灸研究所开展了一系列丰富多彩的职工继续教育活动,主要包括:①派出专业人员到西医院或国外进修学习,如1996年派出30名职工到中日友好医院、北京医院等进修学习;②鼓励在职人员攻读研究生;③举办外语(如德语、英语)、党政学习班;④举办各类讲座,如"针灸科研论文写作指导"

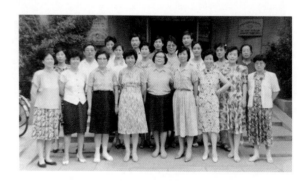
第十一届针灸研究所职工英文班结业(1991)

讲座、医疗讲座、国内外科研学术讲座、计算机基础知识讲座等。

(二)国内针灸培训

1993年,针灸研究所经东城区成人教育局批准,正式成立了"针灸研究所针灸培训学校",开展各种针灸培训,使针灸所的中医针灸教育培训更加社会化与专业化。针灸培训学校从 1993 年 3 月开始招生,这一年共开办了"针灸学习班"8 期、"推拿气功班"4 期,为全国各省、市培训了基层卫生人员 550 余人。1996— 2004 年,针灸培训学校共举办各种针灸班、推拿班、经筋班、中医美容班等 100 多期(如"全国高级针灸进修班""经筋疗法特种针临床运用传授班""全国针灸临 床科研方法与技能培训班"等),培训基层卫生机构人员 2500 余名,为针灸在全 国的普及、推广和提高做出了应有的贡献。

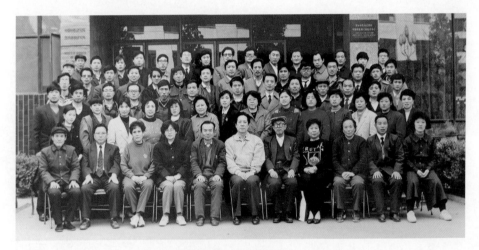

第一届全国高级针灸进修班合影(1993 年 3 月)

2002 年,针灸研究所又将"针灸研究所针灸培训学校"更名为"北京世针传 统医学培训中心"。此外,针灸研究所门诊部每年都接收来自全国各地的进修生, 为提高全国基层医院针灸临床水平发挥了重要作用。

第四节　国际培训与交流合作

国际针灸培训为外国医生提供针灸培训机会,不仅是中医针灸对外交流的平 台、弘扬针灸医术的窗口,也是针灸所事业发展的重要方向。针灸所于 1994—

1995年对国际针灸培训中心大楼进行了维修改建,改善了教学环境,提高了接待能力,使对外针灸培训工作更上一个台阶,取得了良好的社会效益和经济效益。针灸所还通过世界针灸学会联合会与WHO建立传统医学合作中心等机构的工作以及接见外宾来所访问、派遣针灸专业人员出国交流讲学、与国外机构开展针灸医疗合作等多种形式,进行针灸国际化的交流,促进了针灸对外传播,使针灸成为中医率先走向世界的一张名片。

一、针灸国际培训

(一)基本情况

从20世纪90年代至2004年,国际针灸培训中心发挥中医针灸传统优势,积极开展国际针灸培训工作,取得了较好的社会效益和经济效益。国际针灸培训中心已为全世界数十个国家和地区(如巴西、德国、意大利、瑞典、英国、日本、挪威等)培训针灸医师几千人;学员绝大多数都是医生及医学院学生,也有理疗师、麻醉师、护士等;办班形式主要是中短期培训班及多样化进修班等。这为针灸在世界上的普及、推广和提高发挥了积极作用。

1995年,针灸所对国际针灸培训中心教学楼完成了

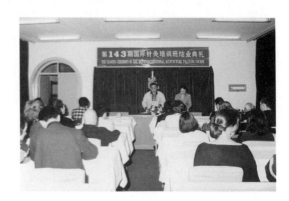

邓良月所长在第143期结业典礼上讲话(1998)

维修,国际针灸培训中心的"硬件"得到很大改善,教室由原来的3个增加到9个,宿舍床位由原来的26张增加到83张,接待能力明显增强。同时,针灸所加强师

资和翻译队伍(中医专业翻译,包括英语、德语、西班牙语、法语、朝鲜语、日语、意大利语、俄语共8个语种)的建设,不断提高教学质量,为外籍学员创造更好的学习条件。学员人数由原来年均300人左右,上升到年均550人左右。

2001年,针灸所完成与英国合作编写网络教材(20万字),制作了30集多媒体网络教材视频;配合国际培训中心教学制作了《中国针灸教材》多媒体软件,为国际培训中心对外教学提供素材及现代化教学手段。针灸多媒体教材和软件的制作,也为外国学员通过互联网学习针灸提供了便利,加速了针灸学术在国外的传播。2004年,邓良月主编的《国际针灸学教程》由华夏出版社出版,促进了针灸国际培训的发展。

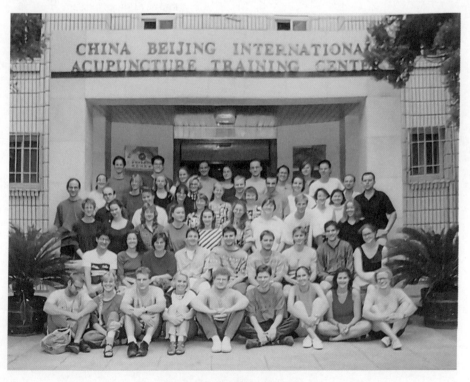

国际针灸班学员结业合影(1998)

（二）20 周年庆典

1995 年 4 月 23 日,中国北京国际针灸培训中心在天伦王朝饭店颐和大宴会厅举行 20 周年庆典。卫生部副部长、国家中医药管理局局长张文康,世界针灸学会联合会主席陈绍武,中国中医研究院领导房书亭、张瑞祥、高德、赵田雍,原院所领导及国内中医界专家、学者等 121 人出席庆典会。参加庆典会的还有来自澳大利亚、加拿大、英国、法国、奥地利等 18 个国家和地区的 97 名国外针灸界代表和学员。国务委员彭珮云、卫生部部长陈敏章、国家中医药管理局局长张文康、中医研究院院长傅世垣等领导和专家,以及世界卫生组织总部传统医学项目官员张小瑞、WHO 西太区办事处传统医学项目官员陈恳、WHO 驻华代表季卿礼等均为庆典题词或致贺信。针灸所所长、培训中心主任邓良月作工作报告。张文康、陈绍武、张瑞祥、教师代表、外宾代表分别在会上讲话。

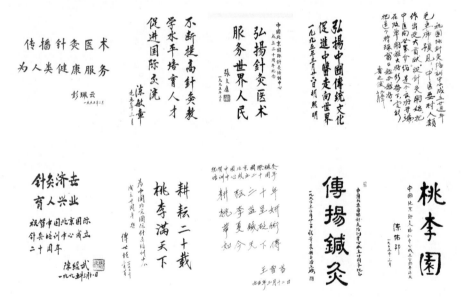

20 周年庆典题词

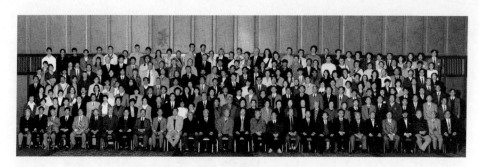

培训中心成立 20 周年大会合影（1995）

二、对外交流与合作

在上级部门和领导的大力支持下，针灸所利用一切机会，积极开展对外交流与合作，促进了针灸走向世界，也让世界更加了解针灸。这些交流形式包括：重点参与世界针灸学会联合会工作、外宾来针灸所参观访问、针灸所派遣人员出国交流讲学、开展针灸医疗的国际合作等。

（一）重点参与世界针灸学会联合会工作

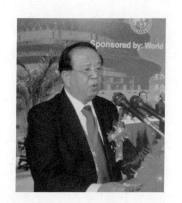

1991—2004 年，针灸研究所重点参与世界针灸学会联合会（简称"世界针联"）的各项工作，是这一时期的特色之一。针灸研究所邓良月所长历任世界针联第二、三、四届秘书长，第五、六、七届主席，对世界针联投入了大量的精力与心血，为针灸走向世界发挥了重要作用。针灸所部分职工也参与世界针联的很多工作，包括组织会议、学

邓良月在世界针灸学会联合会大会讲话

术交流、教育培训等。如 1999 年 12 月，黄龙祥赴韩国担任世界针联举行的针灸水平考试的执考官。

1997年11月,由针灸研究所承办的世界针灸学会联合会成立十周年大会在北京会议中心隆重举行,来自31个国家和地区的1650余名代表参加了大会,会议主题为"新世纪的针灸医学"。针灸所承担了大会的筹备、组织、管理等工作,编撰学术论文集。2002年11月,针灸研究所还承办了世界针灸学会联合会成立十五周年纪念活动,编辑出版《世界针联成立十五周年纪念画册》。这些大型活动的举办和承办,大大增

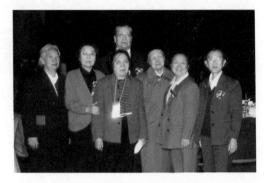

出席世界针灸学会联合会十周年大会的针灸所老同志
左起:曹庆淑、王特、文琛、白国云、郭效宗、葛子、朱丽霞

加了针灸所人员的凝聚力,对全所形成爱所敬业的良好精神风貌起到很大的促进作用。

(二)外宾来针灸所参观访问

随着针灸热的不断升温,世界各国的针灸医术爱好者越来越渴望到中国来进行实地考察。为顺应这一形势,针灸所积极应对,敞开大门,接待很多来访和参观的外宾,其中不仅有专业人员,还有一些政府代表团,如保加利亚医学科学院院长彼特克·乌祖诺夫和卫生部国际合作司司长H.瓦西里列夫斯基(1991年9月)、瓦努阿图共和国总理(1993年3月)及卫生部部长梅特山(1996年9月)、泰国卫生部部长蓬攀·堪瓦达那(1993年5月)、奥地利针灸协会主席Dr. Helmut Nissel(1994年3月)、土耳其卫生代表团(1994年5月)、马耳他内务和社会发展部副部长诺迪(1994年6月)、新加坡卫生部部长杨荣文(1995年4月)、以色列传统医学院校长(1997年8月)、德国下萨克森州地方长官(1998)、菲律宾参议院副参议长胡安及李松年(2004年5月)、世界卫生组织东南亚地区进修项目

主任 Dr. Mohammad(2004)等。

(三)派遣人员出国医疗、交流与讲学

这一时期,针灸研究所派出了大量的专家学者赴海外开展针灸医疗工作或学术交流及讲学。如:1991 年,针灸研究所向比利时、意大利、日本、马来西亚、菲律宾、美国和南斯拉夫等国家派出医疗讲学团,其中郭效宗在日本、程莘农在南斯拉夫产生较大影响。1994 年,针灸研究所共推荐和派出 12 人赴韩国、新加坡等地参加国际针灸学术研讨会和亚太地区生理学、神经科学等国际性学术会议。1995 年,针灸研究所共推荐和派出 11 人次参加德国、挪威、马来西亚等地国际性针灸学术会议或针灸学术交流活动;还派出周允娴、郭文瑞、刘陶新、王秀馥、胡金生、张鸥等前往南斯拉夫从事临床医疗。1996 年,针灸所先后派出刘家瑛、刘爱华、胡金生、杨金洪、王昕耀、任小群、尹秀琨、谢任禹、莫英伟、庄家秀等赴德国(布拉姆舍医院)针灸治疗中心开展教学与医疗工作。1997 年,蒋达树被派往斯里兰卡给总理班达拉奈克夫人治病,经中医针灸治疗 3 个月,取得很好的疗效。1998 年,针灸所外派 30 人次前往 15 个国家和地区从事医疗讲学、科研交流或参会。1999 年底和 2000 年,钱轶显先后 3 次到印度尼西亚为总统夫人治疗双下肢截瘫,患者经数次针灸后即能独自站立,扶双拐行走,之后获赠总统夫妇致谢

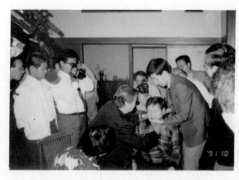

郭效宗应邀赴日本讲学,并为其民众针灸治病(1991 年 10 月)

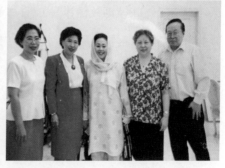

钱轶显(右 2)赴印度尼西亚为其总统夫人(右 3)针灸治病,康复后合影

礼品——精品木雕（捐赠给针灸所收藏）。2002年，针灸所先后派出胡金生、王彤、魏立新、杨金洪、艾红兰等赴孟加拉国中孟诊所（针灸所与孟加拉国的合作点）开展针灸临床医疗；还派出薛立功、张海荣、郭文瑞、李燕燕等赴印度尼西亚中印诊所（针灸所与印度尼西亚的合作点）开展医疗活动。2004年，针灸所派出刘朝晖前往挪威进行针灸培训及学术交流。诸如此类的对外交流活动很多，大大促进了针灸在国际上的交流与传播。

（四）开展针灸医疗的国际合作

自1996年以来，针灸所发挥中医针灸优势，积极与世界各国、各地区开展中医针灸的医疗合作，先后与埃及、德国、挪威、新加坡、日本、俄罗斯、印度尼西亚、瑞士、荷兰、越南、沙特阿拉伯、阿联酋、巴西等十多个国家进行了比较深入的洽谈，并开展相关针灸医疗活动，针灸所派出的医师均受到当地民众的欢迎，对推动针灸走向世界产生了积极影响。1998年，针灸所外派30人次前往15个国家和地区（如埃及、坦桑尼亚、南斯拉夫等）开展针灸医疗。2002年5月，针灸所还与孟加拉达卡跨赛集团共同创办合资中医医院，正式挂牌运营，并派出4名医生在针灸诊所工作，该医院有50张病床，日门诊量200人次。

早在1984年8月，针灸研究所即与日本日中交流医学协会共同合作开办了中日国际针灸推拿诊所。诊所自开办以来一直担负着外宾医疗任务，在1984—1994年（1994年因故停诊）的10年间，共收治患者1万多人次。中日国际针灸推拿诊所在开展对外医疗，使中国传统医学为世界患者服务，推动中国传统医学走向世界方面起到了很好的作用，对我国的对外开放事业是有贡献的❶。

---

❶ 据针灸研究所1992年第9号文件"针灸研究所关于继续与日方合作开办中日国际针灸推拿诊所并就此事与日方商谈签约的请示"。

第五节　针灸期刊的发展

这一时期,针灸研究所期刊工作稳步发展,《中国针灸》《针刺研究》均取得可喜的成绩;《世界针灸杂志》创刊,成为针灸所创办的第 3 种杂志。

一、《中国针灸》与《针刺研究》

(一)《中国针灸》杂志

1992 年,《中国针灸》被评为《中文核心期刊要目总览》(由北京大学图书馆等评定)中国医学类核心期刊;1995 年,与英国英美针灸医学发展基金会合作,创办了《中国针灸》(英文版)——*The International Acupuncture Journal*(《针灸世界》,1995—2004);1996 年,由双月刊改为月刊;1998 年,与西班牙诺娃萨恩公司合作,创办了《中国针灸》(西班牙文版)——*Enner Qi*(1998—2002);1999 年,入选《中国科技论文统计源期刊》;2000 年,第一届编委会成立,胡熙明任主任,并开始出版光盘合订本,创办网络普及版;2002 年,被美国《化学文摘》(CA)收录;2004 年,被收录为中国科技核心期刊,同年引进了科技期刊管理软件,初步完

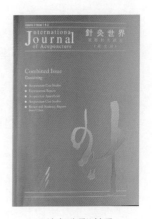

《针灸世界》封面

成编辑审稿网络化,并逐步建立全国范围的审稿专家库❶,这一年还重新设计了封面,由古代经络图改为针灸铜人,形成了沿用至今的封面风格。

这一时期,《中国针灸》历任主编分别是王本显(1991—1992)、魏明峰

---

❶ 据邓良月,刘炜宏"勤奋耕耘 励精图治 竭诚奉献——纪念《中国针灸》杂志创刊 20 周年"(《中国针灸》,2001 年第 8 期)。

（1992—1994）、王居易（1995—1997）、邓良月（1997—2004）。《中国针灸》在国家中医药管理局组织的两次中医药优秀期刊评比中分别获得二等奖（1995）、一等奖（2000）。《中国针灸》编辑部经常组织学术交流活动，举办多种专题研讨会，1994年开始，每年主办一次学术年会，每两年组织一次"全国针灸科研与临床研讨会"，并将会议交流中的优秀文章汇编成册，以增刊或论文集形式出版，增刊最大限度地发表自然来稿中的优秀论文；并主办或合办各种主题的针灸培训班，尤以针灸专长班、高级针灸进修班受到广泛欢迎。

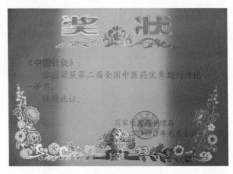

《中国针灸》杂志荣获"第二届全国中医药优秀期刊一等奖"

（二）《针刺研究》杂志

1991年，《针刺研究》编辑部参与了"全国针刺麻醉与针刺镇痛学术研讨会"的筹备工作，并为该会出版了论文选编。1992年，第一届编委会成立，黎春元任主任；入选中国自然科学核心期刊。1994年，承担第五届"全国针刺镇痛与针刺麻醉学术讨论会"的学术组工作，包括完成征集稿件、组织翻译、编辑加工、出版论文集等工作。1999年3月，国家新闻出版署同意增加中国针灸学会为《针刺研究》的联合（第二）主办单位。这一时期，《针刺研究》历任主编分别是：马廷芳（1976—1992，后为名誉主编），陆卓珊（1993—2000），黄龙祥（2001—2004）。

二、《世界针灸杂志》创刊

1991年，国家科委批准创办《世界针灸杂志》（季刊）。1991年5月3日，

中国中医研究院下达批复文件,同意针灸研究所与世界针灸学会联合会联合主办
《世界针灸杂志》,于6月份出版创刊第1期,马廷芳为主编。1993年,陆卓珊任主编,马廷芳为名誉主编。1998年,《世界针灸杂志》与意大利针灸学会签订了出版意大利文版的合同,由意方出版意文版杂志。1997年,《世界针灸杂志》年发行量4000册。2004年5月《世界针灸杂志》社成立。《世界针灸杂志》的出版与发行,加强了国内外针灸学术的交流与联系,提升了针灸医学价值的国际认知与影响力。

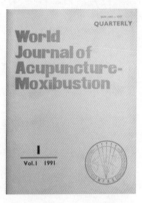

《世界针灸杂志》创刊号

第六节　党政与工会活动

针灸研究所党委以邓小平理论、"三个代表"重要思想与"科学发展观"作为重要指导,武装全所党员与职工的思想,经常开展思想教育、政治理论学习活动,组织党员及职工参观革命根据地、抗日战争纪念馆及展览等。针灸所坚持注重精神文明建设,以社会主义、爱国主义、集体主义为主线,以加强社会公德、职业道德、家庭美德教育为重点,既注意坚持日常教育,又注意利用重大纪念日、活动日

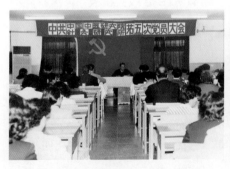

伍正国在第五次党员大会作报告(1995)

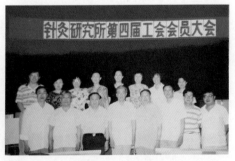

第四届工会委员合影(1993)

进行重点教育,促进了全所各项事业的发展,在思想文化建设方面取得了丰硕成果。在建党纪念日、国庆、庆祝香港和澳门回归期间,开展了丰富多彩的主题活动,调动了针灸所职工的归属感与积极性。

在针灸所参加国家中医药管理局、中医研究院的各项党政与工会活动中,均展示出良好的精神面貌与素养,并取得较好的成绩。在历年的党政思想征文活动、各类知识竞赛、职工运动会、文艺会演中,针灸所表现突出,拿到集体或个人较高的名次,并多次获得组织奖及精神文明奖的荣誉。比如1994年9月,在庆祝中华人民共和国成立45周年院文艺汇演中,针灸所演出的"红太阳颂"获一等奖,并获组织奖。

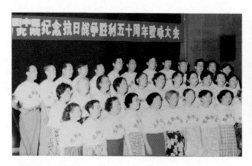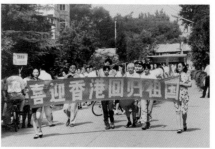

针灸所老专家参加纪念抗日战争胜利50周年合唱(1995)　　　针灸所职工喜迎香港回归(1997)

针灸研究所在国家"98抗洪"、2003年抗击严重急性呼吸综合征等重大事件中,勇于担当,积极行动,做出了一定的贡献。1998年夏,长江、松花江、嫩江流域发生特大洪水,在针灸所党委的倡议下,全所有319名职工积极向灾区捐款捐物,共计捐款16万元。针灸所这种"大爱无疆"的表现受到了上级部门和社会的充分肯定,被授予国家中医药管理局支援抗洪抢险救灾工作先进集体称号,13名职工被评为先进个人。

此外,针灸所党委还把加强医德医风和职业道德建设作为精神文明建设的一项重要内容来抓,大力开展"讲文明、树新风""三优一满意"活动和"四要四不要"宣传教育活动,认真贯彻卫生部提出的改进医院服务的十条要求,深入开展争创

"十佳职工""十佳科室""建设放心药房""青年岗位能手""青年文明号""青年志愿者"等活动。针灸所党委还按照上级有关部门的部署与要求,积极发挥自身优势,组织开展社会公益活动,参加上级单位、社区、街道开展的"希望工程、爱心工程、幸福工程"活动,捐赠了大量的钱物。

这一时期,针灸所工会还经常组织全所职工(允许带家属)到北戴河避暑休假或疗养,让职工身心得到较好放松,以更充沛的精力开展工作。

第七节　第三产业情况

自从 1988 年 5 月,针灸研究所第一个经济实体——科林公司批准营业后,至 1992 年下半年,先后有咨询服务中心、针众贸易商行(其下所属的针众出租车服务部于 1996 年被评为东城区出租车行业先进单位)、针研旅馆获批准开业。1993 年 3 月,"针力康复旅行社"正式成立。1993 年和 1994 年,先后又有针灸培训学校和普济药店获准营业。1999 年,为促进经济增长,积极创收,针灸研究所对所属"三产"实行经理承包管理目标责任制。2005 年,北京针众出租汽车服务部转让,第三产业实体陆续关停。

科林公司在搞好经营(与国内 120 多个厂家建立供销合作关系,经销各种中医针灸器具、教具和教材、医疗器械等商品)的同时,注重技术开发。1991 年,科林公司开发袖珍笔式耳穴探诊器(与朱元根合作开发)、标准针灸经穴挂图(中英文版,自主版权)等。1994 年,科林公司开发了 ZYZ-20GZ1 型高性能针灸治疗仪(与庄鼎合作完成),1995 年又完成了 ZYZ-20GZ2 型高性能针灸治疗仪的初步设计工作,还与针灸所文献研究工作者合作完成《耳穴挂图》中英文编辑工作和研制"标准针灸穴位模型"(自主专利)。

第三章
建所庆典

这一时期,针灸所迎来了两次隆重的建所庆典活动,一是 1991 年的 40 周年所庆,二是 2001 年的 50 周年所庆。针灸所通过举办这样的大型活动,增加了全所职工的凝聚力,增强了作为一名针灸所职工的集体荣誉感和自豪感,提高了职工的工作热情和积极性,从而促进全所工作繁荣发展。

一、40 周年所庆

1991 年 8 月 2 日,针灸研究所在中医研究院骨伤研究所报告厅召开"建所四十周年庆祝大会",中医研究院领导、针灸所历届领导及专家、兄弟院所代表等 100 多人参加大会。大会回顾了针灸所历程,怀念了一批建所老前辈,总结了 40 年来的基本情况,提出了今后的奋斗目标,并向有 30 年所龄的老职工颁发了荣誉证书。

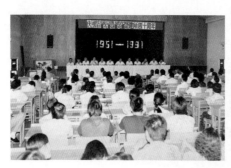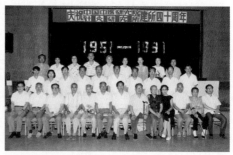

中国中医研究院针灸研究所建所四十周年现场与合影(1991)
右图右起:一排:2 刘鸿鸾、3 何万喜、4 王特、5 白国云、6 张殿华、8 王雪苔、9 程莘农、10 刘文泉、12 韩明德;二排:1 李德年、2 朱元根、3 杨友泌、4 李传杰、5 秦其昌、6 王德深、7 孟竞璧、9 张金泉;三排:1 梁敬惠、2 包景珍、3 王凤玲、4 荆尔宾、5 曹庆淑、6 邓良月、7 吴希靖、8 黎春元、9 魏明峰

二、50周年所庆

　　2001年8月,针灸研究所隆重举办成立50周年庆祝活动,庆祝活动在京东宾馆举行,针灸研究所历届老领导,所职工代表,院领导房书亭、姚乃礼、刘保延、张瑞祥以及院直机关相关处室领导出席会议。邓良月所长作了题为《开拓进取,为针灸研究所的辉煌而努力奋斗》的报告。房书亭书记作了热情洋溢的讲话,对针灸研究所建所50周年表示祝贺。职工代表和有30年所龄老职工代表分别发言。通过回顾历史,展望未来,调动了职工爱所奉献、爱岗敬业的积极性。

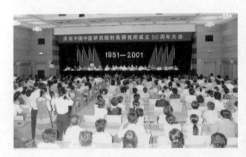

针灸研究所成立50周年大会

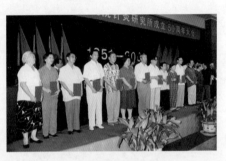

为所龄30年的老职工颁发荣誉证书

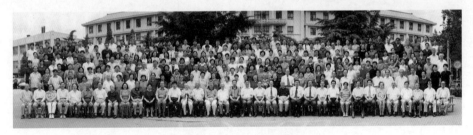

针灸研究所成立50周年大会合影

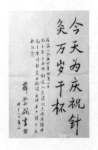 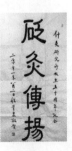 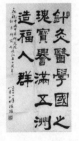

针灸研究所老专家为
50周年所庆题词

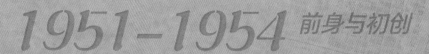

1951–1954 前身与初创

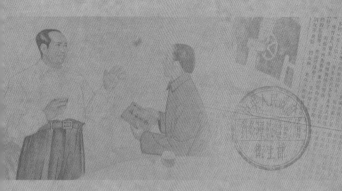

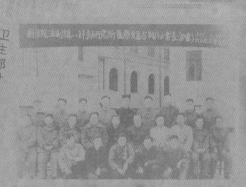

1966–1976 停滞与重生

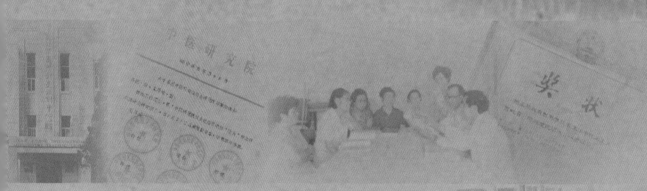

1991–2004 发展与振兴

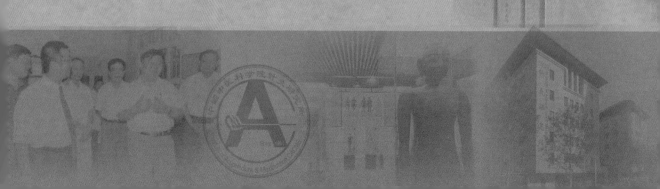

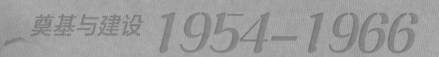

奠基与建设 **1954-1966**

恢复与改革 **1977-1990**

繁荣与兴旺 **2005-2021**

第六篇

繁荣与兴旺

（2005 年—2021 年 8 月）

2005 年，国家科技体制改革在全国范围正式拉开序幕，中国中医科学院针灸研究所深入贯彻落实科学发展观，并按照《国务院关于扶持和促进中医药事业发展的若干意见》有关要求，明确了针灸事业的发展方向，对针灸研究所进行了全面、深入的科技体制改革，加强了创新体系建设，在"十一五""十二五"的规划下，不断将针灸科研、医疗、教学等各项工作向前推进。

新的时代，国家高度重视中医药工作，积极推进中医药发展和传承创新，先后出台了《"健康中国 2030"规划纲要》《中华人民共和国中医药法》《中共中央、国务院关于促进中医药传承创新发展的意见》等一系列重要文件或法规。针灸研究所按照国家上述文件要求及习近平总书记对中医药工作的系列指示精神，以"针灸国际大科学计划"为重要抓手，在"十三五"及中长期规划中，坚持"传承精华，守正创新"，将针灸研究所的针灸事业与学术发展及学科建设推向新的高度。

这一时期，针灸研究所进入快速发展阶段，并取得了一系列的成绩：加强新时代党建引领，建设了针灸研究所特色文化；科技体制改革不断深化，硬件条件焕然一新，人才结构得到优化，科学研究蓬勃发展；获得了国家重点基础研究发展计划（"973 计划"）、国家重点研发计划等重大项目的立项资助，并取得可喜成果；针灸临床医疗、教育培训、学术期刊、国际交流等呈现出崭新面貌……

一直以来，针灸研究所始终担负着针灸事业发展的历史使命，不忘初心，砥砺前行，积极引领着针灸学科与学术的发展。未来，针灸研究所必将以更加饱满的热情、扎实的工作、突出的业绩，再创新的辉煌。

第一章
整体情况

2005年,是针灸研究所深化科研体制改革的开局之年,针灸所各项工作由此拉开序幕。这一时期,针灸研究所紧紧围绕业务开展思想政治工作,在新时代下进一步提高全所党员干部和职工的政治定力与思想觉悟,全面推进针灸所特色文化建设及新综合大楼工作环境建设,优化机构管理,不断加强人才培养与队伍建设,展现出针灸所整体发展的新风貌。

一、深化科技体制改革

2000年5月,国务院办公厅转发了科技部等部门《关于深化科研机构管理体制改革实施意见》。自此,科技体制改革在全国范围内正式拉开帷幕。中国中医研究院作为国家级中医药科研机构,按照党中央、国务院的一系列决定,在中医药科学研究工作的各领域进行了改革的探索。2005年6月,中国中医研究院召开科技体制改革动员大会,全面启动了科技体制改革。同年11月

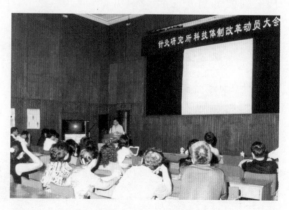

针灸研究所科技体制改革动员大会现场,朱兵所长作报告(2005年9月)

19日,中国中医研究院更名为中国中医科学院,标志着中医药科学发展新时期的到来。

2005年,针灸研究所为落实国家科技体制改革政策及中国中医科学院科技体制改革的工作部署,在深入调研和充分听取针灸研究所职工意见的基础上,结合中医药发展规律和针灸研究所特色及实际情况,统筹规划,制定了《中国中医研究院针灸研究所科技体制改革实施方案》,编制、完善了100项规章制度。2006年,针灸研究所成立了科学技术委员会及新一届学术委员会,加强科技与学术规范。2008年,针灸所历经3年时间,基本完成了科技体制改革,主要从结构调整(优化学科专业结构,成立科研创新体系,精简行政管理部门;配置高效人才队伍,加强青年人才力量)、机制转变(推行全员聘用制,改革收入分配制度,建立开放机制,完善科研机构管理体制)、人才分流(通过内部消化进行人员分流,保证改革的平稳过渡)、财务资产管理(规范财务管理,严格财务支出)、创新能力(建立科研项目奖励机制,提高中标数量和质量,增强科研实力;提升科研人员工作任务饱满度;建立健全行政科研工作管理制度)等5个方面进行了改革和落实。

针灸研究所在深化科研体制改革及发展中,多次得到了国家卫生部及中医药管理局领导的关心与支持,时任卫生部部长陈竺、副部长兼国家中医药管理局局长王国强都曾莅临针灸研究所调研、指导工作。2009年之后,针灸研究所基本按照已落实的《中国中医研究院针灸研究所科技体制改革实施方案》稳步发展,并适度调整,将"深化科技体制改革"一以贯之,并结合时代特点,以及党的"十七大""十八大""十九

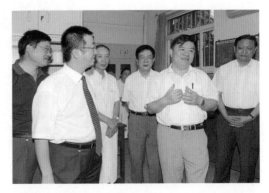

陈竺部长(右2)、王国强副部长(右1)及中医科学院领导到针灸研究所调研和指导工作(2008年8月)

大"报告精神及习近平总书记关于中医药工作的系列重要论述,精心制定针灸所"十二五""十三五""十四五"发展规划,以促进针灸科技进步与创新为工作重点,进一步加强科研创新体系建设,为推动针灸事业的发展注入新动力。

二、针灸所党建工作与文化建设

针灸研究所党委始终重视加强党的建设与针灸所文化建设。党委充分发挥领导核心作用,以党建引领,为促进针灸所各项事业发展提供坚强的政治和组织保障;以针灸所深厚的历史底蕴,针灸走向世界的时代创新精神,以及中医针灸本身的人文内涵,建设和发展针灸研究所特色文化,提振干部职工干事创业的精气神。在针灸研究所党委的领导下,针灸所全体党员与干部职工政治立场坚定,思想觉悟不断增强,文化修养得到提升,展现出良好的职业素养与蓬勃的精神风貌。

(一)针灸所党建工作

针灸研究所党委坚持以马克思列宁主义、毛泽东思想、邓小平理论、"三个代表"重要思想、科学发展观、习近平新时代中国特色社会主义思想为指导,坚持解放思想、实事求是、与时俱进、求真务实,以针灸事业发展、针灸学科建设及学术发展、针灸服务人类健康为根本,围绕中心,服务大局,将党建工作融入针灸研究所科研、医疗、教学等各项业务工作中。

2009 年,针灸研究所党委召开党员大会,选举产生了张丽(党委书记)、朱兵、黄龙祥、赵明亮、吴中朝 5 位党委委员。2014 年中国共产党针灸研究所纪律检查委员会和针灸研究所纪检监察室成立。2016 年,针灸研究所党委再次召开党员大会,选举产生了新一届党委和纪委,党委委员有黄璐琦(党委书记,兼;2017年段玲同志接任党委书记)、王军平、景向红、杨金洪、董晓彤 5 位同志;纪委委员有王军平(纪委书记)、吉长福、赵宏、陈淑萍、张祺 5 位同志。

1. 紧紧围绕业务抓党建

2005年科技体制改革全面启动,针灸研究所党委坚持以邓小平理论、"三个代表"重要思想和科学发展观为指导,以改革、发展、稳定为大局,按照"围绕业务抓党建,抓好党建促发展"的工作思路,充分发挥党委的政治核心作用,全面贯彻科技体制改革精神,建章立制,加强组织、思想、作风和制度建设,将党建工作与各项业务工作有机结合,呈现出科研优势更加凸显、临床医疗稳步发展、党建工作取得成效、干部职工思想稳定的良好局面。2008年,针灸所党委制定《中国中医科学院针灸研究所开展深入学习实践科学发展观活动的实施方案》,启动以"解放思想、深化改革、完善机制、科学发展"为主题的学习实践活动,着力解决影响和制约针灸所科、医、教等工作

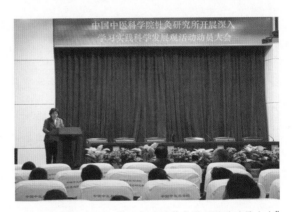

张丽书记在"开展深入学习实践科学发展观活动动员大会"上讲话(2008年10月)

科学发展的突出问题,解决关系群众切身利益的突出问题以及党员干部党性党风党纪方面群众反映突出的问题,完善有利于针灸所科学发展的各项制度,进一步提高领导班子领导科学发展和服务大局的能力与本领。

这一时期,针灸研究所党委还开展以"讲奉献,谋发展,促和谐"为主题的创先争优活动及"两优一先"评选工作等,引领党员干部以"五个好""五带头"为目标,学习先进,争当先进,坚持以科学发展观统领各项工作,认真贯彻落实《国务院关于扶持和促进中医药事业发展的若干意见》,深化科技体制改革,加强科研体系建设,提高针灸所科研创新能力,开展针灸临床专科专病建设,拓宽针灸国际培训与交流渠道,扩大科技期刊的学术影响,推动针灸所各项事业持续健康、又好又快地

科学发展。此外,针灸研究所党委还进行了系列党建课题的研究,其成果不仅在中医科学院党建成果交流会上获奖,还获全国党建研究会科研院所党建研究专业委员会课题成果奖(2012)。

2013年以来,针灸所党委先后开展以"凝神聚力改作风,科技创新促发展"为载体的党的群众路线教育实践活动,集中解决形式主义、官僚主义、享乐主义、奢靡之风的"四风"问题;开展推进学习型、服务型、创新型、和谐型、节约型单位创建活动;开展"三严三实"专题教育、"两学一做"学习教育等,不断加强领导班子和党员队伍建设,着眼于提高针灸所针灸科研创新水平和增强针灸学术引领作用,聚焦干部职工反映强烈的热点难点问题,为针灸所的稳定发展提供强有力的组织保障。

2. 加强新时代党建引领

党的"十九大"以来,针灸研究所党委在上级党委的正确领导下,深入学习贯彻党的"十九大"及历次全会精神,坚持以习近平新时代中国特色社会主义思想为指导,全面贯彻新时代党的建设总要求,以党的政治建设为统领,牢固树立"四个意识",坚定"四个自信",做到"两个维护",以提升组织力为重点,加强基层党组织建设,坚持党管干部原则,加强干部队伍及人才队伍建设。

针灸研究所党委坚持民主集中制原则,落实全面从严治党、意识形态工作及党风廉政建设主体责任,扎实推进巡视整改工作落实;深入开展"两学一做"学习教育,推进学习教育常态化、制度化,扎实开展"不忘初心、牢记使命"主题教育,开展"模范机关"创建及强化政治机关意识教育等;以建设"四强"党支部为目标,严格执行"三会一课"制度,开展党支部工作量化考核,

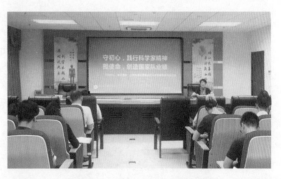

段玲书记主持"守初心、践行科学家精神;担使命,创造国家队业绩"主题会(2019年7月)

全面推进党支部标准化规范化建设;以提升管理运行效能为目标,开展"提升执行力,制度落实年""服务型职能部门建设年""岗位胜任力提升年""强化风险防控,提升管理效能年"活动,显著提升干部职工履职能力;修订完善各项管理制度,强化制度执行,加强风险防控,规范权力运行流程;认真学习贯彻习近平总书记关于中医药工作的重要论述精神,特别是中国中医科学院建院60周年贺信精神,贯彻落实《中共中央国务院关于促进中医药传承创新发展的意见》及全国中医药大会精神,坚持党建与业务工作深度融合,提升科学管理水平,在继续保持针灸基础科研领先地位的同时,积极开拓新的科研增长点,探索科医教协同发展,突出针灸特色专科建设,提高针灸防病治病能力,提升针灸科技期刊水平及学术影响力,加强国际培训中心建设,统筹抓好扶贫及疫情防控工作,有效发挥新时代党建引领作用,推动针灸研究所各项事业高质量发展。

在全面从严治党的新形势下,针灸研究所纪委在上级纪委及针灸所党委领导下,认真履行党风廉政责任制的监督责任,加强对党员干部的警示教育,培训提高专兼职纪检干部队伍监督、执纪、问责业务能力,不断推进"三不"体系建设,为针灸所业务发展营造风清气正的良好氛围。

(二)针灸所文化建设

针灸研究所党委在所文化建设中,将针灸所深厚的历史底蕴与新时代精神密切结合,将中医针灸的科学属性与人文特点相融合,将文化思想与业务理念相统一,建成针灸研究所特色文化。这一时期,针灸研究所制定了所徽与所训,召开了60周年所庆大会及开展了针灸所创始人朱琏先生诞辰110周年系列纪念活动,建设了针灸所"所史文化科技长廊"与针灸博物馆,宣讲了老专家学者学术思想与治学精神,开展了多次主题读书征文活动,并将优秀作品汇编成册。

1. 针灸所所徽、所训设计与制定

为了更好地打造针灸研究所品牌形象,展现针灸所深厚历史底蕴、文化内涵与新时代精神,发挥文化与理念的团队力量凝聚力、单位形象塑造力、组织培养激励力及工作目标导向力,针灸所分别于2009年及2018年设计、制定了所徽与所训。

2009年,针灸所所徽设计完成,并被确定使用。所徽图形整体呈现的英文字母"AC"是"Acupuncture(针灸)"的缩写,中间横放的图形是针灸针,体现针灸研究的主体特色,文字"Since 1951"表示针灸所成立于1951年,三种渐变的颜色代表针灸所是一所集科研(蓝)、医疗(绿)、教学(紫)为一体的单位,图形上下的"所名"采用中英文,体现针灸所国内、国际广泛的影响力,所徽外形采用圆形图案,既代表针灸所一直以来的团结、温暖与和谐,也代表针灸所未来无限发展的可能。

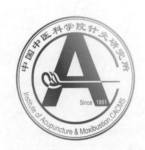

中国中医科学院针灸研究所所徽
(2009年制)

2018年,针灸所党委、所办、工会联合发起"所训"公开征集活动,由针灸基础理论研究室赵京生提交的"自强有容,深求远达"最终被遴选并确定使用。所训基于针灸研究所学科特点,表达针灸所的治学精神与学术追求。"自强"取自《周易》"天行健,君子以自强不息","有容"语出《尚书》"有容,德乃大","自强有容",体现针灸所自信自立,发奋图强的奋斗精神;融合古今中西知识、思想与方法,彰显海纳百川的气度与境界。"深求远达",源自《黄帝内经太素》"近学浅知,谓之粗也;深求远达,谓之工也",表达针灸所精深索隐、广博高远的研究精神与治学态度。所训确定之后,针灸所党委还组织职工开展"让所训铭于心,践于行"的讨论活动。

2. 针灸所成立60周年庆祝大会召开

2011年12月27日,针灸研究所在北京京东宾馆会议中心隆重召开"成立六十周年庆祝大会"。国家中医药管理局及中国中医科学院领导、针灸所历届领导及专家、兄弟院所代表及全所新老职工等370余人参加大会。大会回顾了针灸所发展历程,缅怀了一批建所老前辈,总结了60年来取得的成绩,提出了今后的奋斗目标,并对为针灸研究所发展做出突出贡献的41名职工进行了表彰。会上,时任中国中医科学院院长张伯礼院士发表祝贺讲话,庄鼎、梁繁荣、武晓冬等分别代表针灸所老前辈、知名校友、在职职工发言,朱兵所长作了"纪念中国中医科学院针灸研究所成立六十周年——一个甲子的记忆"的报告,大会由张丽书记主持。

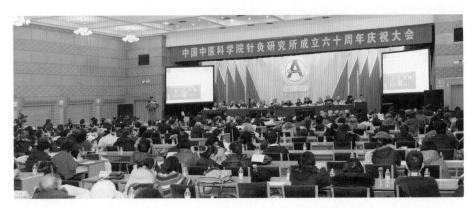

针灸研究所成立60周年庆祝大会现场,主席台就座的是为针灸所发展做出突出贡献并接受表彰的新、老科技工作者

3.针灸所所史文化科技长廊与针灸博物馆建设

2015年8月,针灸研究所"所史文化科技长廊"建设启动。该长廊主要包括针灸研究所发展概况及所史(藏品、图片)展,针灸科研、教育、临床、期刊成果展,针灸对外交流展,以及中国针灸发展简史展等。长廊建成于2016年3月。

早在2003年,针灸研究所即建成"中国针灸博物馆",对外开放;后因2010年针灸所大楼拆迁而闭馆。2015年,在针灸研究所迁至新建科研综合楼办公后,针灸博物馆专置一室,重新设计、建设及布展,基本陈列由针灸文献、针灸图像、针灸器具3个专

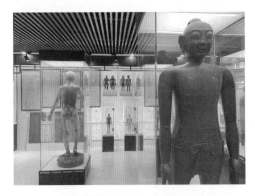

针灸博物馆局部(2019年2月)

题构成,以针灸发展为主线,集中体现藏品的文物与学术双重价值。2018年7月,针灸博物馆建成,陆续对外接待一些重要来访;次年2月正式对外开放。

针灸研究所所史文化科技长廊及针灸博物馆,是参观者直观了解针灸所历史、人文、科技深厚底蕴及针灸文化的重要参观场所。

4. 针灸所创始人朱琏诞辰110周年系列纪念活动

2019年,是针灸研究所创始人、首任所长朱琏先生诞辰110周年。为了更好地追思先辈,传承精神,弘扬朱琏学术思想,在新的时代凝聚人心、汇聚力量,更好地建设针灸所、发展针灸事业,针灸研究所举办了"朱琏先生诞辰110周年"系列纪念活动,主要包括:召开"朱琏诞辰110周年纪念大会暨朱琏针灸学术思想研讨会"、"朱琏展室"建设及朱琏塑像制作、《朱琏与针灸》(主编:张立剑)修订出版、朱琏生平故事宣传片

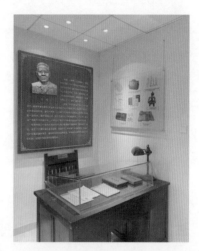

"朱琏展室"一角

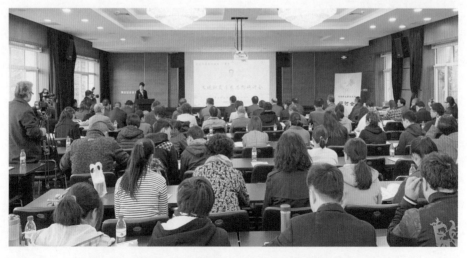

朱琏诞辰110周年纪念大会暨朱琏针灸学术思想研讨会现场(2019年10月)

拍摄、祭拜朱琏先生墓等。为弘扬"朱琏精神",中国中医科学院党委举办了"'不忘初心,牢记使命'主题教育——朱琏的针灸人生故事会",由针灸研究所讲述朱琏为针灸事业一生求索的经历（其事迹还被《中国中医药报》《中国中医科学院院报》登载）。

5.老专家学者学术思想与治学精神系列宣讲

2019—2020年,为了更好地促进针灸研究所的文化与精神传承,进一步了解与学习老一辈专家学者为针灸所的建设、针灸事业的发展、医学理想的实现而展现出的治学态度、科学精神、工作干劲,乃至人格魅力,让针灸所中青年人才更好地成长,针灸所更好地发展,针灸研究所党委陆续组织了"针灸所老专家学者学术思想与治学精神系列宣讲活动"。目前已举办6期,完成朱琏、高凤桐、薛崇成、程莘农、郭效宗、王雪苔、曹庆淑、李传杰、朱丽霞、文琛、魏如恕等老专家学者的学术思想与治学精神的宣讲。

三、组织机构建设与人事管理

(一)领导班子

2005年7月,原所长邓良月离任,中国中医科学院在全国范围内首次公开招聘针灸研究所所长。经过公开竞聘,中医科学院任命原副所长朱兵为针灸研究所所长;9月,完成针灸所党委书记和副所长的任命。领导班子组成为:朱兵任所长,张丽任党委书记兼副所长,黄龙祥、杨金生任副所长,王德贤继任纪委书记。这一届领导班子上任后,对针灸研究所进行了具有历史意义的科研体制深化改革,对针灸所的规范化发展起到了极大的推动作用。2008年3月,王德贤退休。2011年10月,景向红任副所长。2013年5月,副所长杨金生调离针灸研究所赴国家中医药管理局港澳台中心任职。

2013年8月,喻晓春由香港大学调任针灸研究所担任常务副所长。次年4

月,朱兵离任所长,喻晓春常务副所长全面主持针灸所工作。2014年12月,吴中朝任副所长,王军平由中国中医科学院新闻宣传中心调入针灸研究所任纪委书记。2015年5月,黄龙祥离任副所长;7月,书记张丽退休;8月,纪委书记王军平代管党务工作(至2016年4月)。2016年3月,吴中朝离任副所长。2016年4月,黄璐琦任党委书记(兼中国中医科学院常务副院长,2017年1月不再兼任针灸所党委书记)。2017年2月,段玲由中国中医科学院西苑医院调任针灸所党委书记;4月,荣培晶担任副所长;6月,喻晓春离任常务副所长。

2017年8月,副所长景向红提任所长,2019年9月,景向红兼任针灸所党委副书记。2018年4月,纪委书记王军平退休。2020年8月,焦拥政由中国中医科学院调入针灸所任纪委书记。2021年4月,陈淑萍任副所长。至此,针灸研究所领导班子成员为:党委书记(兼工会主席)——段玲,所长兼党委副书记——景向红,副所长——荣培晶、陈淑萍,纪委书记——焦拥政。

(二)机构设置

2005年,针灸研究所开始了全面的科研体制改革,尤其在机构设置方面进行了较大改革,行政职能处室由原来的12个精简为2006年的5个,分别为:所长办公室(主任:张守信)、党委办公室(主任:董晓彤)、科教处(处长:喻晓春)、人事处(处长:赵明亮)、财务处(处长:张祺);行政管理人员由原来的51人精简为10人,大大压缩了行政人员编制,提高了工作效率。业务科室(中心)通过整合、改编调整为7个:针灸基础理论研究室、针灸机能研究室、针灸形态研究室、针灸生化和分子生物学研究室、针灸医学工程研究室、经络研究中心和针灸标准与临床评价中心;业务人员岗位设置为70人。其他机构有:针灸医院、北京国际针灸培训中心、期刊中心。

之后,机构设置又有一些小的调整与增设,机构负责人也有一些变化。科教处后由景向红(2006—2011)、荣培晶(2011—2017)、李亮(2019年至今,2012年为副处长)继任处长,高昕妍(2021年至今)任副处长;人事处后由石宏继任处长,范孟妍(2021年至今)任副处长;党委办公室由田宇英(2021年至今)任副主任。行政职能处室增加2个:2014年,针灸研究所成立"纪检监察室"(主任:吉长福,后洪涛任副主任);2017年,以"科研仪器管理共享平台"(2014)为基础成立"资产设备管理部"(主任:陈淑萍),2020年改称为"资产设备管理处"(2021年李宇清任副处长)。2020年,"所长办公室"更名为"所办公室"(2021年徐青燕任副主任),"纪检监察室"更名为"纪检监察审计室",并增加医院管理处(2021年5月周宇任处长)。业务科室增加2个:2014年成立针刺手法研究室;2019年成立针灸循证医学中心。

人员方面:2005年,针灸研究所共有在职职工227人,2006年经科研体制改革后为160人,2011年为162人(其中科研人员52人、针灸医院58人、培训中心24人、期刊中心11人等)。至2020年12月,针灸所共有在职职工166人、离退休人员238人,其中在职人员包括科研人员47人、针灸医院61人、培训中心13人、期刊中心18人等;具有专业技术职务资格人员152人,其中正高29人、副高46人、中级53人、初级24人;具有研究生学历的有83人。

(三)人才队伍

杰出及领军人才队伍建设方面:2008年3月,针灸研究所杨金生当选为政协第十一届全国委员会委员(2013年又当选为政协第十二届全国委员会委员)。2009年1月,程莘农被授予"首都国医名师"称号,同年6月被评为首届"国医大师"。2009年1月,朱兵、黄龙祥被聘任为中国中医科学院首席研究员,程莘农被聘任为荣誉首席研究员。2009年9月30日(中华人民共和国成立60周年之际),朱兵作为海外高层次人才和优秀留学回国人员,受到胡锦涛总书记、温家宝总理等党和国家领导人接见;10月1日,程莘农、朱兵、杨金生应邀出席天安门广场举行的国庆庆典活动,黄龙祥作为卫生系统优秀代表参加乘彩车游行,接受党和国家领导人的检阅。2010年,程莘农成为联合国教科文组织人类非物质文化遗产代表作名录——"中医针灸"项目的代表性传承人。2010年12月,朱兵获得"全国优秀科技工作者"荣誉称号。2012年,黄龙祥荣获中国中医科学院"岐黄中医药传承发展奖"。2017年2月,景向红荣获首届全国"岐黄中医药传承发展奖·青年奖"。2017年6月,荣培晶被推荐为"新世纪百千万人才工程"人选,被授予"有突出贡献中青年专家"荣誉称号。2017年12月,邓良月、朱兵分别荣获世界针灸学会联合会首届"天圣铜人奖·发展突出贡献奖"及"天圣铜人奖·科技特殊贡献奖"。2018年4月,景向红、荣培晶、喻晓春被增选为中国中医科学院首席研究员。2019年,荣培晶荣获中国中医科学院第二届"岐黄中医药传承发展奖"。2019年10月1日,王特、刘乡、李传杰、孟竞璧、张雪廉、张金泉、王本显、刘秀兰、王嘉、吴希靖、朱兵11人获得由中共中央、国务院、中央军委颁发的"庆祝中华人民共和国成立70周年"纪念章。2021年,景向红被评为第九届"国家卫生健康突出贡献中青年专家"。这一时期,针灸研究所被批准享受国务院政府特殊津贴的专家有:朱兵(2006)、刘俊岭(2008)、喻晓春(2014)、赵京生(2016)、荣培晶(2018)、吴中朝(2018)。

这一时期,针灸研究所针对中年人才匮乏、人才梯队"青黄不接"的现状,返聘了一批退休人员继续在原岗位发挥余热,陆续有刘俊岭、赵京生、朱兵、喻晓春、黄龙祥、吴中朝、杨金洪等专家。针灸所这些前辈返聘后工作热情依然高涨,对工作尽心尽责,甘于奉献,并积极对中青年人才进行"传帮带",促进他们更好地成长,尽早挑起工作的"大梁"。

针灸研究所一直非常重视青年人才的培养,制定了很多政策,提供了很多机会帮助年轻人成长,比如提供海外访学、出国深造、各种学术交流及研修机会,所级科研课题向青年人员倾斜,开设青年学术论坛等。青年人才也在针灸研究所良好的环境与氛围中快速成长,如1名青年(宿杨帅)成为中国针灸学会2018—2020年度青年人才托举工程项目培养人选,30余名被选入中国中医科学院优秀青年项目人才库,近20名符合出库条件者获得优青项目资助。

四、针灸所搬迁与科研综合楼建成

自20世纪70年代,针灸所科研、管理人员办公一直在位于中医研究院最东侧的"针灸研究所大楼",这栋大楼是当时中医研究院条件最好的研究所大楼;培训人员办公有一栋独立的大楼,为"中国北京国际针灸培训中心大楼"。针灸研究所人员在这两栋楼里工作了40年。

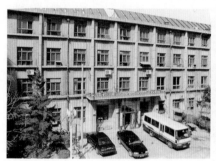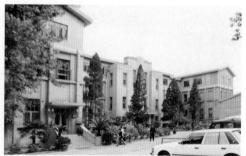

针灸研究所大楼、中国北京国际针灸培训中心大楼旧貌

2009年8月,中国中医科学院决定在针灸所两栋楼及中医科学院食堂原址处建设"中医药科学研究基地科研综合楼"。为此,针灸研究所及其国际培训中心需整体搬迁。2010年初,针灸所各部门开始资产登记、拍照、造册、打包、装箱,将363箱及部分散装物品存放在南城库房,并在针灸医院和实验药厂进行加层,为搬迁工作做好准备。3月底,针灸所按时搬迁到中医科学院大院的8处,分散正常办公。4月,针灸所原两栋大楼均被拆除。

2010年8月2日,恰巧是针灸研究所成立的特殊日子,中国中医科学院"中医药科学研究基地科研综合楼"启动奠基。该建设项目为一座3栋连体、地上地下总计10层的多层建筑,是一座集中医药科学研究与人才培养多项功能的综合性建筑,其中中间一栋分配给针灸研究所。在针灸所新大楼的规划设计中,中国中医科学院接受了针灸研究所提出的一些特别需求(尤其是实验室建设),融入了一些符合针灸科研特点的方案。当时,"针灸所科研楼建设项目领导小组"组织人员参观考察了北京、上海等地的国家一流实验室,并结合部分专家到国外实验室的访学感受,经过多次论证,形成合理方案。2014年初,中国中医科学院"中医药科学研究基地科研综合楼"建成。

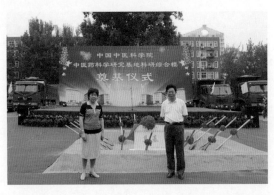

张丽书记、朱兵所长在中医药科学研究基地科研综合楼奠基仪式合影(2010年8月2日)

2014年3月,针灸研究所结束了长达4年的条件简陋的分散性办公,除针灸医院外,全部人员整体搬入"中医药科学研究基地科研综合楼"。经过和中医科学院的协调,科研综合楼中间一栋的2层到7层(1层为中医科学院院史展览馆)、南边一栋的3层,以及两栋之间的3层连廊会议室及屋顶平台分给针灸所使用。针灸研究所搬入新大楼之后,办公、实验条件得到极大改善(除实验用动物房之外)。2019年,针灸研究所为了创造更好的工作环境,拓展职工休息、活动场地,在3层连廊屋顶平台还建设了"屋顶花园"。

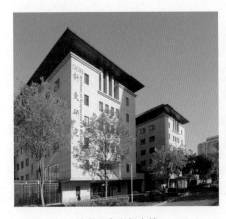

针灸研究所新大楼

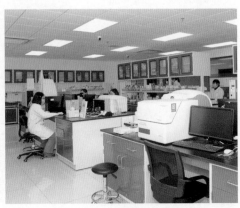

新大楼实验室一角

第二章
各项工作开展

　　2005—2021 年,针灸所恰逢科技体制改革及国家大力发展中医药的大好时机,各项工作得到有力的开展,尤其是科研方面,针灸所先后承担"973 计划"项目、国家重点研发计划项目,牵头开展针灸国际大科学研究,积极改善科研条件,建设"针灸所仪器共享平台";针灸门诊部成功升级为针灸医院,并建设了针灸病房;由针灸研究所等主办的 3 本期刊入选多个国内外知名数据库等。

第一节　科研工作

　　针灸研究所自深化科研体制改革以来,不仅加强了科研管理,使其更加制度化、规范化,还从多方面充分调动科研工作者的积极性,释放科研活力。2005—2021 年,针灸研究所共获得国家自然科学基金项目等国家级科研课题 140 余项(获批项目资助数量较上一时期大幅增长),部局级

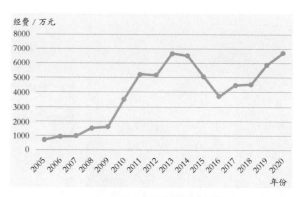

2005—2020 年在研课题经费变化情况

科研课题 60 余项,其他科研课题 240 余项;在核心期刊发表学术论文 1100 余篇、SCI 源刊论文 300 余篇,出版学术著作 60 余部,获得授权专利 20 项,获得各级成果奖励 70 项。这一时期,针灸研究所不仅主持国家"973 计划"项目、国家重点研发计划项目、国家自然科学基金重点项目,还参与了全国绝大部分针灸重大项目的研究,在一定程度上引领着全国针灸科研及学术的发展。

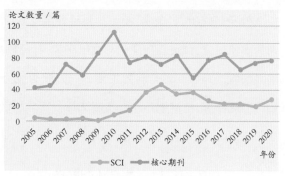

2005—2020 年论文发表变化情况

一、重点学科与创新团队建设

(一)国家中医药管理局重点学科

学科建设是学术发展的依托,是关系学术繁荣和事业发展的关键,是带动和促进学术进步,推动针灸所发展的重要平台。针灸研究所承担建设的"针灸学"学科自 2003 年列入国家中医药管理局重点学科一直持续至今,每年均按照局重点学科建设评估指标体系完成建设任务,并分别于 2005 年、2012 年和 2015 年以优秀成绩通过国家中医药管理局组织的重点学科考核。

2005—2020 年,国家中医药管理局重点学科"针灸学"学科带头人分别为黄龙祥(2003—2008)、朱兵(2005 年至今),学术带头人为邓良月(2003—2008)、朱兵(2003—2005)、程莘农(2003—2015)和黄龙祥(2009 年至今)。后备学科带头人为晋志高(2003—2008)、景向红(2009 年至今)和荣培晶

（2009年至今）❶。2011年，中国中医科学院聘任了63名学科带头人（第二批，聘期5年），其中针灸所有：赵京生、景向红、荣培晶、张栋、张维波、喻晓春（2012年调回针灸所工作）❷。

针灸研究所"针灸学"重点学科目前承担多项国家级重点项目，在针灸作用机制的实验研究、针灸基础理论与文献研究、针灸标准化研究方面，在国内外均处于明显的领先地位。该学科的主要研究方向为：①针灸基础理论研究；②针灸学科的标准化研究、标准制定和针灸临床评价研究；③穴位形态与功能的研究，经脉现象研究；④针刺效应规律的研究；⑤针灸临床研究。

（二）中国中医科学院优势创新团队

2013年，针灸研究所"穴位结构和功能的科学基础"研究团队成为中国中医科学院首批优势创新团队。该团队负责人为景向红，学术带头人为朱兵，成员主要来自针灸研究所机能研究室、经络研究中心、形态研究室和分子生物学研究室。这些研究室在以往60年的研究中有很好的积累，在老一辈科学家朱丽霞、陶之理等教授的带领下，一直开展针灸作用机制研究，在针刺镇痛、经穴脏腑相关等方面做出了突出的成绩。近10年来，该团队着重开展穴位的生物学特性和对内脏的调节效应研究，并取得较大进展。该团队主要研究方向有：①穴位敏化形态与功能的动态过程研究；②影响穴位效应的几个关键因素及其受体机制研究；③耳针激活耳迷走神经治疗疾病的效应及机制；④针刺镇痛的神经生物学机制。

---

❶ 据针灸研究所"国家中医药管理局重点学科中国中医研究院针灸学学科中期汇报"材料（2005）及"国家中医药管理局中医药重点学科建设项目申报书"（2009）。

❷ 据中国中医科学院 中科〔2011〕57号文件"关于聘任中国中医科学院学科带头人的决定"。

二、重点研究室（实验室）建设

重点研究室、实验室是国家科技创新体系的重要组成部分，也是国家组织高水平基础研究和应用基础研究、聚集和培养优秀科技人才、开展高水平学术交流、配置先进科研装备的重要基地。为了进一步发挥针灸所的整体科技优势，加强国家队的科研基础建设，针灸研究所在这一时期积极开展局级重点实验室、研究室的申报和建设工作。

（一）国家中医药管理局重点研究室

针灸基础理论研究室，最初为"针灸文献资料室"（1954年冬设立），1961年更名为"针灸文献理论研究室"，主任为赵尔康，副主任为王德深；1964年赵尔康调离针灸所，王德深任主任；之后，该室曾更名为"针灸情报资料研究室"，后又更名为"针灸文献研究室"，1991年黄龙祥接任该室主任；2005年，黄龙祥提任副所长，之后赵京生作为优秀学术带头人，通过人才引进由南京中医药大学调入针灸所任该研究室主任，"针灸文献研究室"更名为"针灸基础理论研究室"。

2007年，以"针灸基础理论研究室"为基础组成的"针灸理论与方法学研究室"，被确立为国家中医药管理局首批重点研究室，主任为黄龙祥。2008年建设方案中设置的主要研究方向为：①方法学研究（黄龙祥）；②针灸理论研究（赵京生）；③针灸文献研究（张立剑、彭增福）。

"针灸理论与方法学研究室"瞄准针灸学科建设与发展的重大需求、关键问题及薄弱环节，在传统针灸理论研究等方面取得一系列突出成果，提出的学术观点受到学界广泛关注，形成了针灸理论研究的高地，发挥了研究示范和引领作用。经过数年扎实的学术建设，该研究室分别于2011年、2017年顺利通过国家中医药管理局评估验收。目前该研究室的主要研究方向为：①针灸理论研究；②针灸文献研究;③针灸学术史研究;④方法学探索。

(二)国家中医药管理局三级实验室

针灸形态研究室,其前身为1962年基础研究室第二研究组(杨友泌为负责人),及1981年成立的形态学研究室(陶之理为室主任)。1993年,形态学研究室更名为"针灸形态研究室",主任为李瑞午,副主任为罗明富。2005年,李瑞午退休,罗明富为主任。该研究室(实验室)主要研究方向为:针刺镇痛原理、经络的实质和针刺调节机制的研究,主要采用组织化学、免疫组织化学、神经解剖等研究方法,及电子显微镜、神经示踪、荧光双标和细胞培养等实验技术开展研究工作。2008年,针灸研究所"经络腧穴形态实验室",即"针灸形态研究室"获得国家中医药管理局三级实验室认证。

针灸医学工程研究室,是2005年在原经络研究室张栋课题组、张维波课题组基础上设立的,负责人为张栋。该研究室(实验室)主要是以生物医学工程学方法和生物物理技术(如红外热成像技术、激光多普勒成像技术、流体力学方法、体表氧分压二氧化碳分压检测技术、生物医学电子工程学技术等)为手段,研究针灸作用原理和经络现象形成的机制,研制开发针灸诊疗仪器和实验设备。2008年,针灸研究所"医学成像和生物物理实验室",即"针灸医学工程研究室"获得国家中医药管理局三级实验室认证。

同时,2003年获得国家中医药管理局三级实验室认证的"针灸生理实验室"(详见第五篇第二章第一节有关内容)于2008年顺利通过国家中医药管理局评估验收。至此,针灸研究所共拥有3个国家中医药管理局三级实验室。

三、重大科研项目研究与特色成果

（一）主持国家"973 计划"项目"针刺对功能性肠病的双向调节效应及其机制"

2010 年 9 月，针灸研究所作为牵头单位，联合中国中医科学院广安门医院、华中科技大学同济医学院附属同济医院、陕西中医学院（现陕西中医药大学）、成都中医药大学、南京中医药大学等 10 余家单位共同申报的"针刺对功能性肠病的双向调节效应及其机制"项目，获得国家重点基础研究发展计划（"973 计划"）项目资助，经费 1400 万元，这是针灸研究所建所以来中标级别最高、资助强度最大的科研项目，针灸研究所朱兵被聘为项目首席科学家。

该项目选择针灸临床疗效确切、诊断和评价指标明确的临床常见病"功能性肠病（功能性腹泻、功能性便秘）"作为研究的切入点，

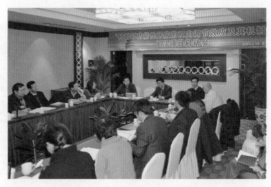

"973 计划"项目"针刺对功能性肠病的双向调节效应及其机制"项目启动会（2011 年 1 月 13 日）

围绕"针灸具有'调和阴阳'的双向调节效应"的假说，通过一系列动物实验的基础研究及多中心大样本的临床研究，系统探索针灸双向调节效应的理、法、术、效的规律和相关的生物学基础，基本阐明了"针灸调整和维持机体'稳态系统'的双向调节效应的临床规律及相关的生物学基础"这一针灸学的关键科学问题。该项目课题之一"功能性肠病的穴位敏化规律和机制研究"由针灸研究所喻晓春主持。2015 年 10 月，该项目顺利通过结题验收。

（二）主持国家重点研发计划项目

1. 经皮颅－耳电刺激"调枢启神"抗抑郁临床方案优化及效应机制研究

2018年12月，针灸研究所作为牵头单位，联合香港大学深圳医院、复旦大学、中国中医科学院广安门医院等多家单位申报的"经皮颅－耳电刺激'调枢启神'抗抑郁临床方案优化及效应机制研究"项目，获得国家重点研发计划项目资助，针灸研究所荣培晶为项目负责人。

该项目通过多中心大样本的临床研究，开展经皮颅（百会、印堂穴）－耳（耳甲区耳穴）电刺激治疗抑郁症的随机对照试验，评价其抗抑郁临床有效性及安全性，优化该疗法抗抑郁临床方案；从临床机制研究以及动物实验基础研究，系统探讨经皮颅－耳电刺激抗抑郁的"应激－神经－免疫"调控机制；最终研发无创、可穿戴、新型智能普惠的抗抑郁生物电子医药技术。该项目已取得重要进展，计划在2021年底结题。

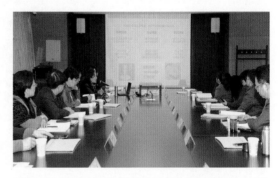

国家重点研发计划项目"经皮颅－耳电刺激'调枢启神'抗抑郁临床方案优化及效应机制研究"启动会（2019年1月）

2. 国际针灸临床实践指南、技术操作规范和服务标准的研制

2019年，针灸研究所作为牵头单位，联合北京中医药大学东直门医院、天津中医药大学、中国中医科学院中医临床基础医学研究所等单位申报的"国际针灸临床实践指南、技术操作规范和服务标准的研制"获批国家重点研发计划项目，针灸研究所武晓冬被聘为项目负责人。

该项目是国家首次将针灸国际标准研制列入重点研发计划的项目，计划研究周期2年。项目聚焦针灸国际标准研制，以现有国内针灸标准为基础，通过与相关国际组织建立有效合作机制，研制一批促进针灸安全、有效使用的国际针灸临床实践指南和技术操作规范及国际针灸服务标准，发挥我国针灸主导作用。项目下设5个课题，其中针灸研究所承担2个课题："国际针灸临床实践指南制定及评估规范"研制（武晓冬）、"国际针灸技术操作规范编写通则"研制（王京京）。2019年2月，该项

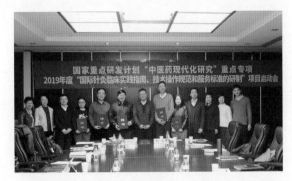

国家重点研发计划项目"国际针灸临床实践指南、技术操作规范和服务标准的研制"启动，并给项目受聘专家颁发聘书（2020年1月）

目正式启动。2020年，项目拟研制的14项国际标准已全部通过世界针灸学会联合会的立项评审，进入国际标准研制的新项目提案（NP）阶段。

（三）主持国家自然科学基金重点项目

1. 穴位－靶器官效应的交互调节与穴位配伍的生物学机制

2012年，朱兵主持申报的"穴位－靶器官效应的交互调节与穴位配伍的生物学机制"项目获得国家自然科学基金重点项目资助。

该项目探讨穴位的特异性及其双向调节的机制，为穴位效应规律的研究奠定基础。实验设计采用相关受体基因敲除动物为主要研究对象，在同一个体、同一细胞上系统探讨循环器官和消化器官在两种相反病理生理状态下对同一内脏中枢神经元分别处于"增强"和"抑制"活动状态下的反应特性和反应规律，研究不同穴位对神经中枢和内脏活动的"cross-talk"调节作用，阐明针灸对机体活动良性调节的效应、规律和机制。研究结果表明：穴位的节段性支配与内脏器官的自主神经调

控形成结构－功能性"单元"或"集元",根据内脏自主神经的不同优势支配,发挥其内脏功能的促进或抑制性调节。2016年12月,该项目顺利通过结题验收。

2. 针灸激活皮肤的脑－皮轴:穴位非特异效应的生物学机制

2014年,景向红主持申报的"针灸激活皮肤的脑－皮轴:穴位非特异效应的生物学机制"项目获得国家自然科学基金重点项目资助。

该项目主要关注穴位非特异性的局部和全身的调节作用。以穴位始动－脑－皮轴系统响应－靶器官效应为主线,采用免疫组织化学和酶联免疫、核酸蛋白质等技术,从穴位局部HPA和HPO轴、中枢及靶器官3个层次开展研究。研究结果提示:电针或热灸刺激激活穴位局部及全身HPA轴和HPO轴,释放神经肽、内分泌激素和细胞因子,发挥穴位局部和全身的广泛性调节作用,可能是穴位非特异效应的生物学基础。2018年12月,该项目顺利通过结题验收,评定结果为"优秀"。

3. 不同针刺信号和痛觉信息在神经系统不同水平的整合:局部和远端镇痛

2021年,景向红主持申报的"不同针刺信号和痛觉信息在神经系统不同水平的整合:局部和远端镇痛"项目获得国家自然科学基金重点项目资助。

该项目采用肌肉炎性痛模型,结合光化学遗传学等先进技术,系统研究针刺激活穴区不同组织层次不同类型神经纤维与痛觉信息在初级传入背根节、次级传入脊髓背角和脑干背侧网状亚核(SRD)等水平的整合机制,探索不同针刺方法启动内源性痛调制关键核团延髓头端腹内侧髓质(RVM)-SRD神经元对痛感觉的下行调控,从而发挥局部、节段性和全身性针刺镇痛效应的整合机制。

(四)针灸研究所特色科研成果:穴位敏化与穴位本态研究

"穴位敏化与穴位本态研究"是针灸研究所特色科研内容之一。其中,"穴位敏化的研究"分别于2011年、2016年入选中国中医科学院"十二五""十三五"重点研究领域项目;2015年,"穴位敏化现象的初步研究"入选中国中医科学院建院 60 周年最具影响力科技成果之一；2015 年 6 月，"穴位本态的研究思考"成为"香山科学会议"第 532 次会议主要议题；2016 年，"穴位敏化研究"项目被列为中华人民共和国成立以来国家自然科学基金的第一个中医药重大项目，该项目由针灸研究所构思规划，并撰写招标指南。

"穴位敏化"是指在病理情况下机体发生以神经源性炎症反应为主要特征，"穴区敏化池"中的炎症因子启动内源性调控的生物学程序，激活机体稳态调节，促使和诱导主动寻求针灸等体表刺激，以促进自我愈合与修复的动态过程。"穴位本态"是指穴位是机体能够与相应靶器官通过"单元"或"集元"的结构联系发生交互对话（cross-talk），发挥"个性"和／或"共性"效应的体表位域。所有穴位均能不同层次地发挥局部、靶器官及整体调节作用。

2005—2021 年，针灸研究所以朱兵作为带头人的一批科研人员长期致力于穴位功能状态、穴位敏化及穴位本态研究，经过大量的基础实验研究及人群穴位敏化普查研究等（基于 20 余项

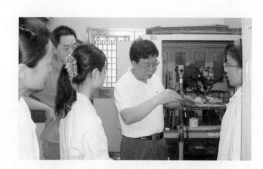

朱兵指导学生做"穴位敏化"研究（2010 年 7 月）

国家级、北京市级科研课题资助），形成了独特的穴位敏化及穴位本态理论，属于针灸研究所的原创性研究成果，对揭示针灸作用的科学原理具有重要意义。

四、基本科研工作

（一）基础研究

目前，针灸研究所主要有 6 个研究室从事针灸实验研究：针灸机能研究室、经

络研究中心、针灸生物医学工程研究室、腧穴结构研究室、针灸生化与分子生物学研究室和针刺手法研究室。各科室结合自身研究方向和特点,构建行为学、生理学／电生理学、形态学、免疫学、分子生物学和医学影像学等技术平台,围绕穴位敏化、穴位本态与针灸效应规律、穴位结构与功能、针刺镇痛机制、经脉现象及其影像学显示和耳针－耳甲迷走神经联系等科学问题展开系统、深入的探索,并获得大量科研项目资助,形成了一系列研究成果。

1. 基本实验研究开展

2005 年,针灸研究所在深化科技体制改革的驱动下,对实验研究科室设置进行了优化调整,倡导多学科技术交叉融合,提升综合科研能力。当时实验研究科室设置主要有:针灸机能研究室(将采用生理学方法为主的研究室合并重组,原经络研究室刘俊岭课题组并入,荣培晶为主任,2013 年高昕妍为副主任,2017 年高昕妍为主任)、形态研究室(罗明富为主任,2010 年白万柱为副主任)、针灸生物医学工程研究室(在原经络研究室张栋课题组、张维波课题组基础上成立,张栋为主任,张维波为副主任,2017 年张维波为主任)、针灸生化与分子生物学研究室(负责人为杨永升,2010 年为副主任)、经络研究中心(在原针灸研究所"国家经络中心"基础上成立,景向红为主任,2006 年晋志高为主任,2010 年陈淑莉为副主任,2013 年何伟任副主任,2019 年何伟任主任)。2014 年,针灸所成立了针刺手法研究室(高俊虹任副主任,2019 年任主任),形态研究室更名为腧穴结构研究室(白万柱为主任,2020 年崔晶晶为副主任)。

(1)在穴位敏化的研究方面,朱兵、喻晓春、景向红、高昕妍、荣培晶、何伟、李亮等对多种病理状态下体表敏化穴位的分布规律、敏化特性(机械、热敏感和电导等)、敏化穴位局部的生物化学改变及其潜在的神经机制进行了深入探索,揭示了穴位从"沉寂"态转变为"激活"态时,其功能、结构的动态变化和物质基础。穴位敏化是针灸研究所科研人员在前期 30 余年"经穴－脏腑相关"研究工作的基础上，对穴位的体与用、内涵与外延加以升华和概括出的原创性针灸学说，在其学术认识和科学研究中处于国内和国际领先地位。

其部分研究表明：在内脏病变时，相关穴位发生敏化，呈现激活状态和痛敏。敏化穴位局部致痛物质 SP、5- 羟色胺、组胺和缓激肽水平升高，同时存在肥大细胞聚集和脱颗粒现象。此外，穴位敏感情况下在腰髓背角神经元、颈髓背柱神经元、延髓背侧网状亚核神经元、丘脑基底核神经元等不同中枢水平出现敏化反应。心绞痛发作患者在胸前区出现的牵涉痛区和敏感点与手少阴心经及相关背俞穴基本一致，胃及十二指肠溃疡患者在胸腹背部出现的压痛点（或区）与常用于治疗该病的穴位基本重合。这说明穴位在疾病状态下反映疾病的能力增强，对内脏的调节效应也增强。

（2）在穴位本态和针灸效应规律的研究方面，朱兵、景向红、荣培晶、喻晓春、高昕妍、刘俊岭、杨金生、王广军、王少军、李亮、王莹莹、高俊虹、陈淑莉等一方面从局部、靶器官和全身 3 个水平，阐明了穴位功效的特异性与非特异性、广谱性等自身属性特点；另一方面从针刺的累积效应，针药结合，针刺预处理，针刺手法、层次和刺激强度等方面，对针灸起效的影响因素和规律进行了总结。穴位本态是针灸研究所提出的又一开创性的针灸学说，是对穴位效应特点的高度凝练和总结，对针灸领域的基础科研工作有着重要的指导价值；针灸效应规律的系统性研究不仅是对针灸临床效验使用的科学化阐释和进一步发掘，更是对穴位效应特点的多维度充实。15 年来，穴位效应规律的研究构成了针灸研究所基础科研工作的主体，其研究的广度和深度均取得了突破性进展。

其部分研究表明：体表穴区与相同节段神经支配的内脏器官在交感神经控制下组成一个相对紧密联系的结构 - 功能性单元（体节）；围绕这种结构 - 功能性单元的异节段神经支配区域经穴形成一个可能通过副交感神经通路发挥相悖效应的功能性集元。功能性单元穴位发挥相对特异性效应，功能性集元穴位发挥非特异性效应，两者共同构建躯体传入信息调整和平衡内脏功能的稳态系统。此外，针灸可通过激活穴位局部及全身HPA轴,释放神经肽、内分泌激素和细胞因子等,发挥穴位局部和全身的广谱性调节作用。重复电针产生的累积性镇痛效应可能与海马、下丘脑弓状核和室旁核内相关受体或蛋白激酶表达的改变相关。电针通过改善心肌收缩蛋白对细胞内钙的敏感性和抑制心力衰竭大鼠心肌细胞钙振荡,从而发挥对洋地黄的增效减毒作用。电针预处理可激活腺苷受体和心肌细胞内钙级联通路,缓解心肌缺血性损伤。不同针刺手法、深浅层次和刺激强度对心血管活动、胃肠平滑肌运动和痛觉调制产生不同的作用效果,其机制与体表不同传入纤维的参与有关。

（3）在穴位结构与功能的研究方面,景向红、白万柱、喻晓春、何伟、高昕妍、晋志高、罗明富、高俊虹、王晓宇、崔晶晶等主要围绕穴位局部组织结构特点、肽能感觉神经支配和免疫细胞活化等方面,揭示了针灸干预引起的以穴区形态特性为基础的神经-内分泌-免疫级联反应,以及针刺信号在外周和中枢的传递与整合。15年来,针灸研究所的研究人员借助先进的形态学、神经科学和免疫学等技术方法,对穴位的结构、物质基础及其引发的生物学效应在机体的多个层面进行了可视化呈现,极大推进了穴位形态与功能相关的实验研究工作。

其部分研究表明:不同穴位局部具有相似的神经肽的表达和组织细胞化学成分,存在丰富的神经末梢(表达TRPV1、SP和CGRP),以及少量完整的肥大细胞(表达组胺和5-羟色胺),但是不同穴区这些神经、细胞化学成分分布的丰富程度不同;穴区神经纤维分布密度可能与针刺后产生针感的强弱以及五输穴各自主病的特征相关。特定穴和脏腑的支配规律涉及脊神经节、椎旁节、脊髓、脑干核团等感觉、运动和自主神经系统的多种成分,其中"肾俞"与肾脏和肾上腺在感觉神经(CGRP+)和交感神经(TH+)支配方面存在的节段性关联,可能是针灸肾俞穴可以调节肾脏和肾上腺功能的神经解剖学基础。

（4）在针刺镇痛的研究方面，刘俊岭、朱兵、景向红、高昕妍、高永辉、王俊英、胡玲、刘坤、赵玉雪、宿杨帅等结合多种急、慢性痛病理模型，从痛感觉、痛情绪、学习记忆等多个维度，揭示了参与针刺镇痛的不同脑区／核团、脊髓背角神经元／胶质细胞、初级传入纤维亚型以及相关受体和信号通路。15年来，在先前"针麻"研究工作的基础上，针灸研究所科研人员结合国际疼痛研究领域的前沿，进一步拓展深入，在行为学观察基础上，注重从细胞和分子水平对针刺镇痛的神经机制进行了全面、翔实的揭示。

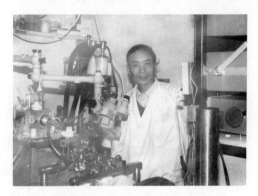

刘俊岭在进行实验研究

其部分研究表明：杏仁核阿片 μ 受体参与了电针缓解 CCI 模型大鼠疼痛感觉成分，而 AMPA-GluA1 受体参与了电针改善疼痛情感成分。针灸局部同节段的镇痛效应与激活感觉神经纤维 ASIC3 受体有关，而全身性的镇痛效应需要 TRPV1 受体参与。此外，内源性痛觉调制系统、脊髓星形胶质细胞和小胶质细胞也参与了针刺镇痛。

（5）在经脉现象及其影像学显示的研究方面，张维波、张栋、景向红、罗明富、王广军、宋晓晶等对经脉的生理和病理提出了间质通道、循经低流阻组织液通道等原创性的认识，并对韩国苏光燮博士提出的"原始管道系统"与经络的关系进行证伪；同时运用激光多普勒和红外热成像等技术对穴位和经脉的属性进行影像学表达。这一时期，针灸所科研人员围绕经脉的理、化、生物学特性开展了更加深入的研究，间质通道学说的提出和对"原始管道"学说的证伪均体现出针灸研究所在经脉学说和研究中的国际引领地位。

其部分研究表明：大鼠、小型猪等体内存在组织液定向流动轨迹，其可能是经络的生物学结构基础之一。小型猪经脉低流阻通道堵塞后,可导致功能性内脏疾病和相关信息物质的传导与效应,同时经脉循行远端皮肤血流量显著减少。原始管道系统(PVs)的出现在正常状态下比例极低,而在炎症状态下全部出现;腹腔内脏表面的 PVs 不参与胃肠运动的调控,也不参与针刺足三里和中脘对胃肠运动的调节,说明 PVs 是炎症病理产物,与经络不存在相关性,韩方对此表示认可。

(6)在耳针－耳甲迷走神经刺激疗法的研究方面,荣培晶、高昕妍、何伟、杨永升、赵玉雪等以耳甲区迷走神经分支为解剖学基础,揭示了耳针－耳甲迷走神经刺激在调节内脏功能,治疗癫痫、抑郁症、糖尿病、失眠和抗炎等方面的效应和机制。针灸研究所在该方向的研究工作为针灸基础科研成果的临床转化和推广提供了极具价值的借鉴范式,处于该研究领域的国际领先行列。

其部分研究表明:耳甲区电针／耳甲迷走神经刺激通过激活孤束核神经元,进而抑制癫痫脑电波的发放;通过改善抑郁相关脑区与脑默认网络存在的异常功能连接缓解抑郁症;通过引发迷走神经传出冲动发挥内脏调节效应;通过调制边缘叶－觉醒脑功能网络改善失眠;通过胆碱能抗炎通路抑制内毒素引起的血浆炎症因子 TNF-α 表达。

这一时期,针灸研究所共发表基础研究学术论文近千篇、SCI 源刊论文 300余篇,20 余项成果获得各类奖励,其中,针刺镇痛的节段性机制与全身性机制研究(朱兵等,2006)、原始管道系统和经络关系研究(景向红等,2016)、穴位－靶器官联系的节段性和全身性机制(高昕妍等,2018)、胃肠病变所致穴位敏化及其功能调控的外周神经机制(何伟等,2020)均获得中国针灸学会科学技术奖一等奖;针灸的血管调控作用及刺井疗法治疗缺血性脑病的临床应用(张栋等,2015)、刮痧循经理论及生物学基础研究和标准体系制订与应用(杨金生等,2016)、经皮耳穴电针——一种治疗疾病的新方法(荣培晶等,2019)均获得中华中医药学会科学技术奖一等奖。

针灸研究所在这一时期有一项特色研究成果：《系统针灸学——复兴〈体表医学〉》（2015年，朱兵编著，人民卫生出版社）的出版。该书是遵循针灸学自身发展轨迹、全面吸收针灸当代研究的成果，并融合相关生命科学历史和最新知识而成的一本创新性著作，从系统的视野阐述生物进化和以针灸为代表的体表刺激疗法的必然联系。美国针灸界学者李永明评价此书是作者几十年"厚积薄发"潜心研究与思考的学术巨著，是针灸学未来发展的"子夜晨星"。

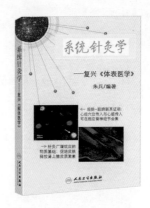

《系统针灸学——复兴〈体表医学〉》（朱兵编著）

2. 实验平台条件建设

实验室、动物房、科研仪器设备等是开展基础研究的重要硬件设施。针灸研究所在这一时期十分注重动物室（房）筹建、科研仪器的购置及科研平台的搭建。针灸所新楼建成以前，各科室分散办公，基础研究人员在中医科学院原药厂旧楼做实验，条件十分艰苦；2014年3月，中医科学院科研综合楼建成，针灸所实验硬件条件得到极大改善，专门建立了电生理屏蔽室、分子生物学公共实验室、形态学测定分析公共实验室、细胞间/洁净室、图像分析实验室、行为学测定分析公共实验室以及公共灌流室等，购置了大批先进的大型实验仪器。

针灸研究所大型仪器设备与动物房最初由经络研究中心兼管。为提高仪器设备的使用效率、保障仪器的正确使用及实验室安全，2014年，针灸研究所成立"科研仪器管理共享平台"，陈淑萍为负责人；动物房目前由科教处代管。为更好发挥实验平台对针灸所针灸科研事业的支撑作用，保障仪器设备安全有效使用，制定了《针灸研究所修缮购置专项管理办法》《针灸研究所公共实验平台管理条例》《针灸研究所实验室安全准入制度》《针灸研究所实验室危险废物处置管理暂行办法》等多项规章制度。2015年6月，针灸研究所还成立了实验动物使用和关爱委员会，主任为喻晓春，副主任为景向红（2017年为主任）。

3. 针灸仪器设备研发

针灸研究所在基础科研工作中,也重视仪器设备的研发及专利的成果转化。张栋、朱兵、张维波、荣培晶等陆续获得相关专利发明,如"多用途动物实验箱""一种由针灸针刺手法刺激引发的生物信息针疗仪""一种可调负压与快速换罐的罐疗装置""一种动物耳甲电刺激实验装置"等。

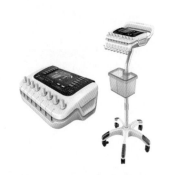

SXDZ-200(Ⅲ代)针刺手法针疗仪

2007年10月,针灸研究所科研人员依托国家自然科学基金项目"不同手法针刺引发的传入信息编码反应",将针灸名家各具特色的针刺手法刺激下产生的群组编码信息,运用到电刺激疗法与中医针灸针刺手法的结合中,开展仪器研发,并与苏州医疗用品厂有限公司合作研制成一种新型的生物信息电针仪,即SXDZ-100型针刺手法电针仪,该项成果已经获得国家发明专利;并在此基础上开发产品"针刺手法针疗仪"。

在2008年国家科技支撑计划"耳甲迷走神经刺激仪的研制与开发"项目及2012年"十二五"国家科技支撑计划课题"外配式经耳穴迷走神经刺激仪的研发"资助下,朱兵、荣培晶等在建立耳郭疗法的耳-迷走神经特异联系和反射功能的基础上,将针刺手法刺激产生的群组编码生物信息固化制成芯片和形成生物体自身的神经传入信息编码脉冲的技术方案,首次成功研制了具有我国自主知识产权和发明专利的非植入式医疗器械"耳-迷走神经刺激仪"(目前已研发便携式第3代),开辟了"外周神经-脑网络-机体功能整体调节"的新领域。

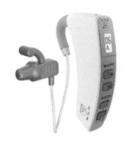

耳-迷走神经刺激仪(第3代)

2015年,为促进科研成果的转化,针灸研究所成立了"创新转化中心"(朱兵为主任)。

（二）理论研究

针灸研究所的针灸文献、理论、学术史等研究工作，一直以来都开展得扎实而系统，对全国针灸理论建设发挥了重要的示范和引领作用。2005年，在针灸研究所深化科研体制改革的推动下，针灸标准化研究从针灸文献研究室中分出，针灸文献研究室更名为"针灸基础理论研究室"，科室主任为黄龙祥（2005—2006）、赵京生（2006—2018）;2014年，杨峰为副主任（2018年为科室负责人，2021年为主任）。这一时期，针灸基础理论研究室研究成果亮点也非常突出，不仅获得了科技部科技基础性工作专项、"973计划"、国家自然科学基金、国家社会科学基金重大项目等课题资助，还出版了《针灸关键概念术语考论》《中国古典针灸学大纲》等重要学术著作。

1.针灸基础理论与方法学研究

在理论研究方面，针灸基础理论研究室主要集中在针灸的概念术语、理论内涵、理论体系框架结构、理论的创新与重构等方面的研究。赵京生陆续获得科技部科技基础性工作专项"针灸理论文献通考——概念术语规范与理论的科学表达"（2006年，该项目在国内率先开展针灸概念术语古代文献的系统考证及概念体系构建，并建立数据库，完成具有一定权威性的文献立典，整体研究成果填补该领域空白，有力促进了学科基础理论研究发展）、国家"973计划"课题"中医针灸理论框架结构研究"（2013）、国家自然科学基金面上项目"'类穴'主治共性与部位相关的规律"（2019）的资助。这一时期，针灸基础理论研究室出版的重要学术著作有:《针灸关键概念术语考论》（赵京生主编，2012）、《针灸理论解读——基点与视角》（赵京生主编，2013）、《针灸学基本概念术语通典》（上下册，赵京生主编，2014年获国家科学技术学术著作出版基金资助）、《经脉理论还原与重构大纲》（黄龙祥著，2016）、《针意》（赵京生著，2019）、《中国古典针灸学大纲》（黄龙祥著，2019）。

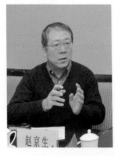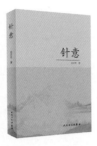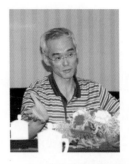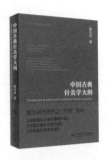

赵京生与《针意》

《针意》在针灸学基础理论范围内,以经典理论为主,兼及后世发展,基于文献分析考辨,从学术本原与演变上,探讨腧穴、经络、刺法、诊治等范畴的重要理论概念和方法,呈现和阐发理论本意,揭示其规律认识和学术价值,提出针灸理论体系构建的新认识。该书对针灸学的关键学术问题进行了深入思考与"发前人之未发"的独特阐释,为现代正确理解、运用针灸学概念和理论提供认识基础。

黄龙祥与《中国古典针灸学大纲》

《中国古典针灸学大纲》融会中医经典文献,通过严密的逻辑论证,探明了中国古典针灸学的理论原点、理论构建范式、检验规则与基本原理,对"根于脉归于血气"的针灸分部理论、"明血气知病所定可治"的诊病方法、以"调控血气"为核心的"针方之道"等进行了深入剖析,使针灸视角下凝聚先贤智慧的身体观、疾病观和治疗观得以清晰重现,并明确解答了困惑当前针灸学界的诸多学术难题。

在方法学研究与应用方面,黄龙祥创新并实践了针灸史学、文献与理论研究三者相结合的研究方法,首次将表面解剖学、影像学、人体测量学引入腧穴定位的研究,提出了实验针灸表面解剖学的概念,出版了《实验针灸表面解剖学》("三个一百"科技原创图书奖)等。赵京生、杨峰、李素云(获北京市自然科学基金项目资助:明以前补泻刺法的理论与方法研究)、刘兵(获国家自然科学基金项目资助:针刺维度及效应关系研究——基于传统理论的现代诠释与"身体学"分析)等将"诠释学"的方法应用于古典针灸理论研究。杨峰还将现代信息技术融入针灸古代文献理论研究,并获国家自然科学基金项目资助(基于语义相似度的古代散在针灸知识框架构建研究;基于文本向量的古代针灸知识谱系构建研究),于2021年出版《中医药知识传承与信息化表达》一书。

2. 针灸古代文献与学术史研究

在针灸文献研究方面,2008年,黄龙祥整理元代三部针灸古籍抄本《窦太师针经》《针灸集成》《盘石金直刺秘传》,对其基本情况、相互关系及学术价值等进行详细考证,出版了《元代珍稀针灸三种》。2011 年,黄龙祥通过系统整理、研究、考辨腧穴古今文献与各家学说,编撰出版《针灸腧穴通考——〈中华针灸穴典研究〉》(上、下册),为《中华人民共和国穴典》提供翔实的文献数据与背景资料。2017 年,黄龙祥在大型丛书《针灸古典聚珍》研究编撰的基础上,对针灸学具有重要或特殊意义的 66 种针灸古籍进行系统考证,出版了学术专著《针灸典籍考》,为古代针灸文献研究、学术传承提供了坚实可信的支撑。

在针灸学术史研究方面,针灸基础理论研究室主要从早期扁鹊医学基本学术传承脉络、秦汉针灸史、清代及民国针灸学术演变、中华人民共和国成立初期针灸名家(如朱琏、马继兴)学术思想等方面开展了深入研究,主要成果有《西医东传与针灸理论认识之演变》(李素云,2012)、《朱琏与针灸》(张立剑,2015)等。2018 年,针灸基础理论研究室还重点参与了中国科学技术协会项目“中国针灸学科史研究”,并出版了《中国针灸学学科史》(2021 年,赵京生等主编)。2019 年,黄龙祥获得国家社会科学基金重大项目子课题“秦汉针灸史重构”研究立项。

(三)临床研究与循证医学研究

1. 临床研究

针灸研究所自深化科技体制改革及针灸医院建成以来,针灸临床科研项目逐年增多,并多次获得科技部、国家自然科学基金、北京市中医管理局及北京市自然科学基金等资助,在研究病种及研究方法上呈现多元化的趋势。这一时期,杨金生、吴中朝、赵宏、房繁恭、黄涛、王京京、张鸥、刘伟哲、王莹莹、许焕芳等,通过不同针灸治疗方案、优势技术等,陆续在针灸戒烟、大熟灸调脂、针刺分娩镇痛、针刺抗抑郁、针刺调整失眠,以及针灸治疗糖尿病、卵巢功能低下、糖尿病视网膜病变、偏头痛、抑郁/焦虑障碍、下腹部病症、干眼症,预防支气管哮喘发作等方面,开展随机对照试验(RCT)、病例注册登记等研究。这些临床研究的开展,为优化针灸治疗方案、明确有效人群、促进针灸临床疗效的提高,提供科学依据与思路参考。针灸临床研究也获得一些成果及奖励,如杨金生主持申报的"国医大师程莘农学术思想和临床经验的研究与传承"获得2016年中国针灸学会科学技术奖一等奖。

为进一步促进针灸临床研究的规范性,核查临床试验方案及附件是否合乎道德,并为之提供公众保证,确保针灸受试者的安全、健康和权益受到保护,2017年6月,针灸研究所成立针灸研究伦理委员会,主任委员:赵宏,副主任委员:段玲、景向红。

2. 循证医学研究

循证医学,即遵循证据的医学,是国际临床领域迅速发展起来的新兴的医学方法学,近年来越来越多的研究者将循证医学的方法和原理应用于针灸临床研究。这一时期,针灸研究所也开始了包括针灸循证临床实践指南制定、针灸临床方法学研究、针灸临床评价等在内的针灸循证医学研究。该项工作早期由针灸所"针灸标准化与临床评价中心"负责,后成立"针灸循证医学中心"专门研究。

2006年,武晓冬、訾明杰等开展基于患者报告的评价体系研究。2007年,针灸研究所参与了中国中医科学院与WHO西太区合作的《针灸临床实践指南》的编写,并研制了其制定方法,其中吴中朝等牵头编写《偏头痛临床实践指南》(2010年出版)。2010年,吴中朝、杨金洪、杨金生分别开展了针灸治疗成人支气管哮喘、失眠和肩周炎临床实践指南的制定研究;同年,王京京开展了"对国外偏头痛针刺与伪针刺疗效无差异结论再研究"。2016年,杨金洪、赵宏、武晓冬、房繁恭、王彤分别开展了胁痛、术后排尿困难、痞满、静脉曲张所致双下肢胀痛和腱鞘炎所致疼痛的针灸临床实践指南的研制。

2019年3月,中国中医科学院成立中国中医药循证医学中心,负责统筹指导国家中医药管理局"中医药循证能力建设项目"。该项目设有9个子课题,其中,"针灸治疗优势病"课题由针灸研究所景向红牵头,联合全国12家临床单位开展针灸优势病循证医学研究,主要包括针灸循证能力现状评估、针灸优势病种临床研究与临床实践指南研制等。

2019 年 11 月,针灸研究所成立"针灸循证医学中心",岗卫娟任中心负责人,集中、系统地进行针灸临床研究方法学、循证及其方法学研究,以期构建符合针灸特点的临床研究与循证医学方法学体系。同年,由岗卫娟主持的"基于针刺疗法特点的 RCT 针刺方案充分性评价方法研究"获国家自然科学基金面上项目资助。

(四)标准化研究

2005 年,针灸所成立"针灸标准与临床评价中心",专门从事针灸标准化与临床评价研究,武晓冬为副主任(2007 年为主任)。2014 年,该中心调整分化为"针灸标准化研究中心"(武晓冬为主任)与"针灸医院针灸临床研究及评价中心"(至 2019 年)。

在针灸标准化研究方面,2005 年,黄龙祥主持"国家标准《经穴部位》修订",分别于 2006 年和 2008 年完成《腧穴名称与定位》(GB/T 12346—2006)和《腧穴定位图》(GB/T 22163—2008)两项国家标准。2006 年,黄龙祥获得科技部国际合作项目"经穴定位国际标准研究"资助,其研究成果为 2008 年由 WHO 西太区发布的国际标准《针灸经穴定位》提供了中国方案。2006 年,武晓冬主持"腧穴定位人体测量"课题,于 2009 年完成国家标准《腧穴定位人体测量方法》(GB/T 23237—2009)。2013 年,由邓良月和黄龙祥等完成国家标准《腧穴主治》(GB/T 30233—2013)的制定(该标准基于邓良月主持的科技部"经穴主治国家

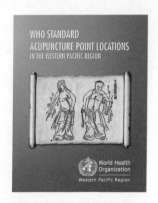

由针灸所重点参与研制的 WHO 西太区《针灸经穴定位》国际标准(2008)

标准"项目,经历 13 年之久完成研制)。2013 年,杨金生完成国家标准《针灸技术操作规范 第 22 部分:刮痧》(GB/T 21709.22—2013)。2016 年,武晓冬完成国家标准《针灸技术操作规范 编写通则》(GB/T 33416—2016)。2020 年,由朱兵、景向红负责的团体标准《实验动物穴位名称与定位 第 1 部分:编写通则》(T/CAAM 0001—2020)、《实验动物穴位名称与定位 第 2 部分:大鼠》(T/CAAM 0002—2020)与《实验动物穴位名称与定位 第 3 部分:小鼠》(T/CAAM 0003—2020)由中国针灸学会发布。

针灸研究所作为国内首个成立针灸标准研究中心的国家单位,作为中国针灸学会标准化工作委员会、全国针灸标准化技术委员会(武晓冬担任秘书长)秘书处挂靠单位及国际标准化组织中医药标准化技术委员会第三工作组(ISO/TC249/WG3)国内依托单位(黄龙祥、赵宏相继担任召集人),积极组织全国专家力量,陆续制定了 30 余项针灸国家标准、35 项《循证针灸临床实践指南》、ISO 国际标准《一次性使用无菌针灸针》等,协助政

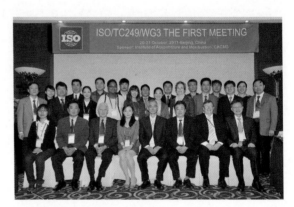

国际标准化组织中医药标准化技术委员会第三工作组(ISO/TC249/WG3)第一次会议在北京召开,黄龙祥(前排右 4)担任该工作组召集人(2011 年 10 月)

府部门在国际标准化组织申请成立了中医药技术委员会(ISO/TC249),有力地推动了国内、国际针灸标准的研究进程。

第二节　临床医疗

自 2005 年开始,针灸研究所的临床医疗从"针灸门诊部"步入了"针灸医院"的发展轨道,逐步设立了病房,多次装修、改造了医院楼,就医环境得到改善。这一时期,针灸医院还重点加强了医院管理,提升针灸健康服务能力,并创建了多个专病专科,打造知名品牌及老中医传承工作室,成为全国申报"针灸一级学科建设""针灸全科化"以及针灸"生命全周期健康服务"建设的范本;同时,针灸医院积极梳理本院名家学术思想传承,探索"新针灸学派"体系与模式的打造;针灸医院还与新疆建立了对口支援关系,派出专家开展援疆工作;作为"北京国际针灸培训中心"的临床基地,针灸医院还承担了国内、外进修生与培训生的实习带教任务,并派出专家出国医疗、讲学,为

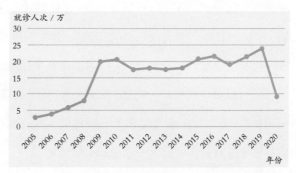

2005—2020 年针灸医院就诊人次变化图

宣传中医针灸走向世界继续发挥重要作用。2005—2020 年,针灸医院就诊人次及收入均呈现稳步增长的态势(2020 年受新型冠状病毒肺炎疫情影响,门诊量有所下降)。

医院领导班子在这一时期也有较大变化。2006 年,中医科学院党委下文任命针灸研究所所长朱兵兼任中国中医科学院针灸医院院长,后喻晓春(2014)、景向红(2017)继任;吴中朝任常务副院长(2005 年任针灸研究所门诊部主任,2008 年任常务副院长);杨金洪任副院长(2008 年任副院长,2016 年任常务副院长),赵宏(2014 年由广安门医院调入)、韩彬(2016)、周宇(2020)继任。

一、针灸医院建成与发展

（一）更名医院，改善设施条件

2005年11月，根据国家有关科技体制改革的精神，经科技部、国家中医药管理局以及东城区卫生局批复，针灸研究所门诊部正式变更为针灸医院，更名为"中国中医研究院针灸医院"（1个月后，随着中国中医研究院的更名，针灸医院更名为"中国中医科学院针灸医院"）。

2006年上半年，在国家中医药管理局、中国中医科学院的支持下，针灸研究所对针灸医院原先陈旧、阴暗、破损的医院楼进行了装修改造，并更新了一批设施、设备，硬件条件与就医环境显著改善，医院面貌焕然一新；与此同时，针灸医院在深化科研体制改革推动下，进行了临床科室结构的优化调整，完善了医院的医疗、预防、保健与康复服务功能。2007年4月，针灸医院顺利通过了北京市东城区卫生局、东城区医学会组织的一级医院实地评审验收，其功能定位、规范行医、中医特色等得到评审验收专家组的充分肯定。

2010年，针灸医院在原二层楼的基础上进行加层改造，以供"北京国际针灸培训中心"国内培训部（针灸所老楼拆迁）临时使用。2014年之后，培训中心陆续搬入新办公大楼，针灸医院原加盖的一层楼为医院办公、医疗等使用。2017年，

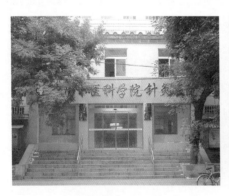
针灸医院大门（2005）

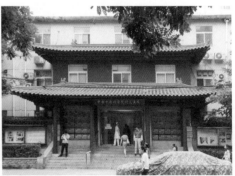
针灸医院大门（2018）

针灸医院又进行了一次较大的全面装修、改造,候诊大厅宽敞明亮,就诊环境更具舒适感及规范化,在装潢设计中还加入了一些中医针灸文化元素。2018 年,针灸医院以仿古式门楼风格重建了医院大门。

(二)加强管理,提升服务能力

"中国中医科学院针灸医院"变更定名后,针灸临床医疗工作逐步走上正轨。针灸研究所制定各类规章、制度,进一步加强医院管理,并积极提升医院针灸医疗健康服务能力。

2007 年,针灸医院加入了北京市东城医院协会依法执业诚信行医的诚信会员单位。2010 年,医院正式开始对外进行持卡就医,实时结算,患者就诊可持卡进行挂号、缴费,大大方便了患者就医。2012 年,医院开通了电话预约挂号功能,缓解了群众排队挂号看病难问题。2017 年,医院开通了特需专家门诊,部分专家挂号开通了微信预约。2018 年,为落实《北京医耗联动综合改革实施方案》,针灸医院各部门积极配合医改工作,改革创新诊疗服务流程,深化以患者为中心服务理念,落实"三好一满意"活动。2019 年,针灸医院增加微信／支付宝二维码结算方式,使患者就医付款更加简单便捷。

2015 年,针灸医院荣获搜狐健康"最受搜狐网友喜爱医院"称号。2016 年,针灸医院获得北京市财政局与北京市人力资源和社会保障局颁发的"医疗保险管理服务一等奖"。2018 年,针灸医院门诊护理团队荣获中国中医科学院纪念"5·12"国际护士节"优秀护理单元奖"。

(三)建设病房,重启住院医疗

针灸医院虽在 2005 年即已由门诊部更名为医院,但未设立病房。2010 年,针灸研究所成立针灸医院病房筹建小组,对病房的建设根据现有条件拟订了详细计划。2011 年,针灸医院改建了医疗用房,购置了相关设备,起初设立了 10 张病床,7月进行了病房收住院试运行。2014年,针灸研究所新楼落成之后,国际培训中心从针灸医院搬出,针灸医院用房紧张的情况有所缓解,病房使用面积扩大,病房床位增至21张,达到卫生局规定的一级医院病房床位数标准。即便如此,针灸医院病房规模及效益仍有限。

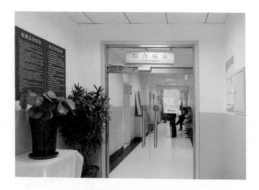

针灸医院住院部综合病房

二、突出针灸特色,创建专病专科

为突出中医针灸治疗特色,针灸医院逐渐加强专病专科及针灸全科化科室建设。2006年,经北京市东城区卫生局批准,针灸医院新增了呼吸科、消化科、骨伤科、肿瘤科等科室;此后,逐步增设瘫痪康复、疼痛与骨关节病、亚健康康复、慢性头痛、长圆针、卵巢早衰、更年期综合征等特色专科门诊,以及中医科、脑病科、骨伤科、痛症科、风湿病科、脾胃病科、儿科、皮肤科、眼科等针灸全科化科室;2015年3月,增设中医妇科诊疗科目;2018年,新增盆底功能障碍性疾病、难治性面瘫、儿童孤独症、乳腺病、荨麻疹、五行针灸疗法等专题专病方向科室。

目前,针灸医院在针药结合治疗疑难病、妇科疾病、神经系统疾病、骨伤科疾病、眼病等方面疗效显著,专科特色明显,形成了独具特色的针灸中药治疗体系。其中,有两个特色专病专科在全国范围内较为知名:一是薛立功创立的"长圆针特色门诊",其以《黄帝内经》经筋理论为指导,以新针具长圆针治疗经筋痹痛及筋性内脏疾病。"长圆针疗法治疗膝关节骨痹技术"于2005年通过国家中医药管理局鉴定,成为全国推广及适宜技术项目。二是房緊恭创立的"卵巢早衰专病门诊",

其以"调经促孕十三针""火龙灸"等,治疗卵巢早衰、不孕等,是国内第一家采用针药结合治疗卵巢早衰的专病门诊,并建立了以针灸医院"卵巢早衰专病门诊"为中心向全国辐射的推广基地。

三、全国名老中医药专家传承

继程莘农、郭效宗、李传杰之后,针灸研究所吴中朝(传承人:王兵、张宁)、杨金洪(传承人:韩颖、王莹莹)分别被遴选为第五批、第六批全国老中医药专家学术经验继承工作指导老师。

吴中朝,1956年出生于江苏建湖,1997年来针灸所工作,擅长以针药结合治疗痛症、脑病、男科病、老年病,以及用艾灸疗法保健康复、美容减肥等。

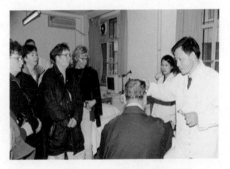

吴中朝(右1)针灸临床治病

杨金洪,1960年出生于江西南昌,1984年来针灸所工作,擅长针药并用治疗中风、面瘫、截瘫、头痛、郁证、失眠等神经系统疾病。

为了更好地开展名老中医传承工作,由国家中医药管理局批准,针灸医院分别建设第一批全国名老中医药专家程莘农传承工作室(2009)和第五批全国名老中医药专家吴中朝传承工作室(2013)。

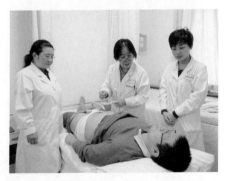

杨金洪(中)针灸临床带教

2017 年,中国中医科学院针灸研究所与广西南宁市针灸研究所签订合作框架协议,建立科研、临床合作关系,弘扬朱琏针灸学术思想;次年,针灸医院设立了全国名老中医药专家韦立富(桂派国医大师、朱琏嫡传弟子)传承工作室。

此外,针灸医院还拥有中国中医科学院名医名家传承专家周允娴、蒋达树、魏庆兴,北京市东城区名家传承专家薛立功,中国中医科学院中青年名中医赵宏、王彤、王京京、房繁恭。

四、对口支援边远地区

自 2011 年开始,为响应中共中央组织部和中国中医科学院的号召,针灸医院持续开展对口支援边远地区工作。曾于 2011—2014 年,先后派韩颖和周宇对口支援新疆,加强当地医院针灸推拿科建设,帮助当地医师加强业务学习,提高诊治水平,并对患者进行针灸知识宣教,使更多的维吾尔族人民认识并接受针灸疗法。针灸医院专家除了"技术援疆",还有"感情援疆",韩颖、周宇等在开展针灸医疗工作的同时,还注重培养民族之间真挚友好的感情。此外,朱兵、吴中朝、赵永刚等也曾赴新疆举办针灸讲座与学术交流;针灸研究所还投资 5 万元为新疆维吾尔维医医院装备全套针灸科设备。2017 年,针灸医院还与新疆独山子人民医院结为对口支援单位,王京京、王彤、王兵、张宁、房繁恭、吴中朝、杨金洪、赵宏、周宇等技术骨干专家赴新疆开展针灸义诊与讲课。同时,针灸医院与西藏自治区藏医院签订了共建协议,以针灸适宜技术培训为主要内容,为西藏地区培养高水平针灸临床人才;2018 年,藏医院针灸理疗科成为针灸医院对口支援单位。

第三节 研究生教育与博士后培养

2005 年以来,针灸研究所研究生教育与博士后培养工作稳步进行,硕博士导师及研究生招收人数较上一时期均有所增加;成立了首届学位委员会,学位授予与管理更加规范;博士后工作常规化,共出站 19 人,并开始有了"传承博士后"的培养。

一、学位与研究生培养

针灸研究所在"中西医结合基础"和"针灸推拿学"两个专业方向招收博士、硕士研究生。这一时期,针灸研究所陆续有博士生导师累计 20 余人,硕士生导师 40 余人;共培养博士研究生 50 余名、硕士研究生 100 多名。针灸所每年招收研究生和毕业研究生基本都维持在 10 ~ 20 名,历年研究生均顺利毕业,并有多名研究生获"国家奖学金""优秀学位论文奖"和优秀毕业生奖。2005 年开始,针灸所研究生导师还与多家高等院校合作,联合培养硕博士研究生共计 30 名。

为加强研究生学位授予与管理,2008 年,中国中医科学院成立首届学位委员会,针灸研究所分委员会组成为:主席——朱兵,副主席——黄龙祥,委员——王宏才、刘俊岭、吴中朝、杨金生、晋志高。2012 年,针灸所第二届分委员会成立。2016 年,针灸研究所与医学实验中心合并成立"第三届针灸与实验分委员会",主席为喻晓春。2019 年,"第四届针灸与实验分委员会"成立,主席为景向红。

二、研究生教育管理

针灸研究所一直重视加强研究生的教育教学管理、业务学习及全面发展,科研教育处逐步建立健全了研究生培养管理制度,完成了各专业博士和硕士生培养方案的修订工作,完善了导师和研究生资料库的建设;加强研究生导师队伍建设,完善研究生导师带教工作的考评制度,以及"两年一评审、四年一认定"的研究生导师评估、认定和聘用制度等。

在研究生管理上,针灸所积极组织新生入所系列教育,日常加强研究生思想教育工作,以及学风和人文精神培养,提高研究生综合素质,并定期开展年度研究生科研汇报会(邀请专家点评及组织评选优秀)、文献导读和学术沙龙、国际游学活动、业余文体活动等。

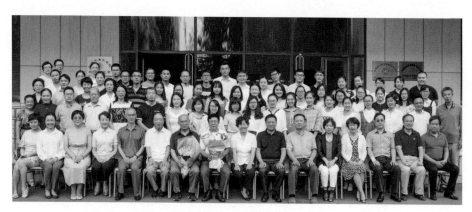

2017 年教师节,针灸所研究生导师与学生合影

三、博士后流动站工作

自 1997 年招聘第 1 位博士后以来,针灸所基本每年招收 1 ~ 2 名博士后人员进入本所博士后流动站。根据自身情况,针灸研究所出台了相关文件与规定,加强对博士后人员的管理,按期组织开题、中期检查和出站汇报,其间组织博士后积极申报博士后科学基金项目。针灸所根据博士后在站期间工作表现,出站后可择优留所参加工作。

2007年,中国中医科学院开展以著名中医药专家为合作导师、体现师承特点的院内在职博士后研究工作,并制定了《中国中医科学院著名中医药专家学术经验传承博士后研究工作实施办法》。针灸研究所程莘农院士被确定为第一批传承博士后合作导师,杨金生申请成为程莘农的传承博士后,并于2011年顺利出站。这一时期,针灸研究所已出站多名博士后(表6-1),其中,杨金生、俞裕天、王舒娅、刘璐、赵斌等获中国博士后科学基金资助。

表 6-1　针灸研究所已出站博士后及合作导师情况(2005—2020)

合作导师姓名	博士后姓名(进站年份)
程莘农	杨金生(2008,传承)
黄龙祥	董国锋(2009)
朱　兵	胡玲(2009)、孔素平(2012)
杨金生	陈滢如(2012)、高海波(2012)
张　栋	唐君(2012)、文梅(2013)
荣培晶	俞裕天(2015)、黄凤(2016)、王瑜(2017)、赵斌(2018)
景向红	廖军(2015)、王奕力(2016)、刘璐(2017)
高昕妍 朱　兵	王舒娅(2016)、王渊(2016)、韩数(2017)
房繁恭	郑晨思(2018)

第四节　针灸培训工作

针灸研究所针灸培训工作主要由针灸所"北京国际针灸培训中心"负责,分为国内培训与国际培训两部分。该中心由所长兼任主任,副主任为胡金生、王宏才,后吴中朝、王敏、赵长龙任常务副主任,韩彬、佟晓英任副主任。这一时期,针灸培训出现以下明显的变化:培训采取线下与线上教育相结合模式;国内针灸培训工作发展更加迅速；国际培训在稳步发展后面临发展瓶颈。

一、国内针灸培训

自 1993 年"针灸研究所针灸培训学校"成立以来，针灸所面向国内开展更高层次的培训项目，2002 年培训学校更名为"北京世针传统医学培训中心"，2005 年该中心离开针灸所。此后，针灸所国内培训几乎处于停滞状态，直到 2008 年，针灸所又申请到国内针灸培训资质。2009 年起，"北京国际针灸培训中心"专门成立国内培训部，重启国内高层次培训。2018 年，针灸所国内培训部成为北京市中医药管理局"中医健康养老护理员师资培训基地"并挂牌招生，积极为国家进入老龄化社会培养中医康养人才。

"北京国际针灸培训中心"国内培训部利用针灸研究所优势资源，通过广泛的中医、针灸培训需求调研，经过精心的课程编排、师资建设、招生策划等，很快在国内针灸培训上获得积极的反响。

国内开设的培训班种类多样，如"全国高级针灸进修班""全国针灸临床实践班及中医针灸师资格取证班""全国实用针灸、推拿（初级）培训班""全国高级推拿进修班""全国中医减肥美容培训班"等，深受广大基层中

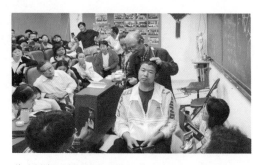

蒋达树老师在给针灸进修班学员演示针灸技法（2019）

医针灸医师及爱好者欢迎，并取得了良好的口碑，10 余年来为国内培养了几万名中医针灸、推拿、美容等方面的实用人才，为祖国传统医学的发扬光大做出了贡献。

二、针灸国际培训

针灸对外培训主要由针灸研究所"北京国际针灸培训中心"国际培训部负责,起初国际培训部分为国际一部(英语)与国际二部(小语种),2012年8月两部合为国际部。2005—2012年,国际培训部优化课程设置,加强教学力量,提高翻译水平,开拓招生渠道(如通过外联工作与涉外机构建立了良好关系),每年招生200～500人(包括团队及零散学员,分别来自德国、美国、澳大利亚、法国、西班牙、瑞士、瑞典、比利时、芬兰、土耳其、荷兰、巴西等30余个国家和地区)❶,开设的课程主要有针灸高级班、初级班及中医特色班(如中医推拿、中药、美容、气功、食疗、古籍精读、特殊针法等),深受学员欢迎。2013年,随着我国"一带一路"倡议的提出,来自"一带一路"沿线国家如埃及、伊朗等的学员较之前相对增加。但随着全国针灸培训机构的不断涌现,海外本土针灸培训的逐渐兴起,以及网络信息的高速发展,致使到"北京国际针灸培训中心"现场学习中医、针灸的学员逐年减少。2020年,新型冠状病毒肺炎疫情蔓延全球,针灸研究所对外线下培训工作几乎停滞。在这一时期,北京、上海、南京三地国际针灸培训中心还定期举办联席会议,共同研究与探讨当前面临的问题、如何发挥老培训基地作用以及国际针灸教

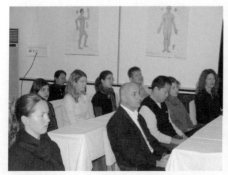 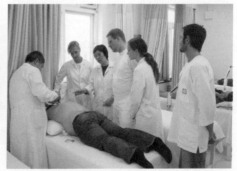

国际针灸培训班的学员听课及临床实习

---

❶ 据《针灸研究所年终工作总结(2005—2012)》。

学发展的新形势与新思路。

为适应信息时代发展的特点,国际培训部积极推动对国外网络教学建设,如2008年,国际针灸培训中心启动TCMOO远程培训项目;完成《国际针灸教材》英文版(一套4本)的编写、整理和录入;完成网站建设、推广及营销、维护与管理。当前,国际培训部正在积极探索针灸对外培训的新模式与新方法,以适应国外对于针灸培训的新需求。

第五节　国际合作与交流

作为"WHO传统医学(针灸)合作中心"及国家中医药管理局"中医药国际合作基地",针灸研究所在针灸医学的国际合作与交流方面开展了大量工作,主要包括外宾来所参观访问和进修、派遣人员出国访学与医疗、针灸科研国际合作等3个方面。随着国家"全球一体化""人类命运共同体"构建进程的深入推进,针灸医学将会在维护世界人民健康中发挥更大的作用。近年来,针灸研究所酝酿倡议"针灸国际大科学计划",不断加强针灸科研、医疗的国际交流与合作,逐步提升针灸的国际价值认同与文化认同。

一、外宾参观访问和进修

这一时期,针灸研究所每年接待很多外宾来访,包括代表团参观访问、海外专家学术讲座、外国医生来华学习进修等。针灸所接待了大批世界各国政府或机构的代表团,如2015年10月,毛里求斯共和国总统、生物学家阿米娜·古里布·法基姆访问了中国中医科学院,并参观了针灸研究所;2018年8月,尼日尔总统伊素福及夫人访问中国中医科学院针灸研究所,中医科学院杨龙会副院长及针灸所景向红所长、荣培晶副所长、吴中朝教授等陪同接待。同时,海外知名专家学者也经常来针灸所开展学术交流,如美国哈佛大学医学院麻省总医院孔健、美国国立卫生研究院林郁、英国萨塞克斯大学王伟、日本东京药科大学平野俊彦、*Science*杂志亚洲业务创始人吴若蕾等陆续带来针灸前沿学术讲座。此外,针灸医院也接待大量国际友人参观、学习与进修,曾接待各国驻华使团夫人团及澳大利亚、意大利、巴西、印度、俄罗斯、韩国、加拿大等20多个国家学者和访问团体,如2010年世界卫生组织资助朝鲜平壤医科大学附属医院的医生来针灸医院作为期3个月的进修学习。

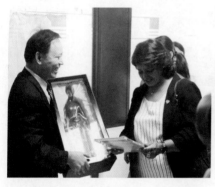 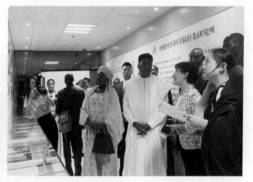

吴中朝代表针灸研究所向毛里求斯总统阿米娜·古里布·法基姆赠送礼品（2015年10月）

景向红所长向尼日尔总统伊素福及夫人等随行人员介绍针灸研究所的发展历史（2018年8月）

二、派遣人员出国访学与医疗

这一时期,针灸研究所陆续派出优秀科研人员赴美国加利福尼亚大学洛杉矶分校（2005年,荣培晶;2014年,李亮）、英国剑桥大学李约瑟研究所（2006年,黄龙祥）、日本关西医疗大学（2007年,金春兰）、奥地利维也纳大学（2007年,景向红、张维波）、奥地利格拉茨医科大学（2007年之后,陆续有黄涛、高昕妍、何伟、王晓宇、王广军、王俊英、张晓宁等）、新加坡国立大学（2011年,高俊虹）、美国哈佛大学医学院(2016年,宿杨帅)、韩国韩医学研究院(2016年,岗卫娟)、日本东京药科大学(2016年,赵玉雪;2017年,崔晶晶)、美国霍普金斯大学(2018年,高昕妍)、美国圣路易斯华盛顿大学(2019年,刘坤、乔丽娜)、美国宾夕法尼亚州立大学(2020年,陈滢如)等地,进行为期3个月至2年的访学、客座研究及博士后工作。

同时,针灸所派出临床医师赴海外进行医疗工作与讲学交流。如2013年11月,黄涛应国务院侨务办公室邀请,赴阿根廷等开展中医健康咨询以及交流;2014年4月,王京京应印度尼西亚针灸和传统医学学会及Airlangga大学邀请,参加"首届国际传统和补充替代医学研讨会"并作大会报告;2014年与2015年,王彤应法国波尔多中医能量和推拿疗法培训学校邀请,赴法讲授中医推拿;2014年8月,吴中朝应柏林中国文化中心邀请,赴德开展中医艾灸保健讲座;2015年、2016年及2018年,张鸥、赵宏及吴中朝、王彤、张宁等应国务院侨务办公室邀请,分别赴比利时、尼日利亚、德国等执行慰侨义诊、健康咨询任务;2018年7月,吴中朝应尼日尔共和国邀请,赴尼执行涉外医疗任务及进行中医学术交流,12月,荣培晶应文旅部中外文化交流中心邀请,赴印度等参加"中国文化讲堂"系列活动;2019年5月,景向红、王京京应德国医学针灸学会(DAGFA)邀请,参加学术年会并作大会报告。此外,针灸所也经常派出学者赴海外参加国际学术会议,并进行交流。

三、针灸科研国际合作

2006年,针灸研究所获批科技部国际合作项目"经穴定位国际标准研究",与WHO及日本、韩国合作,共同完成《针灸经穴定位》,于2008年由WHO西太区发布。2009年,针灸研究所主持联合国妇女儿童基金会项目"气候变化对地下水综合影响"子课题"高氟水中毒症中医药干预研究"(吴中朝)。2015年,针灸所派专家参加"WHO针灸临床指南草案"专家论证会。这一时期,针灸研究所还深入推进与韩国韩医学研究院、奥地利格拉茨医科大学、德国莱比锡大学、美国哈佛大学、澳大利亚传统医学会、加拿大麦克马斯特大学等10余家国际知名机构合作,通过人员互访、联合申报国际合作项目、青年科研人员赴对方实验室参加具体研究工作等方式开展合作研究。

2006年以来,中国中医科学院与韩国韩医学研究院开展合作,并于2011年10月签署了合作协议。15年来,针灸研究所与韩方就针灸、经络、经穴的问题开展了合作。2008年5月,针灸研究所与韩医学研究院的针灸团队在杭州召开了第一次学术研讨会,而后又在中国北京、黄山和韩国首尔召开了学术交流会。双方专家就针灸发展学术问题展开了热烈的讨论,促进了双方共赢和未来的发展。

2007年起,中国中医科学院针灸研究所与奥地利格拉茨医科大学麻醉与重症监护医学院生物医学技术研究所、针灸研究中心开展了深度合作。此后10年间,针灸所先后通过欧亚太平洋学术网联盟资助了近10位科研人员前往该研究中心开展联合研究并取得丰硕的研究成果,发表了论文25篇,共同申办替代医学杂志特刊10余期,创办杂志1种,共同申请国际合作项目子课题3项,联合举办国际针灸高科技学术会议或论坛3次。

2016年,中国中医科学院针灸研究所与德国莱比锡大学开展合作研究,围绕嘌呤信号与针刺抗抑郁的研究方向,共同承担了国家自然科学基金委员会中德中心国际合作研究项目。中德合作双方分别于2017年和2019年举办了"中医治疗抑郁症:经验与证据"暑期学校,以及"传统中医药和现代神经科学——未来合作"研讨会、"针灸调控与脑科学"学术研讨会等。

2016年,中国中医科学院针灸研究所(景向红团队)与美国哈佛大学医学院(马秋富团队)等开展针灸基础科研合作,在穴位相对特异性的现代神经解剖学基础方面取得了突破性进展:揭示了低强度电针足三里可激活迷走神经−肾上腺抗炎通路,并呈现出躯体部位的选择性和穴位特异性;提出这种穴位相对特异性与PROKR2+神经纤维在躯体深层筋腱和骨膜等组织的密集分布有关。相关研究结果发表于国际顶级期刊 *Neuron*(2020)和 *Nature*(2021)。针灸所宿杨帅作为赴美访问学者重点参与了该项研究。

第六节　期刊工作

针灸研究所期刊中心于 2006 年成立,常务副主任为刘炜宏(2006—2013),后齐淑兰(2013—2018)、韩焱晶(2019 年至今)继任,设有《中国针灸》《针刺研究》《世界针灸杂志》3 个编辑部以及广告发行部(现已重新设为运营部)。

3 本专业针灸期刊是国内针
灸学术领域权威、知名杂志,
其中,《中国针灸》《针刺研
究》均为针灸研究所与中国
针灸学会联合主办,《世界针
灸杂志》是针灸研究所与世
界针灸学会联合会、中国针
灸学会联合主办,杂志的编
辑、出版发行、办公均设在针

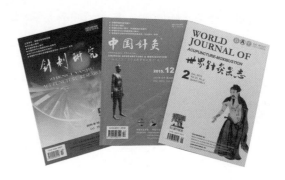

《中国针灸》《针刺研究》《世界针灸杂志》封面

灸所,期刊中心人员亦为针灸所编制。目前《中国针灸》《针刺研究》合并运行(包括出版、发行、广告),《世界针灸杂志》由《世界针灸杂志》有限公司运行,3 本杂志由期刊中心统一行政管理,并由运营部负责传播与推广。

一、内容与编辑

这一时期,《中国针灸》《针刺研究》《世界针灸杂志》3 本针灸期刊在不断扩充版面的基础上,更注重期刊学术质量,充分发挥其学术导向及推动作用。其栏目设置及论文发表种类各有所侧重,比如《中国针灸》综合性较强,更偏重于临床,主要栏目包括临床研究、经络与腧穴、刺法与灸法、针灸在海外、机制探讨、针家精要、器具研制、文献研究、学术争鸣等,在我国针灸领域具有很高的知名度与权威性。《针刺研究》以发表基础实验研究成果为主,兼顾理论研究、临床研究与报道,主要介绍针灸临床和实验研究新成就,以及现代科技方法与技术在针灸研究中的应用,是我国唯一集中报道针灸作用机制的刊物。《世界针灸杂志》用全球通用语言(英语)和方式讲述针灸研究新进展,传递针灸学术的最新动态与消息,主要为海内外针灸工作者提供学习和经验交流的园地。

这 3 本杂志,作为全国权威针灸期刊,还紧跟国内国际热点,积极设立专栏或刊发相关针灸论文,发挥学术导向作用。如《中国针灸》在 2008 年汶川地震发生后,积极组稿,刊发针灸疗法促进骨折愈合、治疗软组织损伤和心理障碍方面的论文;2009 年春夏之际甲型 H_1N_1 流感暴发时,及时转发卫生部《甲型 H_1N_1 流感诊疗方案》,并适当加上针灸治疗内容;2016 年,在里约奥运会菲尔普斯身上的拔罐"罐斑"意外走红后,开辟两期"特色–拔罐"专栏;2015 年,适逢香山科学会议"穴位本态的研究思考"召开,开设"穴位本态"专栏;2017 年 2 月,针对美国针灸界对"干针"的热议,组稿"干针"讨论论文;2020 年新型冠状病毒肺炎疫情发生后,加急约稿,设立"抗疫"专栏(并评审了优秀论文),并及时发布中国针灸学会《新型冠状病毒肺炎针灸干预的指导意见》。

3 本期刊非常注重编委会队伍建设,如《中国针灸》《针刺研究》集合了全国高水平针灸专家队伍;《世界针灸杂志》整合世界各地知名针灸学者,建设国际化的编委会。3 本期刊的编辑团队热爱专业、学风严谨,主编、副主编均是针灸行业领军人物。这一时期,《中国针灸》历任主编分别是邓良月(2005—2006)、刘炜宏(2006—2013)、刘保延(2014年至今),副主编为喻晓春、景向红(2014年至今),执行主编为齐淑兰(2014—2018)、王晓红(2018年至今);《针刺研究》历任主编分别是黄龙祥(2005—2006)、朱兵(2006年至今),副主编为刘俊岭(2005年至今),执行主编为韩焱晶(2016年至今);《世界针灸杂志》历任主编分别是黄龙祥(2005—2017)、喻晓春(2017年至今),副主编刘俊岭(2005—2007)、刘炜宏(常务副主编,2017年至今)、Thomas Smiley Burgoon(2017年至今)。3本期刊编辑部的编辑绝大多数具有硕士研究生及以上学历,中西医基础理论知识扎实,熟悉现代医学实验技术,掌握医学统计学方法,能够严把学术关。

为了保证学术质量,期刊中心建立了严格的"三审定稿"制度,即编辑初审、专家外审、主编(或副主编、执行主编)终审。为了提高校对质量,采取三校互校、责任编辑精校、执行主编总校的编校流程,每期校对达5～6遍,并建立了奖惩制度,使期刊编校质量基本达到国家规定的优良水平。还建立了审读制度、业务学习制度,不断加强编辑的专业素养,提升学术水平。期刊中心采用中国知网的腾云采编系统,加强学术不端文献检测力度。为了更好地服务于作者、读者,还开通了稿件快速审理通道,建立了微博、微信官方发布平台。

二、收录与影响

(一)收录情况

期刊被国内外知名数据库收录后可以被更多地检索和利用,也是对办刊质量及其所包含的学术内容、学科研究水平的充分肯定。《中国针灸》和《针刺研究》均已成为国内最权威三大数据库的核心期刊(中文核心期刊、中国科技核心期刊、中国科学引文数据库核心期刊,即三核期刊)。《世界针灸杂志》被中国科学引文数

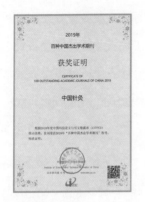

《中国针灸》获"2019年百种中国杰出学术期刊"

据库（CSCD）核心库收录，并于2020年进入中国科技核心期刊阵营。

《中国针灸》先后入选国外知名数据库：美国国立卫生研究院国立医学图书馆《医学索引》数据库系统Medline（2005）、日本科学技术振兴机构数据库JST（2007）、波兰《哥白尼索引》（IC，2008）、《俄罗斯文摘》（AJ，2009）、WHO西太平洋地区全球医学索引（WPRIM，2010）、Scopus数据库（2021）、荷兰医学文摘数据库（EMBASE，2021）。

《针刺研究》被美国国立卫生研究院国立医学图书馆《医学索引》Medline（2007）、Scopus数据库（2007）、美国《化学文摘》（CA，2009）、波兰《哥白尼索引》（IC，2009）、WHO西太平洋地区全球医学索引（WPRIM，2010）、日本科学技术振兴机构数据库（JST，2016）、荷兰医学文摘数据库（EMBASE，2020）等国外知名数据库收录。

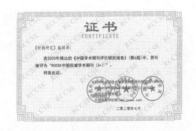

《针刺研究》获"RCCSE中国权威学术期刊（A+）"（2020）

《世界针灸杂志》(英文版)于2012年与国际著名出版集团爱思唯尔（Elsevier）合作，进入其数据库Science Direct，同年进入荷兰医学文摘数据库EMBASE；2016年被国际著名科学文献出版公司科睿唯安（原汤森路透集团）ESCI收录，可在Web of Science中与SCI源刊同路径检索与下载；另外，还被日本科学技术振兴机构数据库收录。

（二）评价与获奖

在历年《中国科技期刊引证报告》(核心版)统计中，《中国针灸》和《针刺研究》的影响因子、即年指标、平均引文数、基金论文比等指标均在稳步提升。2020年,据《2020 中国学术期刊影响因子年报(自然科学与工程技术)》,《中国针灸》影响因子在中医学与中药学技术研究类 83 本期刊中位列第一,而《针刺研究》自2010 年起在该年报中的复合影响因子就一直在 120 多本中医药期刊中名列第一。另外,这两本期刊多次荣获各种奖项和资助。

《中国针灸》在国家中医药管理局组织的 2 次中医药优秀期刊评比中分别获得一等奖(2012)和二等奖(2007)。2005—2008 年连续多次被龙源国际期刊网评为中文期刊网络阅读中国排行、海外排行 TOP100 期刊。4 次入选"RCCSE中国权威学术期刊(A+)"(2009 年、2015 年、2017 年、2020 年,同一学科中排名前 5% 的划为权威学术期刊)、两次被评为"RCCSE 中国核心学术期刊"(2011年、2013 年);连续 4 次被评为中国精品科技期刊(2011 年、2014 年、2017 年、2020 年);2014—2020 年连续被评为中国国际影响力优秀学术期刊;2015 年、2019 年、2020 年均被评为"百种中国杰出学术期刊";入选 2019 年度 T1 级中医药科技期刊分级目录。2007 年,《中国针灸》获得中国科协精品科技期刊项目的 C类资助,成为该年新增资助的唯一一本中医类学术期刊;2012 年、2014 年分别获得了 2012 年度中国科协精品科技期刊出版质量提升项目资助(连续资助 3 年)、中国科协精品科技期刊工程第四期(2015—2017)建设项目——学术质量提升项目资助。2020 年,入选《世界期刊影响力指数(WJCI)报告》榜单。2011 年起《中国针灸》为"中国精品科技期刊顶尖学术论文平台(F5000)"项目来源期刊。

《针刺研究》在国家中医药管理局组织的期刊审读中,在学术水平、编辑出版及印刷质量等方面多次获得全优评价;获得"中国精品科技期刊"称号(2011);连续 4 次被评为"RCCSE 中国权威学术期刊(A+)"(2013 年、2015 年、2017 年、2020 年,进入中医学与中药学学科的权威期刊共 7 种,《针刺研究》以学科第 3位列其中)。2019 年,《针刺研究》获中国科协中文科技期刊精品建设计划项目资助;在 2019 年《世界期刊影响力指数(WJCI)报告》中位居 Q2 区首位;入选

2019 年度 T2 级中医药科技期刊分级目录。

三、印刷、出版与发行

期刊中心广告发行部于 2006 年成立，全面负责 3 本期刊的出版、印刷、发行、广告及财务等，近年来还承担期刊的自媒体宣传及网络数字化推广工作。2020 年，"广告发行部"更名为"运营部"。

为满足广大科研工作者学术交流需求，《针刺研究》于 2006 年由季刊改为双月刊，2018 年起由双月刊改为月刊，每年发文量由双月刊的 100 篇左右增加到月刊的 180 篇左右；《中国针灸》2005 年每期 80 页，至 2016 年已增加到每期 120 页；《针刺研究》和《世界针灸杂志》于 2005 年改为国际标准大 16 开本。为提高期刊的可读性，3 本期刊先后改为全彩色印刷。《中国针灸》和《针刺研究》于 2015 年起为每篇文章增加了数字版权唯一标识符（DOI）编号，以利于期刊文章的传播。这一时期，《世界针灸杂志》（英文版）为 Elsevier 全流程合作期刊，全面实现了出版流程和排版的国际化。

《中国针灸》《针刺研究》面向海内、外广泛发行，并全面覆盖了全国针灸科研、医疗、教学机构。《中国针灸》WEB 下载量 2020 年达到 54.36 万次。《中国针灸》于 2015 年、2016 年分别入选"中文期刊海外发行最受海外读者欢迎 TOP50"与"中文期刊最受海外欢迎百强排行榜"。《世界针灸杂志》（英文版）也已在数十个国家和地区发行，并与意大利中医针灸学会合作出版意大利文版。期刊广告一直以刊登针灸器械广告为主。

四、主办学术会议与写作培训

期刊中心经常组织或协办全国及国际性学术交流活动，如举办针灸学术研讨会、针灸技法演示会、特色技术培训班（如挑刺疗法、脐针疗法、浮针疗法、舌针疗法等）、热点学术沙龙、论文写作专题讲座等，加强针灸学术界学者之间的联系与针灸知识、实践技能等的互通，不仅提升期刊自身的知名度，也促进了针灸学术的发展与繁荣。如《中国针灸》每两年召开一次"全国针灸科研与临床研讨会"，并将会议交流中的优秀文章汇编成册，以增刊或论文集形式出版；还定期协办全国针灸推拿技术大赛，向大赛中获奖选手赠阅《中国针灸》杂志。

2019 年起，期刊中心每年举办 1 ～ 2 期针灸科研论文写作班，以精品小班形式，采取学员走进编辑部授课与实操相结合的创新模式，学习效果显著，在业界获得良好的口碑。

第七节　党建活动与工会、老干部工作

党建活动与工会、老干部工作也是针灸研究所的一项重要工作。针灸研究所党委及其支部在开展思想政治与文化建设工作的同时，还组织全所党员、入党积极分子等开展形式多样的党建活动与党员教育活动。其主要包括：组织党员和入党积极分子参观红色革命根据地与纪念馆，如井冈山、西柏坡、重庆等革命圣地，沂蒙革命老区，平北抗战纪念馆、天津平津战役纪念馆、周恩来纪念馆等；参观"复兴之路"大型主题展览、"中华人民共和国成立 60 周年成就展""砥砺奋进的五年大型成就展""香港特别行政区十周年成就展"等；观看党员爱国教育影片、录像等，如"十七大""十八大"专题辅导音像片、"十九大"

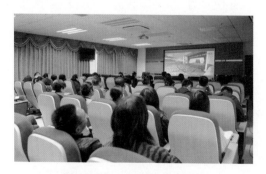

党员收看"十九大"专题电视转播

专题电视转播、"新党章学习"专题辅导录像、影片《建国大业》《我和我的祖国》等；开展"读好书，强素质，聚人心，建队伍""传承中华文化，共筑精神家园""弘扬家国情怀 凝聚文化力量"等主题读书交流活动，举办"庆祝建党九十周年党史知识竞赛"活动等；购买《习近平总书记系列重要讲话读本》等书籍分发给党员以供学习及读书心得交流；加强党建阵地建设，打造党员活动园地，积极利用宣传栏、网站等渠道开展宣传工作，通过座谈会、党日、团日、征文等活动，营造"红色"学习氛围，丰富党的组织生活，提高党员党性修养和思想素质。多人次获得卫生部、国家卫生计生委和国家中医药管理局直属机关党委优秀共产党员、优秀党务工作者称号；针灸研究所党委获得国家卫生计生委机关党委"两优一先"先进基层党组织称号；基础党支部获得国家中医药管理局直属机关党委先进基层党组织称号。

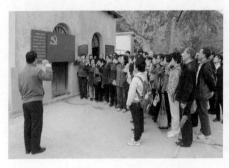

党员赴西柏坡，在七届二中全会会址前重温入党誓词（2011）

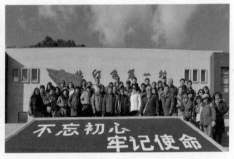

在职、离退休党员参观平北红色第一村

2006 年 6 月，针灸研究所召开中国中医科学院更名后的第一届职工暨工会会员代表大会，成立新一届工会委员会，张丽任主席，董晓彤任副主席。工会分别建立了基础、行政、针灸医院、培训中心 4 个分工会。2011 年，针灸所拥有独立

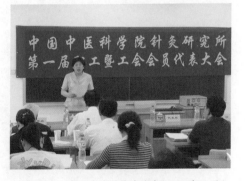

第一届职工暨工会会员代表大会（2006 年 6 月）

工会法人资格,法定代表人为张丽。2016年召开第二届职工暨工会会员代表大会,换届选举出第二届工会委员会,王军平任主席,徐青燕任副主席。2018年王军平退休离任,委员会补选段玲为工会主席,并于2020年变更工会法定代表人为段玲。

在针灸所党委的领导下,工会坚持职工代表大会制度和维护职工合法权益的职责,充分发挥联系群众的桥梁纽带作用,落实送温暖工作,注重关心职工身心健康,解决职工工作与生活实际困难,努力提升职工幸福感、获得感;引导教育职工参加献爱心、帮扶活动,以及增强奉献社会、服务大众的意识;促进职工交流,增强集体意识,组织职工旅游休养(赴宁夏、云南、四川等地);丰富职工文化生活,积极组织职工参加国家卫生健康委、中医药管理局、中国中医科学院的多种文体协会,开展给

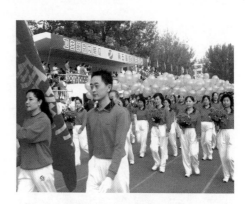

参加卫生部京内单位第五届职工运动会(2006)

职工集体过生日、各种联欢会、健步走、书画、摄影、征文、硬笔书法、游泳、羽毛球等工会集体活动,增强了全所职工的凝聚力和爱岗敬业意识。如2009年,针灸所组织职工近60人参加国家中医药管理局直属机关职工歌咏比赛并获二等奖;2019

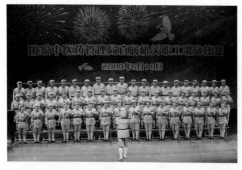

大合唱"长征组歌—到吴起镇",参加国家中医药管理局直属机关职工歌咏比赛(2009)

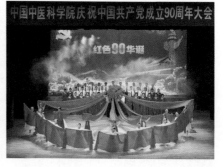

歌舞"我永远爱你中国",参加中国中医科学院庆祝建党90周年大会(2011)

年,针灸所完成了平台花园建设并组织全所职工参加了平台花园开园仪式暨庆祝中华人民共和国成立 70 周年活动。这一时期,针灸研究所工会两次获得国家卫生健康委直属机关"先进基层工会组织"荣誉称号,并有多人次获国家卫生健康委直属机关"优秀工会干部""优秀妇女干部"和"优秀工会积极分子"称号,另有针灸所机能研究室、期刊中心荣获国家卫生健康委员会机关"巾帼文明岗"称号(2021)。

这一时期,针灸研究所党委重视统战和老干部工作的开展,做到政治上关心,生活上照顾,思想上沟通;通过座谈会、专题会、年终联谊会、春季运动会等方式及时向离退休同志通报工作情况,交流思想、沟通信息、增进友谊;重视离退休党支部学习,通过学习和活动使老同志开阔眼界,拓宽思路,做到思想常新,理想永存;组织离退休老干部春、秋游及避暑疗养。在新春佳节、重阳节、中秋、国庆节之际,针灸研究所领导班子及老干部处定期看望离退休老专家,并为他们送上生日祝福,把党和组织的关爱与温暖送到他们的心坎上。

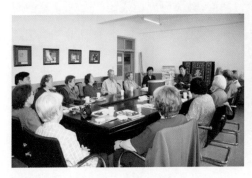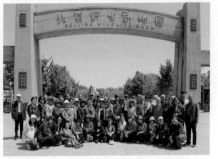

离休干部座谈(2008)　　　　　　　　退休干部春游(2019)

第八节　针灸科普与宣传

这一时期,针灸研究所在针灸科普与宣传方面,坚持学术性与科普性兼具、原创性与严谨性并重,较好地向公众展示了针灸所的科医教实力与良好形象,并取得了一些有目共睹的成绩。

一、科普项目与著作

在科普项目方面,2006 年,张立剑、武晓冬完成北京中医药数字博物馆"针灸馆""国际交流馆"的建设工作,2007 年完成"历代针灸学成就多媒体展示系统"的建设;2012 年,张立剑获得中国科学技术协会 2012 年优秀科普资源开发项目——"中医针灸"科普资源建设项目资助。

在著作出版方面,针灸研究所陆续编撰出版了一系列优秀针灸科普读物,如《图说中医·针灸》(黄龙祥)、《黄龙祥看针灸》(黄龙祥)、《中国标准刮痧》(杨金生、王莹莹)、《艾灸保健完全图解》(吴中朝、王彤)、《经络穴位传统疗法全书》(吴中朝)、《针灸图说》(张立剑,2012 年首届全国优秀中医药文化科普图书)、《针灸史话》(张立剑,2016 年度中国针灸学会科普著作奖一等奖)、《经络是水通道》(张维波)、《经络与健康》(张维波)、《单穴治病一针灵》(杨金生、王兵、王晓红)等。

2020 年初,新型冠状病毒肺炎流行期间,针灸研究所还组织有关专家录制《穴位保健和养生功法预防和辅助治疗新型冠状病毒肺炎》视频,向湖北及全国民众普及针灸防疫保健方法。

二、科普宣讲与展览

针灸研究所多次负责大型专门针灸科普宣传活动。2010 年 4 月,为配合针灸"申遗",针灸所在法国举办"中医文化与养生巴黎展",并举办系列科普讲座;2011 年 5 月,针灸所承办国家中医药管理局"相约北京——中医针灸展",开展了专题展览、健康讲座和义诊咨询等系列活动,取得圆满成功。

针灸所有关专家还在中央电视台、北京电视台、中国国际广播电台、部分省市地方电视台及其他媒体等宣讲、录制中医针灸节目,加强针灸的科普宣传,也提升了针灸所的社会影响力。如吴中朝、杨金洪、杨金生、姜爱平、赵宏、王少军、王兵、张宁、房緊恭、王京京、魏立新、刘朝晖、王彤等在 CCTV-4 中文国际频道"中华医药"栏目、CCTV-10 科教频道"健康之路"栏目宣讲针灸的养生保健;张维波在科教频道"走近科学"及"探索与发现"栏目讲解经络的科学原理等。同时,针灸研究所还组建了新闻宣传队伍,与《中国中医药报》《健康报》《健康时报》《生命时报》人民网、新华网等主流媒体建立了良好的合作关系,并发表几十篇科普文章。针灸所科研人员及针灸医院医师还广泛在各地高校、医院、社区等开展针灸科普讲座活动。

此外,2010 年,中国针灸学会针灸科普工作委员会成立,刘炜宏成为首届主任委员,指导全国 11 个科普志愿者医师宣讲团在各地进行针灸的科普宣传活动。2016 年,魏立新、吴中朝入选国家中医药管理局中医药文化科普巡讲专家名单,开展全国中医针灸科普宣讲。

2015—2017 年,针灸研究所陆续获得由人民网、《健康时报》联合主办的第八、九、十届"健康中国论坛·健康宣教优秀单位"。2016 年,针灸研究所被评为中国中医科学院科普工作先进集体。2018 年,针灸医院获人民网、《健康时报》联合主办的"健康中国论坛·年度医院品牌优秀奖"。

第三章
引领针灸学科学术发展

针灸研究所作为中国最大的针灸科研单位、世界卫生组织传统医学(针灸)合作中心,不仅在针灸学术研究上发挥着引领及示范作用,还一直积极在针灸学科发展的决策上为国家提供建设性意见;同时还重点参与了国家针灸学科发展的很多重要事件,并组织、主办各种全国及国际针灸学术会议、科学会议。近年来,针灸所还发起"针灸国际大科学计划",引起世界针灸界的广泛响应,提升了针灸所在全球范围的影响力。

一、重点参与"中医针灸"申遗

2006 年 7 月,国家中医药管理局成立了中国传统医药申报世界文化遗产委员会、专家组及办公室,开始中国传统医药申报世界文化遗产的工作,最初申报的项目名称为"中医生命疾病认知与实践"。2009 年 10 月,文化部根据联合国教科文组织(UNESCO)的建议,组织专家讨论,决定收窄申报内容与范围,将"中医里面的精华之精华"——"针灸"作为申报项目。

2009 年 10 月 28 日,在国家中医药管理局和文化部外联局的领导下,在中医科学院及中国针灸学会的支持下,针灸研究所领命并迅速成立"中医针灸申遗工作组",由朱兵所长整体负责,黄龙祥副所长(专家组组长)与杨金生副所长具体负责,针灸所专家赵京生(完成申报文本撰写等)、吴中朝等重点参与了此项工作,在短短 3 个多月内经过反复论证、修改、定稿,完成申报资料(文本、代表性照片、

8分钟宣传片),并成功提交 UNESCO。

为了让 UNESCO 附属机构(投票机构)更多地了解中医针灸,2010 年 4 月,以针灸研究所(7 人)为主的代表团一行 12 人,赴 UNESCO 所在地巴黎举办"中医文化与养生巴黎展"。本次展览中,针灸研究所专家开展了中医讲座、现场诊疗及健康咨询,代表团还接受了多家媒体采访,拜访了当地中医药界人士,就中医药在法国的发展与传播进行了交流。2010 年 11 月 16 日,联合国教科文组织将"中医针灸"正式列入"人类非物质文化遗产代表作名录"。这个项目的成功

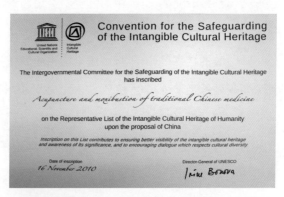

"中医针灸"被列入"人类非物质文化遗产代表作名录"证书(2010 年 11 月 16 日)

申报是世界对中国传统医学文化的认可,增进了中国传统文化与世界其他文化间的对话与交流,对保护文化多样性具有深远的意义。2011 年,针灸研究所荣获中国针灸学会"中医针灸申遗"工作突出贡献奖。

为履行对 UNESCO 的承诺,扩大"中医针灸"列入代表作名录后的宣传推广工作,2011 年 5 月 8 日,由国家中医药管理局主办,中国针灸学会、中国中医科学院承办,针灸研究所具体策划、组织、实施的"相约北京——中医针灸展"在北京东城区图书馆隆重开幕。这项活动进一步促进了中医针灸的传承、发展和保护,提高了中医针灸的可见度和认知度。

二、全国性针灸学术组织挂靠

针灸社会团体是针灸学科发展的重要组织保障,推动了区域性、全国性乃至

国际性学术共同体的形成,为针灸学科的发展搭建了国内、外交流的平台。这一时期,中国中医科学院针灸研究所作为中国针灸学会学科与学术工作委员会、中国针灸学会技术评估工作委员会(秘书处)、中国针灸学会标准化工作委员会、中国针灸学会经络分会(秘书处)、中国针灸学会针灸文献专业委员会、中国针灸学会砭石与刮痧专业委员会、中国针灸学会经筋诊治专业委员会、中国民族医药学会艾灸分会、世界针灸学会联合会标准工作委员会、全国针灸标准化技术委员会(秘书处)等的挂靠单位,积极组织全国相应领域针灸专家与人才开展工作,包括研究与规划针灸学科、学术发展,开展技术评估、标准制定,主办各类学术会议、学术交流与研讨等活动,推动针灸事业在不同方面不断向前发展。同时,针灸研究所领导、专家还在全国及北京各种学术团体中担任重要职务。

三、主办国际针灸学术专家论坛

2007 年 11 月,由国家自然科学基金委员会资助、中国中医科学院针灸研究所举办的"2007'国际针灸学术专家论坛"在北京举行。来自全国 20 余个省、市、自治区的针灸专家和 20 余所高等院校(包括香港浸会大学)针灸学科的院校长、学术骨干共 140 余人出席了会议;美国国立卫生研究院和哈佛大学等 7 所大学以及日本的 13 位长期从事针灸学研究发展的学者应邀出席会议,中外学者云集北京,共同探讨针灸的未来发展方向等问题。

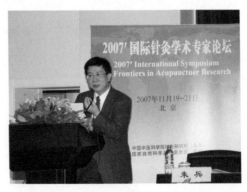

朱兵在"2007'国际针灸学术专家论坛"作主题演讲

在为期 2 天的会议中,13 位中外专家做了主题演讲,就针灸研究与系统生物学、针灸临床设计的研究进展、针灸临床研究和评价方法举行了圆桌会议,针对相关领域所面临的挑战与机遇、关键问题的解决途径等进行了深入探讨,并最终通过了《针灸研究行动计划》。该行动计划在 9 大方面达成共识,倡导进一步加强针灸研究的国际合作与交流,共同担负起把握针灸研究方向、提高针灸临床疗效的重任 ❶。

四、组织香山科学会议"穴位本态的研究思考"

2015 年 6 月,由针灸研究所提出申请、香山科学会议理事会审定批准的"穴位本态的研究思考"研讨会("香山科学会议"第 532 次会议)在北京香山饭店召开。大会邀请了张伯礼院士、韩济生院士、石学敏院士、刘保延教授和朱兵研究员为执行主席,还邀请全国针灸研究的专家和多学科跨领域的学者以及部门代表参会。

会议以评述报告、专题报告和深入讨论为基本方式,围绕以下中心议题进行:①腧穴的传统理论与穴位近代研究的启示;②穴位的现代研究;③穴位在针灸临床和基础研究中的作用;④穴位本态研究的方法学。

经过 3 天激烈而深入的讨论,与会专家在以下几方面达成共识:第一,穴位本态的研究意义重大,是针灸学科的基本问题,也是针灸学研究发展的核心问题,更是针灸学科在国际上良性发展的重大科学问题。第二,充分认识穴位本态的内涵和外延。穴位本态包括穴位的结构和状态,这个结构是动态的,包含化学成分的动态变化,其状态包含生理状态和疾病状态下穴位诊断和治疗的动态过程。第三,穴位本态的研究应该遵循一定的原则,应源于经典,基于临床,理清思路,确定有限目标。建议从穴位敏化现象入手,证实穴位敏化现象,探索穴位敏化规律,阐明

---

❶ 据秦秋《2007 国际针灸学术专家论坛在京举行》(《针刺研究》,2007 年第 6 期,第 398 页)。

穴位敏化机制,逐步揭示穴位的本态。第四,对于穴位本态的研究应该要多学科通力合作,吸纳在分子影像和分子生物学方面有专长,并对针灸研究有兴趣和涉猎的专家,协同攻关。本次会议为针灸研究重大科学问题的提炼奠定了基础。

五、发起"针灸国际大科学计划"

当前,随着针灸的国际化,以"干针"为代表的"西方医学针灸"的兴起,对传统中医针灸提出了挑战,并呈现"去中国化"态势。基于此,中国中医科学院针灸研究所牵头酝酿筹划"针灸国际大科学计划",凝聚全国针灸界力量,加强我国针灸研究,以持续保持我国针灸学的国际领先与主导地位。

2015 年 3 月,针灸研究所组织国内知名专家召开研讨会,讨论"针灸国际大科学计划"的建议框架、阶段目标及可行性、必要性。2017 年 5 月,针灸研究所在北京举行"针灸国际大科学研究研讨会",科技部、国家自然科学基金委员会、国家中医药管理局、中国中医科学院、世界中医药学会联合会、北京大学医学部、针灸研究所的领导以及来自国内外的专家学者、研究生共计 79 人出席会议,喻晓春常务副所长主持会议。与会专家就针灸基础、临床、标准化以及相关仪

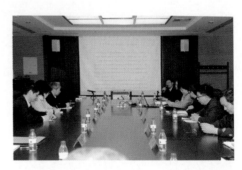

喻晓春主持"针灸国际大科学计划"国内专家研讨会(2015 年 3 月)

器设备开发等面临的机遇和挑战展开了热烈的讨论,并就针灸国际大科学研究的相关问题进行了卓有成效的讨论。

2019 年 10 月 21 日,在"第六届中医药现代化国际科技大会"上,针灸研究所发起了"针灸医学国际大科学研究计划"倡议。景向红所长做了题为"针灸医学

国际大科学研究计划的酝酿和倡议"的报告,得到与会专家的一致响应。与会代表一起签署了倡议书。国际知名循证医学专家加拿大麦克马斯特大学 Gordon Guyatt 教授,美国杜克大学的神经科学家 Luis Ulloa 教授以及其他十余个国家的合作伙伴也响应倡议,并电子签名。北京大学韩济生院士以及复旦大学、华中科技大学、中国医学科学院等生命科学领域的专家也参与了针灸医学国际大科学研究计划的酝酿过程和倡议发起。

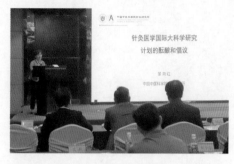

景向红作"针灸医学国际大科学研究计划的酝酿和倡议"报告(2019 年 10 月)

2021 年 6 月 29 日,由针灸研究所提出申请、香山科学会议理事会审定批准的"针灸面临的机遇与挑战:大科学与国际化的融合"研讨会("香山科学会议"第 704 次学术讨论会)在北京香山饭店召开,黄璐琦、杨龙会、刘保延、方剑乔、景向红为会议执行主席。会议通过讨论分析国际临床研究报告的方法学局限性和针灸临床特点之间的矛盾、针灸医疗和临床研究之间的目的取向差异、符合针灸特点的临床研究范式、针灸学科的基本科学问题、不同针灸理论的应用范围等,为未来针灸临床评价、针灸临床研究以及针灸理论科学化研究梳理出具有共识性的方向,并为进一步酝酿针灸国际大科学计划打下基础。

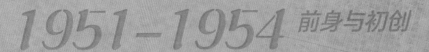

1951–1954　前身与初创

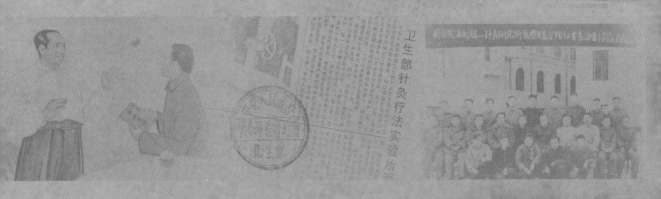

1966–1976　停滞与重生

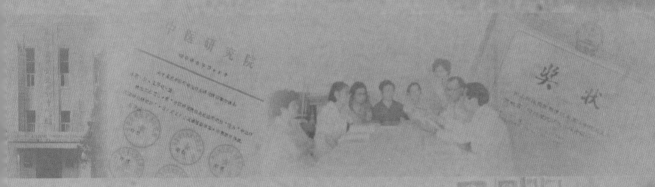

1991–2004　发展与振兴

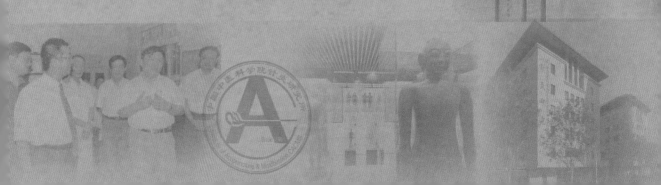

奠基与建设 *1954–1966*

恢复与改革 *1977–1990*

繁荣与兴旺 *2005–2021*

附录

附录 1
历任领导班子

历任所长

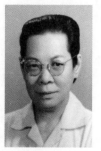

朱 琏

1951年8月—1960年10月任针灸疗法实验所主任、针灸研究所所长

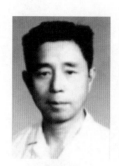

张殿华

1960年11月—1966年4月任针灸研究所副所长（主持工作）

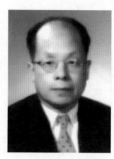

张锡钧

1964年4月—1970年8月任经络研究所所长

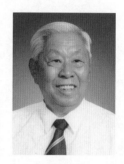

王雪苔

1978年4月—1983年1月任针灸研究所所长

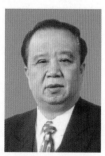

邓良月

1983年9月—2005年8月任针灸研究所所长

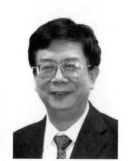

朱 兵

2005年8月—2014年4月任针灸研究所所长

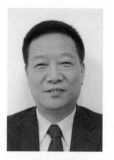

喻晓春

2014年4月—2017年6月任针灸研究所常务副所长（主持工作）

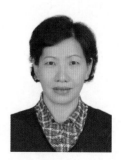

景向红

2017年8月至今任针灸研究所所长

历任党委书记（或支部书记）

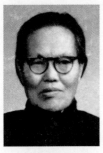

白国云

1954年10月—1960年
任支部书记

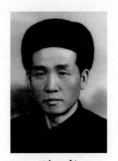

石 斋

1960—1966年兼任支
部书记

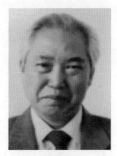

韩明德

1979—1985年3月任党
委书记

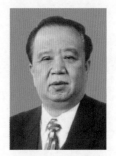

邓良月

1985年3月—1985年8
月、1997年4月—2001
年3月代理党委书记

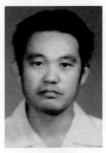

吴学章

1985年8月—1991年5
月任党委书记

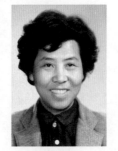

黎春元

1991年5月—1993年2月
任党委书记

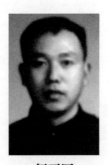

伍正国

1993年2月—1997年
4月任党委书记

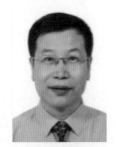

麻 颖

2001年4月—2001年
10月任党委书记

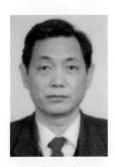

贺万才

2001年11月—2005年
8月代理党委书记

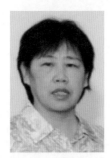

张 丽

2005年8月—2015年7
月任党委书记

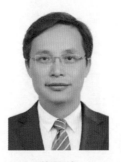

黄璐琦

2016年4月—2017年1
月兼任党委书记

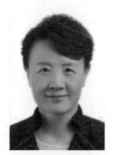

段 玲

2017年2月至今任党
委书记

领导班子变动情况

1951年8月2日—1954年9月　中央人民政府卫生部针灸疗法实验所

所　　长：朱　琏（兼任中央人民政府卫生部妇幼卫生局副局长）

学术秘书：王雪苔

行政秘书：王雪苔（兼）

　　　　　孙冠军（1952年调入针灸疗法实验所，接替王雪苔）

　　　　　白国云（1953年调入针灸疗法实验所，接替孙冠军）

1954年10月—1955年12月18日　中医研究院筹备处领导下的针灸疗法实验所

所　　长：朱　琏（兼任中医研究院筹备处副主任）

学术秘书：王雪苔

行政秘书：白国云（1954年10月针灸疗法实验所正式成立党支部后，兼任支部书记）

1955年12月19日—1958年4月　中医研究院成立后的针灸研究所

所　　长：朱　琏（兼任中医研究院副院长）

副 所 长：高凤桐

　　　　　张殿华

　　　　　何万喜（1956年6月任职）

支部书记：白国云

1958年5月—1970年8月　中医研究院针灸研究所（1958年迁入广安门中医研究院内；1962年针灸研究所与外科研究所合并；1963年在针灸外科研究所基础上成立广安门医院）

所　　　长：**朱　琏**（兼任中医研究院副院长；1960年调离针灸所，赴南宁市任副市长）

副 所 长：**高凤桐**（第三届全国政协委员，1962年5月逝世）

　　　　　　张殿华（继任针灸所副所长，朱琏调离针灸所后，总负责针灸所日常工作；1962年任针灸外科研究所副所长，兼广安门医院副院长；1965年兼任中医研究院党委常委；1966年5月兼任中医研究院农村疾病研究所副所长，不再兼任广安门医院副院长）

　　　　　　石　斋（1958年10月调任针灸所副所长；1962年任针灸外科研究所副所长，兼广安门医院副院长；1964年调入经络研究所）

　　　　　　何万喜（继任针灸所副所长；1964年5月调经络研究所；1965年6月调回，任针灸外科研究所副所长，兼广安门医院副院长）

支部书记：**白国云**（1960年调中医研究院行政管理科）

　　　　　　石　斋（1960年接替白国云任支部书记；1963年2月任针灸外科研究所总支书记）

1964年4月—1970年8月　中医研究院经络研究所

所　　　长：**张锡钧**（兼任中国医学科学院实验医学研究所教授、副所长）

副 所 长：**李肇特**（兼任北京医学院教授、组织胚胎学教研室主任）

　　　　　　石　斋（1965年兼任中医研究院党委常委）

　　　　　　何万喜（1965年调离，任针灸外科研究所副所长）

支部书记：**石　斋**（兼）

1970年9月—1979年6月　中医研究院针灸经络研究所

负　责　人：**张殿华**（1970年9月任负责人，1973年任副所长）

　　　　　　刘鸿鸾（1970年9月任负责人，1973年任副所长）

　　　　　　白国云（1970年9月任负责人，1973年任副所长）

　　　　　　刘文泉（1970年9月任负责人，1973年任副所长，1978年调整领导
　　　　　　　　班子后任党委副书记）

所　　　长：**王雪苔**（1978年4月调整领导班子后任职，兼党委副书记）

党委副书记：**何万喜**（1973年1月—1978年任职，后调广安门医院任副院长）

　　　　　　韩明德（1974年8月任职）

　　　　　　田　德（1976年—1978年4月）

1979年7月—1985年9月　中医研究院针灸研究所

所　　　长：**王雪苔**（1983年1月调任中医研究院副院长）

　　　　　　邓良月（1983年9月任所长，兼党委副书记，1985年3—8月兼任代
　　　　　　　　理书记）

党 委 书 记：**韩明德**（1979年11月—1985年3月）

副　所　长：**马　驰**（1978年4月—1983年12月）

　　　　　　包景珍（1978年4月任副所长，1983年9月调中医基础理论研究所）

　　　　　　白国云（1978年4月任副所长，1980年1月改任针灸研究所顾问，
　　　　　　　　1982年12月离休）

　　　　　　秦其昌（1981年3月任副所长，1983年5月调《中医杂志》社任书记）

　　　　　　叶士梓（1983年9月—1985年3月）

　　　　　　魏明峰（1983年9月—1994年6月）

党委副书记：**王　特**（1978年4月—1983年12月）

　　　　　　刘文泉（1978年4月—1979年1月）

纪 委 书 记：**韩明德**（1983年9月—1985年3月兼任纪委书记）

1985年10月—2005年11月18日　中国中医研究院针灸研究所

所　　　长：**邓良月**（1997年4月党委书记伍正国退休后代理党委书记，2005年
8月不再担任所长）

党委书记：**吴学章**（1985年8月任党委书记，1991年5月调离）

　　　　　黎春元（1991年5月任代理书记，1991年7月—1993年2月任党委
书记）

　　　　　伍正国（1993年2月调任党委书记，1997年4月退休）

　　　　　麻　颖（2001年4月任书记，2001年10月调中国中医研究院）

　　　　　贺万才（2001年11月—2005年8月任代理党委书记）

副　所　长：**魏明峰**（1983年9月—1994年6月）

　　　　　黎春元（1985年4月—1993年2月）

　　　　　李德年（1985年3月—1998年12月）

　　　　　朱　兵（1993年6月—2005年7月）

　　　　　陈振荣（1994年12月—2005年8月）

　　　　　彭荣琛（1997年4月—2000年8月，针灸研究所与针灸骨伤学院针
灸系合并，增任副所长）

　　　　　赵慧玲（1997年4月—2000年8月，针灸研究所与针灸骨伤学院针
灸系合并，增任副所长）

党委副书记：**麻　颖**（1999年5月—2001年3月）

纪委书记：**王炳岐**（1985年4月接替韩明德任纪委书记，1993年4月调离）

　　　　　王德贤（1993年4月接替王炳岐任纪委书记，2008年3月退休）

2005年11月19日至今　中国中医科学院针灸研究所

所　　长：**朱　兵**（2005年8月—2014年4月）

　　　　　喻晓春（2013年8月任职常务副所长，2014年4月—2017年6月主持工作）

　　　　　景向红（2017年8月至今，2019年9月至今兼任党委副书记）

党委书记：**张　丽**（2005年8月—2015年7月，兼任副所长）

　　　　　黄璐琦（2016年4月—2017年1月，兼任）

　　　　　段　玲（2017年2月至今）

副 所 长：**黄龙祥**（2005年8月—2015年5月）

　　　　　杨金生（2005年8月—2013年5月）

　　　　　景向红（2011年10月—2017年8月）

　　　　　吴中朝（2014年12月—2016年3月）

　　　　　荣培晶（2017年4月至今）

　　　　　陈淑萍（2021年4月至今）

纪委书记：**王军平**（2014年12月—2018年4月，其中，2015年8月—2016年4月代管党务工作）

　　　　　焦拥政（2020年8月至今）

附录 2
人物录*

人物录排序以调入或分配至针灸研究所工作时间为序，分为 6 个时间阶段。

1951年8月—1954年9月
（卫生部针灸疗法实验所时期）

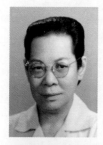

朱 琏 （1909—1978）

江苏溧阳人，著名针灸学家。毕业于苏州志华产科学院。早年参加革命，为石家庄第一位女共产党员。曾任中央防疫委员会办公室主任、卫生部妇幼卫生局副局长，创建了我国第一个针灸研究和医疗机构——卫生部针灸疗法实验所，任所长，后为卫生部中医研究院的主要创始人及副院长。1960年，朱琏调广西南宁市任副市长，主持创办了南宁市针灸研究所及南宁市针灸大学。致力于开展针灸的临床观察、实验研究、教育推广与国际交流，创立"朱琏针法"，著有《新针灸学》，被翻译成多国文字出版。

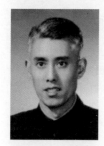

许式谦 （1921—2008）

河北涉县人。朱琏弟子。1951年由卫生部妇幼卫生工作大队调针灸疗法实验所，历任治疗组组长、联合门诊所所长、支部副书记等职，为针灸所临床、教学核心骨干，蒙古国援外专家。1970年调青海省中医院任内科副主任。1976年调广西南宁市针灸研究所，历任副所长、所长等。曾任中国针灸学会理事、广西针灸学会副会长。主要从事针灸治疗冠心病的临床及科研，研究成果获广西壮族自治区科技进步三等奖。

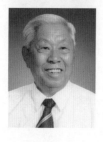

王雪苔 （1925—2008）

辽宁义县人。资深研究员。第一批国家级非物质文化遗产项目针灸代表性传承人。毕业于国立沈阳医学院。曾任华北卫生学校教员。1951年调入卫生部针灸疗法实验所。历任针灸研究所所长、中国中医研究院副院长等职。曾任世界针灸学会联合会秘书长、主席、终身名誉主席，中国针灸学会高级顾问等。主编《中国针灸荟萃》《中国针灸大全》《针灸史图录》等著作10余部，发表论文数十篇。

---

*说明：人物录名单遴选与确定，经针灸研究所专家调研、会议研究、人事审核而通过。名单及内容若有挂一漏万之处，谨此致歉，请联系针灸研究所办公室，以便再版时增补、修订。

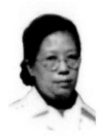

马云玕 （1907—?）

江苏溧阳人。针灸师从于朱琏。1951年由卫生部妇幼卫生工作大队调入针灸疗法实验所任针灸技术员，1956年任医士。擅长以针灸技术治疗常见病及部分疑难病症。多次参加针灸疗法实验所对外医疗工作。

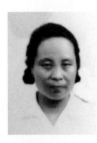

王　敏 （1919—?）

河北人。毕业于河南医学院。针灸师从于朱琏。1951年由卫生部妇幼卫生工作大队调入针灸疗法实验所任医士，1956年任医师。作为技术骨干，多次参加高干与外宾的针灸保健、血吸虫病的针灸防治以及针灸培训等工作。后调离针灸研究所赴新疆工作。

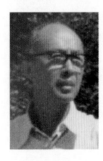

焦国瑞 （1923—1997）

河北丰润人。研究员、硕士生导师。毕业于北京华北国医学院。1951年至针灸疗法实验所工作，担任训练组组长，为教学核心骨干。后任中国中医研究院针灸研究所气功研究室主任。先后为40多个国家和地区的学员讲授气功，多次应邀赴日本、德国等国进行学术交流。曾兼任中国医学气功科学研究会副理事长，北京老年康复医学研究会常务理事等。出版《针灸疗法讲义（初稿）》《气功养生法》等十余部著作。

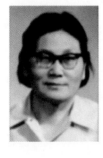

李静园 （1924—2017）

辽宁营口人。1944年营口私立产科学校毕业后从事助产工作。针灸师从于朱琏。1951年由卫生部妇幼卫生工作大队调入针灸疗法实验所高干外宾治疗室任技术员，1956年任医士，1958年任医师。擅长常见病及疑难病的针灸治疗，承担高干保健出诊与接诊等任务。后调中医研究院科研处情报资料室。1969年开始从事行政工作，1976年任中医研究院人事处副处长至退休。

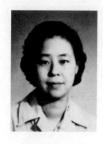

洪 瑛（1926—2015）

江苏溧阳人。朱琏弟子，许式谦夫人。1951年由卫生部妇幼卫生工作大队调入卫生部针灸疗法实验所，为针灸技术员、高干外宾治疗室早期骨干、联合门诊所医士等。1964年调北京市同仁医院任医务室主任。1970年调青海省中医院针灸科工作。1976年调南宁市针灸研究所从事针灸临床、带教及科研工作。

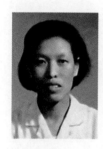

张金泉（1927—2020）

河北涞水人。1947年进入河北平山县边区妇婴卫生学校学习，毕业后分配至中央防疫总队工作。针灸师从朱琏。1951年由卫生部妇幼卫生工作大队调入针灸疗法实验所任针灸技术员，后任医士、主治医师，1958年师从王华卿、郭效宗等两位名老中医，在针灸研究所从事临床、科研及教学等工作。在针灸所一直工作至1983年离休。

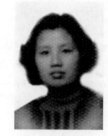

陶慰慈（1929—?）

四川云阳人。针灸师从朱琏。1951年由卫生部妇幼卫生工作大队调入卫生部针灸疗法实验所，任针灸技术员，1956年任医士，主要从事针灸临床与研究工作。后申请支援新疆，调离针灸研究所。

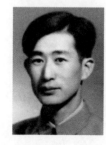

戴玉勤（1930— ）

江苏溧阳人。朱琏弟子。1951年由卫生部妇幼卫生工作大队调入针灸疗法实验所，为临床医疗骨干、中苏外交及援非针灸专家。1961年至今，在宁夏医科大学总医院从事临床与研究工作，善用管针、火针，对甲状腺和输卵管结扎手术的针刺麻醉具有较深造诣，参与研究的"针麻甲状腺手术临床研究"获全国科学大会奖、卫生部甲级成果奖等。至今91岁高龄仍在临床一线出诊。

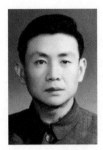

孙 稳 （1930—1983）

河北定兴人。1951年由卫生部妇幼卫生工作大队调入针灸疗法实验所，先后担任挂号员、针灸技术员、医士、主治医师等，主要从事针灸临床及教学工作。在针灸所一直工作至去世。

徐文生 （生卒年不详）

出生地不详。1951年由卫生部妇幼卫生工作大队调入针灸疗法实验所，主要从事文书工作，后进入针灸研究所学术秘书室，在《人民日报》《中医杂志》等发表多篇针灸所早期活动报道，并以摄影图片形式留下许多宝贵资料。

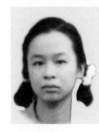

谢宗菱 （生卒年不详）

出生地不详。1951年10月进入针灸疗法实验所，任针灸技术员，1956年任医士，在高干外宾治疗室从事针灸临床工作，为针灸技术骨干。后调中国人民解放军第三一〇医院。

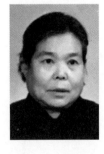

牛银华 （1925—2001）

河北定州人。1949年在天坛华北人民医院参加工作。1951年进入针灸疗法实验所，任针灸技术员，曾在联合门诊所做针灸医疗工作，后在神经刺激疗法研究所拜孙惠卿为师，学习及应用梅花针疗法。1962年回针灸研究所，任职于神经刺激疗法研究室。后留在广安门医院针灸科。

王琴心 （生卒年不详）

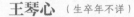

出生地不详。河南医学院毕业。毕业后进入山西长治和平医院任住院医师。1952年调入卫生部针灸疗法实验所任医师，1956年任主治医师，为针灸技术骨干。1959年师从叶心清。主要从事针灸临床及带教工作。后调首钢医院工作。

何乃睿 （1917—?）

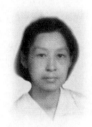

北京人。1952年进入中央卫生部针灸疗法实验所任技术员，1956年任医士，1958年师从郭效宗，主要从事针灸临床工作，曾两次赴血防前线用针灸治疗血吸虫病。20世纪60年代初期调离针灸研究所。

洪　敏 （1924—2012）

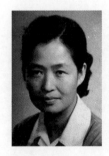

江苏溧阳人。朱琏弟子。1952年由中央政法委员会调入针灸疗法实验所，在高干外宾治疗室任针灸技术员，1956年任医士。朱琏两次受到毛泽东主席接见时，洪敏是唯一随同与助手。曾跟随孙惠卿老中医学习梅花针的临床应用。1960年9月被派往北京中医学院参加"西医离职学习中医班"，1963年6月毕业后调入国防部总字743部队272医院（现为航天中心医院）任中医科医师。

郭效宗 （1924—1998）

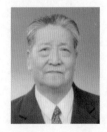

甘肃会宁人。主任医师，硕士生导师。首批全国名老中医，享受国务院政府特殊津贴。1952年在针灸疗法实验所进修，跟随朱琏学习，后留所工作。曾任针灸研究所针法研究室主任。兼任北京中医药学术促进会理事、安徽中医学院针灸研究所特约研究员、北京针法灸法研究会委员等。曾赴比利时等多国讲学及医疗。培养弟子10余名。主持国家重点科技项目"郭效宗老大夫应用'有效点'针刺治疗良性甲状腺瘤的经验研究"等课题。发表学术论文20余篇，著有《针灸有效点图解》等。

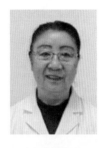

夏玉清 （1932— ）

黑龙江牡丹江人。主任医师。享受国务院政府特殊津贴。1947年参军，1951年参加"抗美援朝"。1952年在针灸疗法实验所进修，跟随朱琏学习，被派出参加西康医疗队开展针灸医疗工作。1960年于哈尔滨医科大学毕业后，在黑龙江祖国医药研究所等单位工作。后调入针灸研究所，任门诊部主任。1984年参与筹备北京针灸骨伤学院，后调入望京医院。主要从事电热针疗法治疗癌前病变的临床研究工作。曾兼任中国针灸学会临床研究会理事等。发表论文数十篇，出版《电热针临床应用指南》等著作。

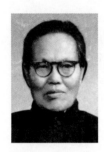

白国云 （1917—1999）

河北定州人。1949年在华北卫生学校医生班学习。1953年调卫生部针灸疗法实验所，任行政秘书、党支部书记，中医研究院成立后任针灸研究所党支部书记、中医研究院行政管理科科长、针灸经络研究所副所长、针灸研究所顾问。作为中医研究院筹备与创建的主要参与者之一，在针灸所的初创阶段，积极协助当时的所长朱琏做了大量工作。在针灸研究所工作至1982年离休。

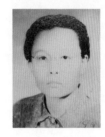

李温苓 （1918—1962）

辽宁旅顺人。1947年参加革命，在晋察冀边去医院哈里逊医院工作，1949年进入华北卫生学校学习，毕业后在中央附属第一医院任职。1953年调中央卫生部针灸疗法实验所工作，任医师，为高干外宾治疗室核心骨干，承担高干保健接诊与出诊及对外医疗的任务。

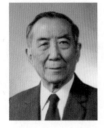

薛崇成 （1919—2015）

四川梓潼人。医学博士，资深研究员。1953年曾在中央卫生部针灸疗法实验所，任研究组副组长。不久后调往天津、南宁等地工作。1980年调回针灸研究所，1985年任第一临床研究室主任，主要从事针灸治疗神经类、精神类疾病的临床与研究工作，对电针休克疗法有创见性认识与应用；1982年创制"五态性格测验"人格量表，被编入《心理学》教材。兼任世界中医药学会联合会中医心理专业委员会终身名誉会长。发表学术论文40余篇。

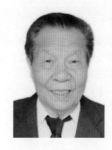

田从豁（1930— ）

河北滦南人。主任医师，全国名老中医，首都国医名师。1947年考入国立沈阳医学院，毕业后分配至中国人民志愿军一分部直属医院任军医。1952年跟随朱琏学习针灸，1953年留针灸疗法实验所工作，为针灸所临床及教学骨干。后拜高凤桐为师，学习针药并用。曾作为援非医疗专家出访阿尔及利亚。1973年在广安门医院工作。1979年兼任"中医研究院国际针灸班"副主任。曾任中国针灸学会理事会顾问、北京针灸学会顾问等。曾出访罗马尼亚、瑞士等十几个国家开展针灸医疗工作。培养刘保延、刘志顺、赵宏等20余位优秀针灸人才。主编《针灸医学验集》《中国灸法集萃》等，发表学术论文20余篇。

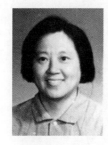

陈克彦（1930—1986）

辽宁沈阳人。主任医师。1946年进入中国医科大学妇婴学院学习，毕业后在华北人民医院妇科任助理医师，1953年调卫生部针灸疗法实验所，卫生部"中医学习西医"第三期学员。曾任针灸研究所高干外宾治疗室保健医师、第四诊室负责人、头针小组及神经科核心成员，中医研究院针灸研究所针法研究室副主任、主任。师从叶心清及赵锡武老先生，长期从事临床、科研及教学工作，为老中医学术经验的传承、头针的应用推广、神经系统疾病的临床及科研做出努力。

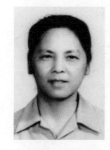

杨亚军（1935— ）

北京人。1950年进入中央人民政府卫生部防疫总队医学检验班学习。其后被中央卫生部派往青海、西康等少数民族地区开展民族卫生工作。1953年12月调针灸疗法实验所任化验员，筹建针灸所检验室。中医研究院成立后，先后在针灸研究所的基础研究室、生化研究室及经络研究所、针灸经络研究所工作。主要从事针灸对疟疾的作用、针灸对机体代谢的作用、针灸对免疫功能的影响等科研工作。

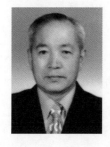

王本显（1930— ）

辽宁大连人。研究员。毕业于大连医学院。从事针灸科研近四十年，曾任《中国针灸》首任主编、编辑部主任。"中国针灸专家讲师团"专家、"中华针灸进修学院"顾问。旅美讲学期间，获纽约州政府表彰状，被环球大学、理伯地大学授予博士学位并聘为兼职教授。曾获全国科协先进个人奖。发表论文10余篇，著有《国外对经络问题的研究》等3部著作。研究成果获全国科技大会奖，并多次获得中央卫生部及中医研究院科技成果一、二、三等奖。1950年10月参加抗美援朝医疗队，立三等功。在针灸研究所工作至离休。

何宗禹 （生卒年不详）

出生地不详。原为大连医学院讲师、主治医师。1954年调入针灸疗法实验所，主要从事临床工作，1955开始从事电针的临床与实验研究，1956年任副主任医师，曾参与"全国高等医学院校针灸师资训练班"教学，参加肺结核针灸治疗小组医疗下乡等。1960年调北京中医学院，后调湖南医学院工作。

• 1954年10月—1964年
（中医研究院筹备处针灸疗法实验所、针灸研究所）

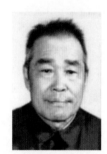

何万喜 （1924—2000）

山东人。16岁参军，多次立功受奖。1954年中医研究院筹备时调入针灸疗法实验所，任行政秘书。1956年任针灸研究所副所长，历任经络研究所副所长、针灸外科研究所副所长、针灸经络研究所党委副书记、广安门医院副院长等。

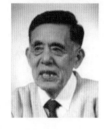

马继兴 （1925—2019）

回族，山东济南人。资深研究员，博士生导师。中医文献学科领域早期创建者之一，第三批国家级名老中医。1945年毕业于华北国医学院。1954年从北京中医进修学校调入针灸疗法实验所，任学术秘书室秘书，主要从事针灸古籍与学术史研究，曾于1957年主持完成两种古针灸铜人的仿制工作。20世纪60年代初调入中医研究院文献研究室（后为医史文献研究所）。出版有《针灸学通史》《马王堆古医书考释》《敦煌医药文献辑校》等10余部学术著作。荣获国家首批突出贡献专家、全国民族团结进步模范、全国先进工作者等称号。

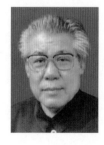

郝金凯 （1927—2016）

北京密云人。研究员。1950年北京华北医学院肄业。1954年进入针灸疗法实验所，从事针灸医疗工作。1958年受政治运动牵连调往延安，后分别在延安、珠海、洛杉矶创建"实验经络针灸研究所"。在奇穴研究方面有较深造诣，出版《针灸经外奇穴图谱》《实测经络针灸疗法》等著作。发表论文20余篇。曾获全国先进科技工作者、全国劳动模范等荣誉称号。

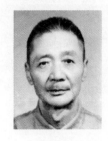

高凤桐 （1887—1962）

字云麟，北京人。建院名老中医之一。师从吴希文、焦茂斋、杨浩如，1915年开始行医，曾任北京外城官医院医师、北京市中医门诊部主任等。1955年从中医研究院调入针灸研究所，任副所长。曾任第三届全国政协委员、北京中医学会针灸委员会主任委员等。从事中医临床工作40余年，擅长针药并用治疗内、妇、儿科等疑难病症。带教出一批优秀弟子，如田从豁、孟竞璧、张鸿恩等。

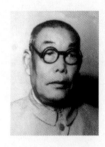

郑毓琳 （1896—1967）

字玉林，河北安国人。建院名老中医之一。中医世家，"郑氏针法"第三代传人。1954年任职于华北中医实验所。1955年调入针灸研究所，后任临床研究室名誉主任。临床擅长"烧山火""透天凉"等针法治疗中风、高血压、视神经萎缩、视网膜出血等疑难病症。曾为印度共产党前总书记姜博卡治愈疾患。发表论文数篇。培养郑魁山（郑毓琳之子）、李志明、吴希靖、杨润平、魏明峰等弟子10余人。

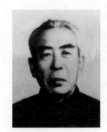

魏如恕 （1907—1984）

辽宁盖州人。教授，硕士生导师。毕业于满州医科大学，后获日本医学博士学位，曾任沈阳中国医科大学、原大连医学院教授。1955年参加卫生部"全国高等医学院校针灸师资训练班"，结业后留任针灸研究所，任学术秘书室主任，后任临床科室主任及第二研究室主任，针灸临床、教学与科研骨干，擅长治疗消化性溃疡、胃下垂等疾患。兼任中国针灸学会常务委员。曾应邀赴日讲学。参与编著《针灸学简编》。培养薛立功、胡金生等弟子。

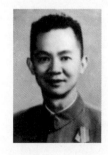

叶心清 （1908—1969）

四川大邑人。建院名老中医之一。19岁拜魏庭兰为师，得其金针绝技真传，成为巴蜀名医。1955年调入针灸研究所，为第四研究室顾问、高干外宾治疗室骨干等，临床针药并用，尤擅金针透刺治疗各科疑难杂症。多次应邀为外国元首治病，曾被越南授予金质"友谊勋章"，并被阿拉伯也门共和国国王艾哈迈德誉为"东方神医"。培养了一批优秀弟子，如陈绍武、沈绍功、张大荣、叶成亮、叶成鹄、徐承秋等。

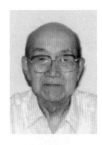

孟昭威 （1913—1988）

北京人。生理学家。1934年毕业于燕京大学。1945年于北京医学院任副教授，1950年兼任北京中医进修学校副校长。1955年调入针灸疗法实验所。1958年受政治运动牵连调往安徽省合肥卫生学校，后筹建安徽中医学院经络研究所，任名誉所长。曾兼任中国针灸学会常务理事、中国生理学会理事等。曾主持国家"七五"攻关课题，根据"经络敏感人"描出新的十四经感传线路图，获卫生部科技成果乙等奖。提出经络系统"第三平衡论"学说。发表学术论文20余篇。

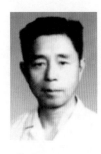

张殿华 （1914—2002）

吉林延吉人。1940年毕业于沈阳满洲医科大学。1948年在华北卫生学校任教务主任，后任解放军第十一军医学校训练处处长等。1955年调入针灸研究所，任副所长（1960年主持全所工作），从事针灸临床、教学与管理工作。1962年任针灸外科研究所副所长，兼广安门医院副院长。1970年任针灸经络研究所负责人、副所长。后任广安门医院顾问。著有《针灸疗法》一书。

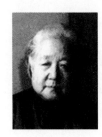

赵玉青 （1917—1988）

又名赵彩蓝。山西代县人。中医世家，"赵氏针灸"第五代传人（赵辑庵之女），黄竹斋弟子。1955年调入针灸研究所，任学术秘书，曾参与"全国高校针灸师资班"教学工作等。后调往中医研究院医史研究室、西苑医院针灸科。曾担任《中医杂志》编委，中华医学会医史学会委员等。著有《针灸传真精义》等。

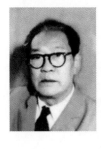

郑魁山 （1918—2010）

河北安国人。首批全国名老中医。中医世家，师从其父郑毓琳。1954年任职于华北中医实验所。1955年调入针灸研究所，后任第三临床研究室副主任，从事传统针法临床、研究及教学工作，擅长"烧山火""透天凉"针法。1970年调至甘肃省成县医院。1982年于甘肃中医学院任教授、硕士生导师。曾兼任中国针灸学会荣誉理事、甘肃针灸学会名誉会长等。多次应邀赴日本、美国、墨西哥、新加坡等国讲学医疗。发表学术论文70余篇，出版《郑氏针灸全集》等学术著作。

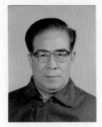

杨友泌 （1920—2008）

辽宁营口人。研究员，硕士生导师。毕业于满洲医科大学，曾在中国医科大学任教。1955年调入针灸研究所。1962年任经络的形态与功能组负责人，从事针灸基础研究。1964年调至经络研究所，重复朝鲜"凤汉系统"实验研究，任深层脉管外组组长。1970年进入针灸经络研究所、针灸研究所工作，任基础研究室原理五室（解剖）主任，在"针刺对实验性急性心肌损伤的影响"研究方面有较深造诣。发表学术论文30余篇。

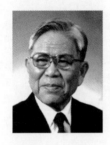

章荣烈 （1922—2013）

福建惠安人。资深研究员。1941年毕业于沈阳医科大学，曾于国立沈阳医学院任教。1955年调入针灸研究所，后任基础研究室主任。1964年调经络研究所。1970年调中药研究所，在猪苓多糖（757）的抗肿瘤研究等方面有较深造诣。发表学术论文百余篇。曾兼任日本东京药科大学和富山医科药科大学客籍教授、中国生理科学会理事等。获全国医药卫生科学研究先进工作者荣誉称号，为全国第五、六、七、八届政协委员，享受国务院政府特殊津贴。

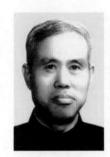

李志明 （1926—1986）

河北唐县人。主任医师。幼承家学，1952年毕业于晋察冀边区部队卫生学校。1954年拜师郑毓琳，1955年调针灸研究所工作，后任第三研究室主任，主要从事"烧山火"等针灸手法研究，为中央首长及重要外宾保健医。1970年转入广安门医院，任针灸科主任，擅长针、灸、药并用治疗疑难病。

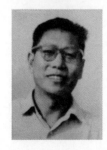

董 征 （1926— ）

河北高阳人。主任医师。毕业于白求恩医科大学、西北大学。1955—1970年在针灸研究所第四临床研究室从事针灸医疗工作。后转入广安门医院，以针灸结合中药、气功治疗呼吸、神经等系统疾病。代表性成果：消喘膏治疗哮喘的临床研究。

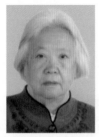

曹庆淑 （1927—2011）

河南唐河人。研究员，硕士生导师。1952年毕业于中国人民解放军第七医科大学。1955年调入针灸研究所，从事经络形态与功能研究；1964年任经络研究所学术秘书；1972年任针灸经络研究所经络组组长，重点参与针刺抗疟及镇痛研究；1983年任针灸研究所经络研究室主任。1988年主持的"心包经内关-心脏相关及其联系途径的研究"中标针灸所首个国家自然科学基金项目。曾获各级科研奖励多项，发表学术论文60余篇。

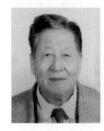

孟竞璧 （1928— ）

吉林市人，满族。研究员，硕士生导师。毕业于哈尔滨医科大学。1955年调入针灸研究所，曾师从高凤桐。1964年调经络研究所。1970年进入针灸经络研究所、针灸研究所工作，曾任第二研究室主任。1986年担任国家"七五"科技攻关"十四经循经感传、循行路线检测及经络机理实质研究"专题组组长，主持"同位素示踪循行路线的客观显示及实质的研究"课题。获得卫生部乙级科学技术成果奖等各级科研奖励多项，发表学术论文80余篇，著有《十四经脉显像探秘》《砭石学》等。

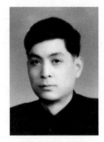

高佩铭 （1928—1978）

江苏常州人。毕业于南京药学院。1955年由大连医学院调入中医研究院针灸研究所，为基础研究骨干，主要研究针灸调节机体代谢的作用。1964年调至经络研究所，参加针灸经络研究及冠心病中西医结合防治实验研究。1974年调至中医研究院基础研究室，在氯霉素合成研究方面有较大贡献。

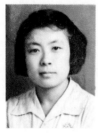

梁敬惠 （1931—2014）

辽宁本溪人。1955年调入中医研究院针灸研究所从事人事工作。1959—1961年在中医研究院梅花针所负责总务工作，后回针灸研究所。1973年负责针灸经络研究所资料室图书管理工作。在针灸研究所工作至离休。

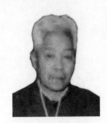

王华卿 （1891—1973）

河北涿州人。建院名老中医之一。1956年调入针灸研究所，后在第四研究室从事针灸医疗工作。临床擅长应用"子午流注"针法治疗疑难杂症，培养张金泉、霍瑞兴、张文澜等弟子。1970年后转入广安门医院工作。

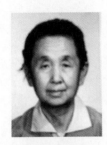

刘鸿鸾 （1915—2007）

山东单县人。1949年参加工作，1956年调入针灸研究所，任内科主治医师，后任临床研究室副主任，1962年任第四研究室主任，主要从事针灸治疗内分泌疾病的临床与研究工作。1970年任针灸经络研究所负责人，1973年任副所长。曾获得卫生部先进工作者称号。

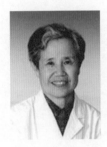

张大荣 （1931— ）

辽宁铁岭人。主任医师，硕士生导师。1952年毕业于哈尔滨医科大学。1955年由旅大儿童医院调入中医研究院，次年进入针灸研究所工作。师从叶心清，主要从事血液内分泌疾病的针药结合治疗研究，为几内亚援外医疗专家。后转入广安门医院，曾任副院长、党委副书记等。为第五届全国政协委员，中央保健会诊专家等。

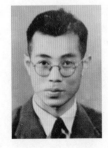

张纯亮 （1917—1970）

河南济源人。1946年毕业于成都医学院，后于南京医学院、沈阳医学院（神经科副主任）工作。1957年调入针灸研究所，为神经研究小组负责人；1962年为第一临床研究室主任，主要从事针灸治疗小儿麻痹后遗症以及"针灸在神经系统高级部位中作用"的研究工作。

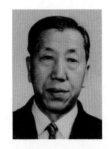

王德深 （1922—2007）

吉林永吉人，研究员，博士生导师。毕业于中国医科大学。1957年调入针灸研究所工作，历任针灸文献理论研究室副主任、主任。策划并主持中国针灸"四大通鉴"编撰工作，并主编《中国针灸穴位通鉴》；在针灸穴名标准化研究方面有开拓之功，编写《针灸穴名国际标准化手册（中英对照）》《标准针灸穴位图册》等。其主持的"《普济方·针灸门》校点"获得1988年国家重点科技项目资助。

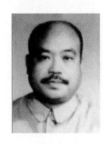

孙振寰 （1920—1972）

河北武邑人。建院名老中医之一。师从北京名医李国华。18岁开办"孙振寰中医诊所"，后就读于北京中医进修学校，1955年由北京中央人民医院调入中医研究院内科研究所，1958年调入针灸研究所，任临床科室名誉副主任、第二研究室主任，期间曾担任中央首长及外国领导人针灸保健医，临床擅长灸法治病，倡导针药结合。后转入广安门医院内科和针灸科。培养了李传杰、刘玉檀、高立山等弟子。

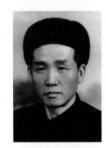

石 斋 （1924—1966）

河北丰润人。原用名宋守璞。1942年参加革命，次年加入共产党。1952年任中央卫生部组织科长。1958年调入中医研究院任党总支委员。同年调入针灸研究所，任副所长，1960年任支部书记；1962年任针灸外科研究所副所长，兼广安门医院副院长；1964年调入经络研究所，任党支部书记。

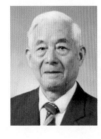

张鸿恩 （1926—2015）

河南上蔡人。资深研究员。1955年由河南医科大学调入中医研究院，进入首届"西学中班"学习，1958年分配到针灸研究所，师从高凤桐，主要从事针灸治疗消化病的临床与研究工作。1971年转入广安门医院，创建糖尿病研究组，曾任大内科主任。多次应邀赴越南、泰国、阿联酋、日本等国讲学与医疗。

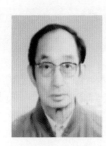

陆卓珊 （1926— ）

江苏溧阳人。资深研究员，硕士生导师。1955年参加卫生部"西学中班"，后分配在针灸研究所，为基础研究室骨干。1964年调至经络研究所。1970年进入针灸经络研究所、针灸研究所工作，任生化研究室主任，主要从事针麻镇痛和针灸治病原理与经络实质的研究。精通英、日、俄等外语。曾任《世界针灸杂志(英文版)》《针刺研究》等杂志主编。主持或参与多项科研课题，负责完成的"中枢神经介质在针刺镇痛中的作用"获1978年全国科学大会奖。发表论文40余篇。

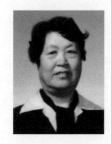

吴希靖 （1927— ）

河北丰润人。主任医师。毕业于天津第一军医大学。1955年参加卫生部"西学中班"，1958年毕业后分配在针灸研究所，师从郑毓琳，主要从事针灸手法研究、教学与医疗工作。为中央首长及外宾保健医，曾作为针灸所医疗队队长派驻巴布亚新几内亚工作。发表学术论文10余篇。

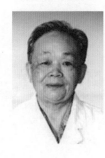

徐承秋 （1929— ）

湖南长沙人。研究员，主任医师。1955年毕业于湘雅医学院，后参加卫生部"西学中班"，1958年毕业后留针灸研究所工作，师从叶心清，为高干外宾治疗室骨干，多次赴越南等国家讲学或医疗。后转入广安门医院心内科，在心脑血管研究方面有较深造诣，承担的相关课题曾获卫生部科研成果乙等奖等。发表论文20余篇。

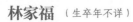

林家福 （生卒年不详）

出生地不详。曾在日本留学。1958年调入针灸研究所，在第三研究室及"林家福治疗室"从事针灸临床及针法应用研究，尤为擅长管针无痛针法，因其针灸疗效卓著又视力欠佳，常以"林瞎子"之称而响名。带教出戴玉勤、余福林等优秀弟子。

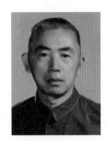

赵尔康 （1913—1998）

江苏江阴人。编审。早年师从承淡安。1948年主办中华针灸学社，1954年创办《现代针灸》杂志。1955年设计"人体经穴模型"。1959年调入针灸研究所，任针灸文献理论室主任，主要从事针灸文献研究与教学工作。1965年调中医研究院文献资料研究室，后任《新医药学杂志》《中医杂志》编审。曾兼任中国针灸学会常务委员、荣誉理事等。著有《中华针灸学》《金针治验录》等。

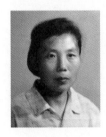

高玉玲 （1924—2015）

北京人。高凤桐之女及弟子。1956年参加工作，任职于中医学会门诊部。1959年调入针灸研究所工作，1962年在第四研究室从事血液及内分泌系统疾病的针灸治疗规律研究。在针灸研究所一直工作至退休。

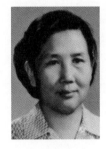

荆尔宾 （1929—　）

辽宁辽中人。主任医师。1959年毕业于天津医科大学。后进入针灸研究所工作，主要从事针灸临床医疗、科研、教学及对外交流等工作。为中央保健会诊专家，多次赴日本、叙利亚、泰国、新西兰等国讲学及医疗。发表论文近10篇。

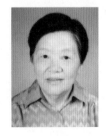

杨爱兰 （1931—　）

广东大埔人。主任医师。1959年调入针灸研究所，主要从事针灸医疗工作，师从孙惠卿，擅长以针灸和梅花针等疗法治疗临床各科疾病，曾主持"梅花针对抗衰老的临床疗效观察"等课题。在针灸研究所一直工作至退休。

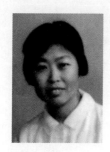

王淑琴 （1933—2014）

辽宁朝阳人。1959年调入针灸研究所。后拜孙惠卿为师。1962年在神经刺激疗法研究室从事临床及科研、教学工作，侧重于研究梅花针治疗消化、呼吸系统疾病的临床规律。在针灸研究所一直工作至退休。

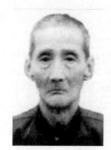

孙惠卿 （1883—1968）

浙江绍兴人。建院名老中医之一，近代梅花针疗法创始人。1915年开始研究梅花针术，后陆续创办"孙惠卿刺激神经疗法诊疗所"（隶属中央直属第四人民医院）、中医研究院针刺疗法研究所[1962年并入针灸研究所，成为针灸所的针刺疗法（梅花针）研究室]。1962年调入针灸研究所，任针刺疗法（梅花针）研究室顾问。临床擅长以梅花针疗法治疗各科疑难杂症，曾多次为中央首长及社会名人诊治疾病。培养了付振华、钟梅泉等一大批优秀弟子。曾被《人民日报》专题报道。

王敬熙 （1916—1980）

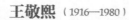

河北衡水人。1954年由北京中医进修学校调入中医研究院筹备处中医门诊部任中医师。1962年从西苑医院调入针灸研究所，在第二研究室任主治医师，后进入第一研究室，从事针灸治疗小儿麻痹后遗症的研究及针灸在神经系统高级部位中作用研究。后转入广安门医院。发表学术论文近10篇。

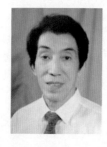

宋正廉 （1926—　）

四川巫山人。主任医师。1962年调入针灸研究所，在第一研究室（神经科）工作，后历任"国针班"副主任兼教学组组长、神经系病研究室主任，主要从事针灸医疗、教学和科研工作，为高干外宾治疗室医疗骨干，1973年曾赴伊朗为沙姆斯公主针灸治病。发表学术论文多篇。

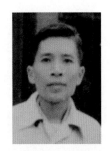

朱祖永 （1928—1970）

广东广州人。1956年毕业于广州中山大学生物学专业，同年至北京中医研究院工作，1962年从西苑医院调入针灸研究所，任助理研究员，从事基础研究，后在第一研究室从事脑电、肌电等电生理相关研究。

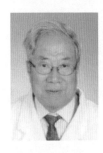

李传杰 （1928—2019）

吉林通榆人。主任医师，硕士生导师，资深研究员。毕业于哈尔滨医科大学。曾师从孙振寰。1962年由西苑医院调入针灸研究所工作，历任第二研究室副主任、针刺抗疟（海南）研究小组组长、循环系病研究室主任、中日国际针灸推拿诊所主任等，在针灸治疗冠心病、心绞痛方面有较深造诣。曾主持国家"七五"攻关计划项目课题，获卫生部乙级科学技术成果奖。多次出访海外讲学与医疗。

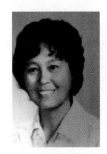

唐声瑛 （1931—　）

湖南人。毕业于中国医科大学。1959年由中国医科大学调入中医研究院，拜黄竹斋为师学习针灸。1962年由西苑医院调入针灸研究所，在第一研究室从事针灸治疗神经系统疾病的临床与研究工作。后转入广安门医院、中日友好医院。发表学术论文多篇。

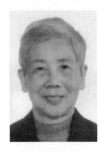

吴钟璇 （1932—2011）

江苏高邮人。主任医师。1956年调中医研究院工作。1962年由西苑医院调入针灸研究所，在第二研究室从事针灸治疗消化系统疾病的临床医疗与研究工作。1976年转入广安门医院，曾任科研办公室主任、老年病研究室主任等。发表学术论文10篇。

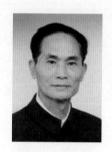

钟梅泉 （1932—2021）

广东五华人。主任医师。1955年毕业于河南医学院。曾师从孙惠卿。1962年在针灸研究所针刺疗法（梅花针）研究室工作，为临床骨干。1970年转入广安门医院，擅长以梅花针疗法防治青少年近视、哮喘、闭经、高血压等。著有《中国梅花针》《梅花针疗法》，并被翻译成多国语言。发表学术论文数十篇。

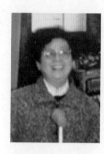

杨润平 （1933—2000）

辽宁辽阳人。主任医师。医学世家。1955年于沈阳医学院毕业后留校任教，同年参加卫生部首届"西学中班"。1962年由西苑医院调入针灸研究所，在第二研究室从事针灸治疗消化性溃疡的临床与研究，以及针刺麻醉研究等工作。曾拜郑毓琳为师，学习"烧山火"等针刺手法。后转入广安门医院，曾任内二科副主任。

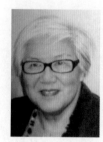

戚丽宜 （1933—　　）

上海人。1959年从沈阳中国医科大学医疗系毕业后分配到中医研究院，参加卫生部举办的西医离职学习中医班学习二年半。1962年结业后分配到针灸研究所第一研究室（神经科，后归属广安门医院），从事针灸医疗、教学及科研工作。1989年赴英国学习正电子发射计算机断层扫描仪（PET）用于针刺镇痛原理的研究。发表学术论文10余篇，合编专著1部。科研成果曾获卫生部乙级成果奖。

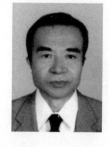

魏明峰 （1934—2005）

辽宁昌图人。主任医师。1959年毕业于大连医学院。参加卫生部"西学中班"结业后留针灸研究所工作，历任副所长、全国针灸针麻科研协作办公室主任、《中国针灸》主编等。多次应邀赴埃及、日本、德国、卡塔尔等国进行医学交流。曾兼任北京市东城区医药卫生学会理事、卫生部医学科学委员会委员、中国针灸学会针法灸法研究会理事。

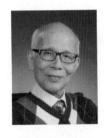

王 岱 （1934—2018）

福建福州人。主任医师。1959年毕业于上海第一医学院，分配到卫生部中医研究院，参加卫生部"西学中班"结业后留在针灸研究所，从事针灸临床治疗规律研究。后转入广安门医院从事临床与教学工作，1981年任副院长。曾任北京国际针灸培训中心副主任、北京针灸骨伤学院副院长等职；筹建中国针灸学会耳穴专业委员会，任主任委员。在针灸学术方面，率先提出"跳动穴"概念，在海内外影响甚广。曾应邀赴叙利亚、日本、波兰等10余个国家进行学术交流和临床指导。发表学术论文20余篇，主编《针灸处方学》等。

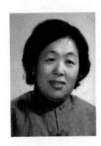

苏蔼祥 （1934— ）

山西朔县人。1953年参加工作。1955年调入中医研究院，师从孙惠卿，1962年进入针灸研究所神经刺激疗法研究室工作。曾在急诊工作，对于冠心病、心绞痛、心肌梗死、心律紊乱、高血压、脑血管病等病症的急救有丰富经验。

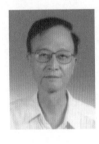

朱元根 （1936— ）

江苏泰州人。研究员，硕士生导师。1959年于上海第一医学院毕业后到中医研究院工作，当即参加卫生部第三届西医学习中医班，结业后分配到针灸研究所，从事临床和实验研究。1964年调至经络研究所。1970年进入针灸经络研究所、针灸研究所，主要进行针刺麻醉、循经感传、耳针等的临床和实验研究。曾任北京针麻协作组副组长、中医研究院感传组组长、耳针研究组组长、中国针灸学会耳穴专业委员会委员、针灸所生理研究室主任等。参与制定耳穴名称与部位国家标准。主持国家重点科技项目等多项课题，曾获部级等多项成果奖以及全国科学大会奖。参加编写专著2部，发表论文40余篇。获得国家发明专利2项。

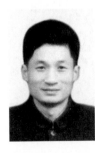

蒋幼光 （生卒年不详）

浙江嘉兴人。1959年毕业于沈阳中国医科大学，参加卫生部"西学中班"结业后到针灸所工作，在第四研究室从事针灸对血液系统及内分泌系统某些疾病的治疗规律研究及针灸教学工作。20世纪70年代转入广安门医院工作，期间还担任北京国际培训中心部分带教任务。发表学术论文10余篇。

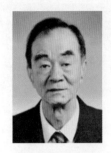

叶成亮 （1935—2016）

四川大邑人，主任医师。叶心清之子及弟子。1960年毕业于北京医科大学医疗系。后参加中医研究院"西学中班"结业后分配到针灸研究所,在第四研究室从事针灸临床与教学工作。后转入广安门医院、西苑医院。曾任中国针灸学会常务理事。先后10余次应邀赴荷兰、法国、德国等讲学与医疗。发表学术论文10余篇，主编《新编针灸治疗手册》，著有《叶心清医案选》等。

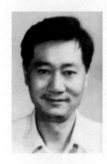

王家恩 （1936— ）

上海人。1960年于上海第一医学院毕业后到中医研究院工作。后参加中医研究院"西学中班"结业后分配到针灸研究所，在针灸所实验研究室生理组从事针灸实验研究，1964年调入第一研究室（神经科）从事临床医疗工作。1980年调往中医研究院基础理论研究所，任基础理论研究室副主任兼中医研究院门诊部副主任。曾获部级科研成果奖。

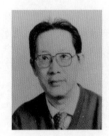

张仲徽 （1936— ）

上海人。主任医师。1960年毕业于上海第一医学院。1962年由西苑医院调至针灸研究所，在第一研究室从事针灸临床工作。后转入广安门医院，1988年起担任针灸科主任。曾赴阿根廷、西班牙等国开展讲学与交流。发表论文专著10余篇（部）。

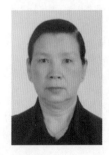

王凤玲 （1937— ）

江苏南京人。主任医师。1960年毕业于浙江医科大学，分配至中医研究院工作。1962年由西苑医院调入针灸研究所，在第二研究室从事针灸临床工作，是针灸所早期开展针麻研究的骨干；后任针灸门诊部灸法研究室主任，致力于针灸临床医疗、科研、教学工作。赴毛里求斯、法国、荷兰等开展医疗与讲学，曾为毛里求斯总理、总督等针灸治病。发表多篇学术论文。

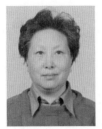

钱轶显 （1937— ）

江苏宜兴人。主任医师。1960年毕业于浙江医科大学，分配至中医研究院工作。1962年由西苑医院调入针灸研究所，在第一研究室从事针灸临床工作。后任针灸门诊部运动系统疾病针灸研究室主任；曾参加北京国际针灸培训中心带教工作。多次执行涉外医疗任务，曾为印度尼西亚总统夫人针灸治病，取得满意效果。发表多篇学术论文。

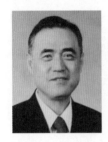

朴炳奎 （1937— ）

朝鲜族，吉林梅河口人。主任医师，首都国医名师，享受国务院政府特殊津贴。1959年毕业于大连医学院。曾参加卫生部"西学中班"，1962年在针灸研究所第二研究室工作。后转入广安门医院，1975年工作于中西医结合肿瘤科，创建了全国中医肿瘤医疗中心、国家重点中医肿瘤实验室等。曾获中国中医研究院科研成果奖一等奖和卫生部乙级科学技术成果奖。先后出版《东洋医学入门（日文版）》《中医诊疗常规》等学术著作，发表学术论文80余篇。

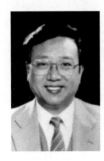

陈绍武 （1938—1999）

江苏高邮人。1963年毕业于上海中医学院，后分配至中医研究院针灸研究所，师从叶心清，研究针灸基础理论，开展针刺麻醉的临床与研究工作。后调入广安门医院、中医研究院科研处。曾任中国驻荷兰王国大使馆一秘、国家教委外事司副司长、中医研究院院长、世界针灸学会联合会主席、第九届全国政协委员等。曾8次参加救灾医疗队及援藏医疗队，出色完成任务。专注中西医结合治疗肿瘤、心血管疾病、老年病及专科疾病的研究。发表论文10余篇。

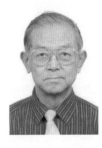

沈绍功 （1939—2017）

上海人。主任医师。第三批全国老中医药专家学术经验继承工作指导老师。沈氏女科第十九代传人。毕业于上海中医学院。1963年分配到中医研究院，曾先后在针灸研究所（师从叶心清）和广安门医院工作。擅长中医药治疗糖尿病、心血管疾病、女科病等。曾任科技部"973"中医基础理论第二届专家组成员、国家基本药物评审专家等，享受国务院政府特殊津贴。代表著作有《沈绍功中医方略论》《上海沈氏女科全科临证方略》等，发表学术论文80余篇。

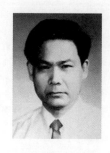

戴绍德 （1936—2019）

江苏镇江人。主任医师。1964年毕业于上海中医学院。同年分配至中医研究院针灸研究所第二研究室工作，1968年参加"523"疟疾防治药物研究项目，参加针灸、中药常山治疗疟疾的临床研究工作，曾获"523"小组五好队员称号；1970年调针灸经络研究所心血管病研究室，1972—1977年负责青蒿素治疗疟疾的临床验证工作。1978年调中医研究院科研处，1986年调中国中医研究院北京针灸骨伤学院附属医院。发表论文5篇，英译文章11篇，参编著作1部。

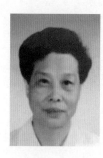

陈秀贞 （1941— ）

浙江温州人。主任医师。1964年于上海中医学院毕业后分配至针灸研究所，主要从事针灸临床与教学工作。曾担任北京国际针灸培训中心教学骨干、中央保健会诊专家等。临床擅长针灸治疗疑难杂症。

1964年4月—1970年8月
（经络研究所期间）

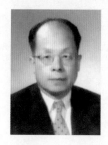

张锡钧 （1899—1988）

天津人。教授，生理学家，中国科学院学部委员（院士）。毕业于清华学堂。后于美国获得哲学与医学双博士学位。历任北京协和医学院教务长、中国协和医学院生理学系主任、中国医学科学院实验医学研究所副所长等。主要从事乙酰胆碱的系统研究，首创乙酰胆碱生物测定法。曾兼任《中国生理学杂志》主编。1964年兼任经络研究所所长，带领团队研究经络实质与针灸作用机制，证伪了朝鲜"凤汉系统"实验，曾提出"经络是独特系统，经络-大脑皮质-内脏相关"假说。

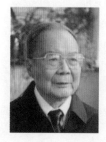

李肇特 （1913—2006）

内蒙古呼和浩特人。教授，组织胚胎学家。1936年毕业于燕京大学。1949年获美国圣路易斯华盛顿大学哲学博士学位。后任北京医学院组织胚胎学教研室主任，在开创我国组织化学和细胞化学研究方面做出重要贡献。曾兼任卫生部医学科学委员会委员，中国解剖学会副理事长等。1964年兼任经络研究所副所长，开展经络实质研究，证伪了朝鲜"凤汉系统"实验。20世纪70年代创立"针刺麻醉原理形态学"研究组，研究成果曾获全国科技大会一等奖。

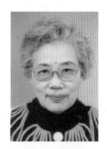

陶之理 （1926—2014）

浙江杭州人。研究员，博士生导师。毕业于北京大学医学院。1964年由北京医科大学调至中医研究院经络研究所，在重复朝鲜"凤汉系统"实验研究中任浅层组组长。后进入针灸经络研究所、针灸研究所工作，曾担任形态学研究室主任。主持多项科研课题，承担的"面部穴位抑制内脏牵拉反应的实验形态学研究"获1978年全国医药卫生科学大会奖。曾兼任中国解剖学会理事等。发表学术论文近百篇。

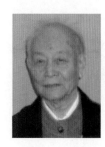

王齐亮 （1926—2020）

山东烟台人。研究员。1964年调入经络研究所，1970年进入针灸经络研究所，主要从事经络实质和针灸针麻原理研究。1977年调入山东烟台市医学科学技术研究所医学情报研究所工作。著有《中医针灸理论刍议》《〈内经〉与中医理论问题》等，另有翻译作品若干。

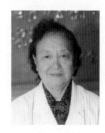

葛 子 （1928—2009）

上海人。研究员，硕士生导师。毕业于上海国立同济大学医学院。1964年由北京医学院调入经络研究所，后进入针灸经络研究所、针灸研究所，应用组织胚胎学、组织化学等方法开展经络、针麻及针刺镇痛等原理研究。曾兼任世界针灸学会联合会秘书处顾问、《世界针灸杂志（英文版）》副主编等。通晓英、德、俄等外语，并将多部针灸类著作翻译成英文。主持多项科研课题。获得各级科研奖励多项。发表学术论文数十篇。

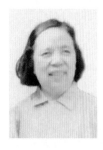

文 琛 （1929—2018）

北京人。研究员，硕士生导师。毕业于白求恩医科大学。曾任教于军队医学院校。1964年调入经络研究所，后进入针灸经络研究所、针灸研究所工作，主要从事针灸基础研究，为形态学研究室骨干。曾负责国家"七五"攻关计划项目等多项课题。主持完成的"针刺对失血性和创伤性休克作用机理的实验研究"获1990年国家中医药管理局中医药科学技术进步奖一等奖，曾获其他科研奖励近10项。发表学术论文50余篇。

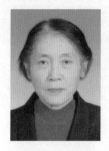

徐 维 （1930— ）

浙江金华人。研究员，硕士生导师。毕业于北京大学。1964年由中国医学科学院实验医学研究所调入中医研究院经络研究所，后进入针灸经络研究所、针灸研究所，曾任原理一室（生理）副主任，主要进行针刺镇痛原理的研究工作。主持多项科研课题，承担的"大脑皮层在针刺镇痛中的作用"获1982年卫生部乙级科学技术成果奖，还曾获其他各级科研奖励多项。发表论文60余篇。

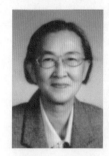

朱丽霞 （1931—2020）

上海人。研究员，博士生导师。毕业于大连医学院。1964年由中国医学科学院实验医学研究所调入中医研究院经络研究所，在重复朝鲜"凤汉系统"实验研究中任脉管内组组长；后进入针灸经络研究所、针灸研究所，历任针麻组长、生理学研究室主任等。兼任中国生理学会理事、中国神经科学会理事、《生理通讯》主编等。主持国家"七五"攻关计划项目、国家重点科技项目、国家自然科学基金项目等多项课题。获得各级科研成果奖10余项。发表论文百余篇。培养博士、硕士研究生10余名。

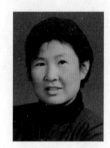

方慧荣 （1932—1986）

安徽歙县人。1964年调入经络研究所，后进入针灸经络研究所、针灸研究所，主要从事针灸基础研究和针麻原理研究，曾任生化研究室副主任，并筹建及改建实验室。发表学术论文多篇。

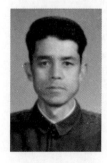

张树华 （1932—2000）

北京人。1964年由中国医学科学院实验医学研究所调入中医研究院经络研究所，任技术员。后进入针灸经络研究所、针灸研究所，1978年任行政科和器材科副科长，1987年任器材供应处副处长，建立了针灸所的器材管理程序，负责仪器、医疗器械、动物、试剂、药品等采购和管理。

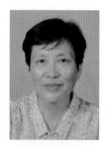

杜如竹 （1933— ）

湖北黄冈人。研究员。1959年9月毕业于大连医学院医疗系。1964年由中国医学科学院调入中医研究院经络研究所，主要从事经络原理研究。1973年5月调至中医研究院情报研究室工作。发表论文10余篇。

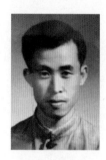

崔仁麟 （1934— ）

河北秦皇岛人。研究员。1964年6月由北京医学院调入中医研究院经络研究所。后进入针灸经络研究所、针灸研究所，为生化研究室骨干，主要从事针刺镇痛与经穴-脏腑相关理论研究。期间曾被外派至美国科罗拉多州立大学进修。主持多项科研课题。曾获科研成果奖多项。发表学术论文20余篇。

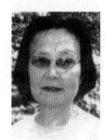

包景珍 （1934—2013）

蒙古族，黑龙江肇源人。研究员。曾参加抗美援朝战争，两次立功。1964年毕业于北京大学生物系，分配到经络研究所工作。后进入针灸经络研究所，从事经络研究，曾组建"循经感传研究课题组"，1978年任副所长。1983年调中医研究院中医基础理论研究所任所长。获得多项科研成果奖励。主编《中医经络现代研究》等。发表论文10余篇。

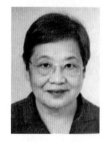

黄为敏 （1935— ）

福建闽侯人。研究员。1964年由中国医学科学院实验医学研究所调入经络研究所。后进入针灸经络研究所、针灸研究所，从事针灸形态学研究，曾任针灸原理四室（组化）主任。主持国家自然科学基金项目等多项科研课题。曾获科研成果奖多项。发表学术论文20余篇。

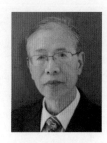

蒋达树（1936—2021）

江西泰和人。研究员。1960年毕业于湖南医学院。1964年调入经络研究所工作。后进入针灸经络研究所、针灸研究所，从事神经系统疾病临床医疗与研究、教学工作，历任中医研究院头针验证组组长、针灸研究所神经科主任，曾创建临床肌电图室。兼任卫生部医学科学委员会针灸针麻专题委员会委员。多次以中医专家身份公派赴国外进行医疗保健工作。先后主持"头针疗法"的验证和推广，发现"吞咽穴"和"后下关穴"。主持多项科研课题。发表论文20多篇，参与撰写专著2部。

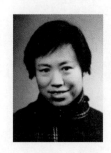

刘金兰（1936— ）

河北沧县人。研究员，硕士生导师。1964年调至经络研究所。后进入针灸经络研究所、针灸研究所，主要以组化方法从事经络、针麻及针灸治病原理研究。主持多项科研课题。曾获国家中医药管理局中医药科学技术进步奖一等奖等多项成果奖励。发表学术论文20余篇。

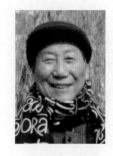

曹新山（1936— ）

江苏泰州人。1964年北京大学毕业后入职经络研究所，参与重复朝鲜"凤汉系统"研究工作。后进入针灸经络研究所，主要从事针刺及针麻原理等方面的实验研究，1972年任"针麻"原理研究经络组副组长。参与的"大脑皮层在针刺镇痛中的作用"项目获1982年卫生部乙级科学技术成果奖。发表论文10余篇。1978年调入江苏油田职工总医院。

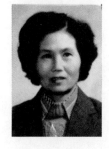

黄坤厚（1938— ）

湖南长沙人。研究员。1964年由中国医学科学院调入中医研究院经络研究所，后进入针灸经络研究所、针灸研究所，主要从事针刺镇痛实验研究及临床检验工作，曾创建临床脑电图室。主持国家自然科学基金项目等多项科研课题。曾获科研成果奖10余项。发表论文40余篇。

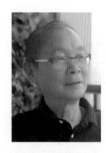

郎林福 （1940— ）

浙江余杭人。研究员。1964年毕业于北京大学，分配入经络研究所。后进入针灸经络研究所，被委派参加中医研究院"中草药防治疟疾研究"（"523"项目），任药理筛选小组负责人。1976 年调往浙江。所参与的青蒿素研究项目于1979年获国家发明奖二等奖。1988年获国家人事部"中青年有突出贡献专家"称号；2018年获中国中医科学院"2015年青蒿素诺贝尔医学奖有贡献专家"称号。发表学术论文20余篇。

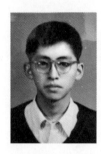

王毓钟 （1940— ）

江苏吴县人。研究员。1964年毕业于北京大学生物系，分配到经络研究所。1971年进入针灸经络研究所，从事针麻、针刺镇痛基础研究工作，所参与"大脑皮层在针刺镇痛中的作用"项目曾获卫生部乙级科学技术成果奖等。后调往中医研究院中医基础理论研究所。发表学术论文近10篇。

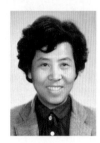

黎春元 （1941— ）

福建宁化人。研究员。1964年于北京大学生物系毕业后分配至经络研究所，后进入针灸经络研究所、针灸研究所，从事针灸科研与管理工作，1985年任副所长（在主管全所科研工作中，注重突出针灸特色优势及多学科结合），1991年任党委书记。曾为美国密歇根大学访问学者。参与国家级课题4项，部级课题1项。曾获科研成果奖多项。发表学术论文20余篇。

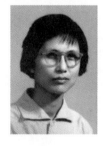

袁纪阁 （1942— ）

河北深州人。1964年由中国医学科学院调入中医研究院经络研究所，从事针灸实验技术工作。后进入针灸经络研究所、针灸研究所，曾参加经络感传现象普查等；后从事针灸临床检验，担任化验室负责人。参加课题9项，发表论文多篇。

1970年9月—1985年9月

（中医研究院针灸经络研究所、中医研究院针灸研究所期间）

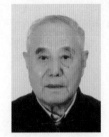

刘文泉 （1928— ）

山东烟台人。1942年入伍，转业后任北京中医学院东直门医院副院长，1970年针灸经络研究所成立时任负责人，1973年任副所长，1978年任党委副书记，1979年调离筹建中日友好医院，任中日友好医院副院长。

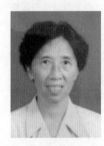

朱柏君 （1935— ）

浙江嘉兴人。主任医师。1959毕业于上海第一医学院，分配到协和医科大学工作。1971年调中医研究院针灸经络研究所，主要从事心血管疾病的临床和基础研究工作。1982年组建针灸所微循环研究室，任室主任。参加和主持科研课题多项。发表论文20余篇，参编专著2部。获得卫生部乙级科学技术成果奖和中医药管理局科技进步奖二等奖各1项，院级科技进步奖二等奖1项、三等奖3项。

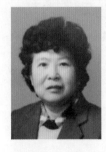

陈忠印 （1939— ）

北京人。主任医师。1965年毕业于北京医学院。1971年至中医研究院针灸经络研究所工作，主要从事中医针灸临床、科研工作。曾任针灸所门诊部病房主任、消化研究室主任。善用中医或中西医结合的方法，针药并施治疗常见病、多发病和一些疑难病症，参与完成的"针刺治疗胃下垂的临床研究"获中国中医研究院科研成果奖。发表论文数篇，参编著作2部。

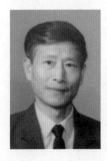

赵长信 （1939— ）

北京人。主任医师。1965年毕业于北京医学院，同年分配到中医研究院，1971至针灸经络研究所工作。1981—1983年任中医杂志社编辑，1983年再次调回针灸研究所。主要从事临床工作，擅长中西医结合治疗心血管病症，曾赴朝鲜开展学术交流活动，赴白俄罗斯、新加坡执行中医针灸援外任务。参与的"针灸对冠心病心绞痛病人左心功能的影响"研究获得卫生部二级成果奖和院二级科研成果奖，发表论文10余篇。

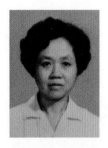

张霆钧 （1939— ）

浙江普陀人。研究员。1965年毕业于北京师范大学生物系。1971年至中医研究院针灸经络研究所从事科研工作。主持国家自然科学基金"针灸对肿瘤抗药性影响的实验研究"等课题，在抗药动物模型的培育建立、艾灸逆转抗药性以及艾灸与药物配合对抗药性的抑制作用、阿霉素诱导小鼠肿瘤细胞凋亡的流式观察等方面取得较大成绩。发表论文近10篇。

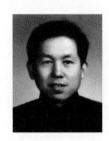

赵湘杰 （1940— ）

黑龙江延寿人。研究员。1965年毕业于北京师范大学生物系。1971年至中医研究院针灸经络研究所生化研究室从事科研工作，主要研究方向为针灸调整作用和针刺镇痛机制研究。1984—1985年曾到美国杜克大学神经内分泌中心进修。承担国家级及院级课题2项，发表论文10余篇。作为主要参加者获国家中医药管理局科技成果奖2次；中国中医研究院成果奖2次。

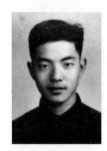

须惠仁 （1940— ）

江苏无锡人。1965年毕业于北京大学。1971年到中医研究院针灸经络研究所工作。1986年3月调基础所工作。主要从事自主神经生理和针灸原理的研究。参与科研课题9项。熟练掌握英、日、德三国语言。发表论文近10篇，参加国际学术大会4次；科研成果获全国科学大会奖1个，部级奖2个，院级奖2个。

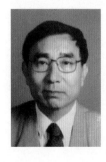

方宗仁 （1941— ）

浙江奉化人。研究员。1965年毕业于上海第一医学院，后任职于中医研究院针灸经络研究所，从事内科、外科等临床工作。1975年调入针刺镇痛研究室、生理研究室工作，从事针刺镇痛神经原理研究。1990年起兼任中医研究院基础理论研究所合资中德诊所全科医生。主持国家自然科学基金等多项课题。发表论文20余篇，曾获得国家科委"七五""八五"攻关成果奖及国家中医药管理局和中医研究院多项成果奖。

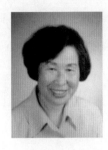

王秀馥（1942—2020）

辽宁大连人。主任医师。1965年毕业于大连医科大学，毕业后分配至中医研究院。1971年调入针灸经络研究所，先后任针灸所办副主任、主任，医务处主任，全国针灸麻醉科研协作组副组长。全国著名老中医药专家郭效宗学术经验继承人。临床擅长治疗各种痛证、脑血管病后遗症、面神经麻痹、甲状腺良性结节等，掌握了"针刺有效点"治疗各种疾病的独特方法。

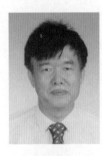

王友京（1942— ）

福建泉州人。研究员，博士生导师。毕业于北京大学。1971年调入针灸经络研究所工作。曾任针灸研究所生物化学研究室主任、学术委员会委员等。曾作为高级访问学者在澳大利亚纽卡斯尔医学院进行科学研究。承担科研课题多项。发表论文60余篇。曾获全国中医药重大科技成果乙级奖，中国中医研究院科技成果二、三等奖等，1978年全国科技大会奖，国家人事部授予中青年有突出贡献专家称号，受到国务院九办卫生保护组表彰。

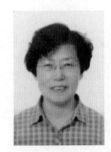

陈正秋（1943— ）

浙江慈溪人。研究员，博士生导师。1965年毕业于中国科学技术大学。1971年分配到中医研究院针灸经络研究所工作，曾赴美国华盛顿州华盛顿大学生理和生物物理系进修2年。中医研究院针灸研究所专家委员会委员，生理研究室主任。发表论文60余篇。作为主要成员参加的项目获卫生部乙级科学技术成果奖；主持国家自然科学基金等课题多项，承担的国家"八五"攻关项目课题获国家中医药管理局中医药基础研究二等奖。曾被评为国家中医药管理局优秀共产党员，中央国家机关和国家中医药管理局巾帼建功活动标兵。

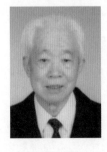

陈 超（1925—2019）

湖北嘉鱼人。主任医师。1954年结业于卫生部中医进修学校，后分配到湖北省嘉鱼县人民医院工作，1960年调至中医研究院西苑医院儿科。1972年调中医研究院针灸经络研究所工作，负责组建中医科。曾借调到中药研究所编写《全国中草药汇编》。1991年到马来西亚同善医院讲学并执行医疗任务，被聘为马来西亚中医药学院客座教授。临床擅长治疗脾胃病、哮喘病、小儿麻疹、过敏性紫癜等。编著《陈超临床经验辑要》等。

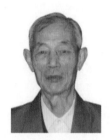

刘尚勇 （1927—2014）

河北博野人。1945年入伍，1954年转业至高等教育出版社任科员。1972年调入针灸经络研究所，历任政治处副主任、主任、党委成员、党委办公室主任、工会主席、处级调研员等职。工作至离休。

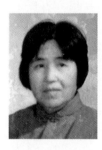

袁诗眷 （1931— ）

湖南长沙人，主任医师。1955年毕业于湖南医学院后留校在第一附属医院从事儿科临床工作。1972年调至针灸经络研究所，在门诊部从事针灸临床工作，曾任针灸研究所第四研究室（综合科）主任。发表论文多篇。多次被评为国家中医药管理局"优秀共产党员"。

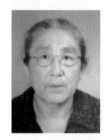

斯琴毕力格 （1936— ）

内蒙古赤峰人，主任医师。1961毕业于北京大学医学院医疗系。1972年调至针灸经络研究所工作，后任第二研究室（循环科）科室主任。主要从事临床及带教工作，临床善用中西医结合理论和技术诊疗常见病、多发病，尤其擅长防治心脑血管疾病。协助培养多名研究生。发表论文多篇。曾参与卫生部、国家中医临床课题研究工作，获中医研究院院级科研成果三等奖、卫生部二等奖各1项。

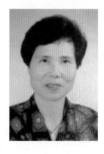

周允娴 （1938— ）

湖南长沙人，主任医师。1963年毕业于湖南医学院（现中南大学湘雅医学院）。1972年调到针灸经络研究所工作，在北京国际针灸培训中心从事教学、医疗和科研工作，多次赴瑞士、印度、前南斯拉夫等国家进行学术交流及医疗，发表"针灸治疗心血管疾病"等多篇论文，参加多部著作的编写及《中国针灸》VCD制作等。

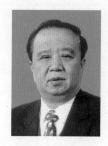

邓良月（1940— ）

江西泰和人。主任医师，博士生导师，首席研究员。1965年毕业于北京中医学院。1972年调入针灸经络研究所工作，1983—2005年任中国中医研究院针灸研究所所长，世界卫生组织传统医学合作中心主任、世界针灸学会联合会主席等职。曾任国家科委"九五"攀登计划预选项目首席科学家，并荣获国家标准化委员会"标准化工作二十年以上工作者"荣誉称号。主编《中国经络文献通鉴》等书，曾获第三届"中国国家图书奖"。

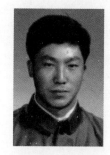

董文成（1940—1997）

山东诸城人。1966年毕业于北京大学。1972年调至针灸经络研究所工作，历任经络研究室副主任、党委委员。擅长电生理学的实验研究，主要从事针麻原理的临床与实验研究。1984年调入中医研究院工作，担任中国中医研究院办公室副主任、中国中西医结合学会秘书长等职务，后任针灸骨伤学院筹备处业务办公室主任。

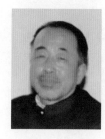

马 驰（1924—1985）

河北定州人。1938年参加工作。曾在白求恩卫生学校、延安中国医科大学学习。毕业后在延安国际和平医院从事临床工作。后在中原大学医学院、西南医大、第一军医大学、吉林医科大学等任教。1973年5月调入中医研究院针灸经络研究所工作，任全国针灸针麻科研协作办公室主任，1978年4月任副所长，1983年12月离休。

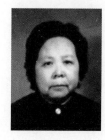

王 嘉（1927— ）

江苏江都人。1944年入伍，先后任部队医院医务员、医政干事，卫生部医政司、防疫司科员。1973年调入针灸经络研究所工作，曾任针灸所办公室主任。工作至离休。

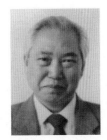

韩明德 （1930— ）

吉林集安人。1946年毕业于东北军政大学，先后在中共中央东北局社会部、吉林省公安厅、最高人民检查署东北分署、最高人民检察院工作。1973年至针灸经络研究所工作，历任所负责人、党委副书记、书记。1985年调任基础理论研究所党委书记。

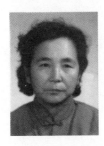

彭　悦 （1932—1989）

河南开封人。主任医师。1949年毕业于中国人民解放军中原大学医疗系，后留校任教，先后在中原大学医学院、第一军医大学第一附属医院、吉林医科大学第一附属医院等工作。1973年调至针灸经络研究所，主要从事内科心血管病症的临床工作，曾任耳针组组长、第三研究室（消化科）主任。发表论文近20篇。

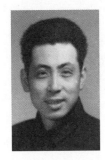

李志超 （1934—2001）

北京人。高级工程师。1963年毕业于北京大学。1973年调入针灸经络研究所工作，从事经络的物理学研究。曾任中国生命电子学会理事、国家健身气功功法专家评审委员会委员等。曾承担国家"七五""八五"攻关项目课题。获北京市中医管理局科技成果一等奖。发表论文20余篇。主编《千古之谜——经络物理研究》，被评为四川省优秀图书二等奖。

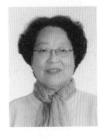

刘瑞庭 （1934— ）

山西隰县人。研究员。1958年毕业于北京大学，同年分配到中国科学院生物物理所工作。1973年到针灸经络研究所工作，主要开展针灸原理和经络现象的研究。曾承担"七五"攻关项目等多项科研课题。发表学术论文20多篇。曾获全国科学大会奖、卫生部乙级科学技术成果奖2次等。

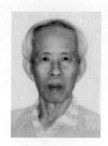

高惠合 （1938—2016）

广东揭阳人。研究员。1965年毕业于北京大学。1973年到针灸经络研究所工作,主要从事经络和针灸原理研究。作为主要研究者参与"七五"攻关项目课题。发表论文近50篇。参与的"循经感传现象及其机理研究"课题获中医研究院科学技术进步奖一等奖等。

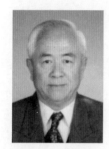

庄 鼎 （1934— ）

山东烟台人。研究员,博士生导师。1958年毕业于北京大学,分配到中国科学技术大学从事生理学教学工作。1974年调入中医研究院针灸经络研究所,从事针灸生理学基础和"经络"研究工作。曾任中医研究院针灸研究所经络研究室主任、国家经络研究中心副主任等。承担国家科委"九五"攀登计划项目等多项国家课题。曾获全国科学大会奖,卫生部、国家中医药管理局和中国中医研究院等奖项11次。发表论文50余篇。

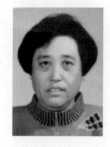

陈振荣 （1949— ）

北京人。副研究员。1974年毕业于北京大学。同年分配至针灸经络研究所工作。期间参加中医药大学"西学中班",曾在门诊部参加针灸临床和研究工作。1981年调至生理室从事针灸镇痛原理的研究,后调行政管理,历任科研处处长、副所长。

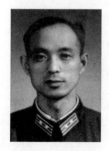

田 德 （1923—2020）

山东省平阴人。1939年入伍,1953年转业,先后任北京中央机关局副处长、国防物资陆运局政治处主任、河南物资干校连长。1975年调至针灸经络研究所工作,曾任所党委副书记、针灸所稷山医疗队队长等。1978年调任西苑医院副院长。

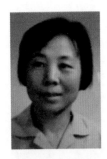

王 特 （1924— ）

河北肃宁人。1939年参加工作，先后任县妇女救国联合会部长、地质部南京干校副校长、地质部物探局干部处处长、物探局政治部副主任等。1975年到针灸经络研究所工作至离休，曾任所党委副书记。

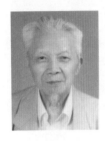

程莘农 （1921—2015）

江苏淮安人。中国工程院院士、中央文史研究馆馆员、国医大师、联合国教科文组织人类非物质文化遗产代表作名录——中医针灸项目的代表性传承人。出身中医世家。1956年毕业于江苏省中医进修学校（今南京中医药大学）。1976年由北京中医学院调针灸经络研究所从事针灸临床、教学及研究工作。曾任全国政协委员、国家科委"八五"攀登计划"经络的研究"首席科学家、中国针灸学会副会长、世界针灸学会联合会高级顾问、国务院学位委员会学科评议组成员等。

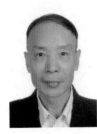

刘俊岭 （1946— ）

河南上蔡人。研究员，硕士生导师。1976年调入针灸经络研究所。曾任《针刺研究》《世界针灸杂志》副主编，中国针灸学会经络分会秘书长、副主任委员。承担国家科委"八五""九五"攀登计划项目课题，先后主持国家自然科学基金课题4项、"973"计划项目2项。承担的课题曾获中国针灸学会二等奖、中华医学会三等奖，卫生部、北京市、国家中医药管理局、中国中医研究院等诸多奖项。发表论文150余篇，SCI源刊论文28篇。参与撰写专著3部，译著和参与译著3部。

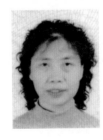

刘家瑛 （1952— ）

陕西旬阳人。主任医师。1976年毕业于广州中山医科大学。同年进入针灸经络研究所。曾任所团委书记、纪委副书记、门诊部党支部书记、门诊部副主任、中风中心及神经内科主任。从事针灸临床40余年。擅长针灸与中西医结合治疗神经系统疾病。曾赴阿联酋、德国、印度尼西亚、菲律宾、泰国、新加坡等国进行医疗与学术交流。多次获国家中医药管理局先进工作者等荣誉称号。主持参与课题多项，曾获各级科学技术奖一、二、二等奖。主编著作1部，参编3部；发表论文30余篇。

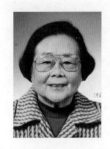

张澍智（1923—　）

北京人。研究员。1948年毕业于燕京大学，先后在天津美国新闻处图书馆、北京一中等单位工作。1978年至中医研究院针灸经络研究所，从事针灸教学翻译工作及对外针灸教育。任国际培训中心英语培训班主任，开展不同层次、水平、方向的专业英语教育。

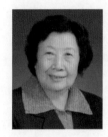

刘　乡（1928—　）

北京人。研究员，研究生导师，享受国务院政府特殊津贴。1946年到解放区参加革命，进入白求恩医科大学，后在中国协和医学院生理系跟随导师张锡钧教授学习。1978年调入针灸经络研究所，从事针刺镇痛机制研究，并多次赴国外进行学术交流。发表论文50余篇。承担多项科研课题，主持的项目曾获国家中医药管理局中医药科技进步奖一、二等奖，获中国中医研究院科技成果奖一、二等奖。

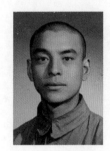

宋如怀（1930—2014）

山西汾阳人。1947年入伍，1965年任卫生部健康报社行政负责人，1972年至中医研究院工作，1978年调入针灸经络研究所，先后任行政科科长、工会主席等职。工作至离休。

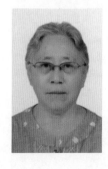

梁　莉（1947—　）

河北保定人。副主任护师。中央党校经济管理系本科学历，先后在山西蒲县北空257干校插队、5409部队、空军468医院、河北省石家庄中医医院工作。1978年至针灸经络研究所工作。历任北京国际针灸培训中心办公室副主任，针灸所办公室负责人、副主任，党委办公室主任。多次被评为院、局级先进工作者、优秀共产党员及优秀党务工作者。

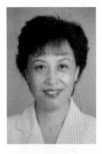

汪 焰 （1953— ）

北京人。高级经济师。1969年进入黑龙江生产建设兵团，历任班长、排长、副指导员。1978年至针灸经络研究所工作，历任政治处干事、所办副主任、党办主任、人保处处长，从事劳动工资与人事管理工作。曾发表"关于制定科研专业技术职务量化考核标准思路""关于效率与公平的思考"等论文，多次被评为先进工作者和优秀共产党员。

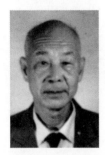

王友虞 （1915—2001）

河北三河人。主任医师。1979年至针灸研究所工作，任主任医师。从事中医临床工作60余年。对癌症、中风、胸痹、肝肾等内科病、妇科疾病等研究深入，颇有经验。曾任北京医药总公司技术顾问。曾两次赴泰国进行学术交流。发表论文数篇。获中西医结合成果奖、先进工作者等奖励。

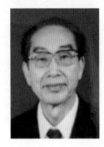

涂显辉 （1929—2017）

湖南永兴人。主任医师、教授。1956年毕业于河南医科大学，1971—1972年参加中医研究院"西学中班"，1980年调入针灸研究所工作。先后从事放射科和临床工作，任放射科主任并兼任北京针灸骨伤医院兼职教授。

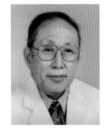

安邦煜 （1933— ）

山东烟台人。主任医师，硕士生导师。1950年毕业于北京华北国医学院，1955年毕业于山西医科大学。1972年调中医研究院，1980年进入针灸研究所从事临床工作。兼任北京国际培训中心教授。曾获省部级、院级科技进步奖多项。发表学术论文近10篇。

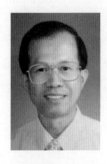

魏庆兴（1948— ）

福建漳州人。主任医师。1980年于中医研究院获硕士学位。同年至针灸研究所从事消化疾病的临床治疗和研究工作。曾赴日本东海大学医学部消化内科研修并获笹川医学奖学金，进行针灸预防大鼠应激性胃溃疡作用的实验研究。参与国际针灸班的针灸教学工作，曾应邀赴伊朗讲学传播针灸知识。发表学术论文近20篇。

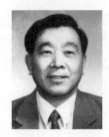

秦其昌（1928—2020）

河北人。1945年入伍，1972年至中医研究院科教处工作，1974年任中医研究院图书馆副馆长，1981年调至针灸研究所任副所长，1983年调任中医杂志社书记兼副社长。曾被国防部授予解放奖章，被越南国家政府授予友谊徽章。

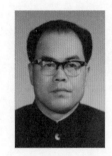

徐景隆（1931—2005）

吉林榆树人。1947年加入中国人民解放军，1950年转业至最高人民法院，1972年至中医研究院工作，1981年调入针灸研究所，历任行政科科长、总务科科长。工作至离休。

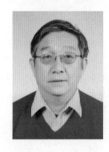

李瑞午（1943— ）

山东青州人。研究员，博士生导师。1965年毕业于首都医学院，后调入针灸研究所工作。曾任针灸研究所形态室主任。承担国家科委"八五""九五"攀登计划项目"经络的研究"及国家自然科学基金等课题多项。曾兼任中国解剖学会理事，北京解剖学会常务理事，中国针灸学会经络分会理事兼秘书长。多次获国家中医药管理局科技进步奖。发表论文60余篇。

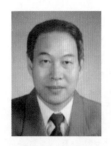

张洪林 (1949—)

吉林集安人。研究员。1975年毕业于吉林医科大学，1997年获中医研究院博士学位。1981年进入针灸研究所工作。曾任气功室主任，坚持弘扬气功科学，反击伪气功。主要从事中医气功学文献理论、实验和临床研究，并进行教学培训工作。曾赴多国参加国际学术会议和学术交流。承担国家自然科学基金等课题多项。发表文章30余篇，主编及合作著作多部。

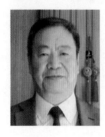

李 杨 (1955—)

贵州毕节人。1976年毕业于贵阳中医学院。1981年硕士毕业后在针灸研究所北京国际针灸培训中心从事针灸的临床和教学工作。1991年至今，赴英国进行针灸临床实践及教学，期间曾多次组织英国的中医师和针灸师前往北京国际针灸培训中心学习交流。1996年被聘为北京国际针灸培训中心名誉教授。发表论文数篇，参与编写《中国针灸学》等4部著作。

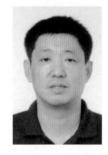

张守信 (1961—)

北京人，副主任技师。1981年毕业于中医研究院卫生学校。同年至针灸研究所生理研究室从事针灸镇痛原理研究工作。历任针灸研究所总务处副处长、处长，针灸研究所办公室主任。期间获国家中医药管理局中医药科技进步奖一等奖、二等奖各1次，作为"明正统仿宋天圣铜人鉴定与仿制"课题负责人之一，获中华中医药学会科学技术奖三等奖。

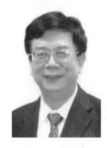

朱 兵 (1953—)

江西南昌人。巴黎第六大学博士。中国中医科学院首席研究员，针灸研究所前所长、国家"973"计划项目首席科学家。《针刺研究》杂志主编。卫生部"首届百名中青年医学科技之星"，人事部首批重点资助的优秀留学回国人员。发表论文200余篇，出版《针灸的科学基础》和《系统针灸学》专著。主持一系列国家自然科学基金项目等，先后获得国家科技进步奖二等奖，省部级、学会科技进步奖一、二、三等奖等20余项。研发针刺手法仪和耳迷走神经刺激仪，并获国家发明专利。

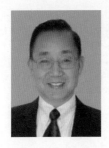

林 郁 （1955— ）

福建福州人。1978年白求恩医科大学毕业。1982年中医研究院硕士毕业并在针灸所继续针刺镇痛脑研究。后在美国从事脑病科研。2001年就职于美国卫生部国家健康研究院任项目拓研主任至今。主导课题优选策划分析,立项招标,应用系统医学与大数据科学方法探索生命内稳态与亚健康和疾病的关联(神经/免疫并联,炎性脑疾,镇痛),扶持团队/人才库建设,致力于让世界了解针灸科学。发表论文10余篇。

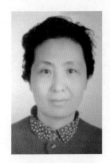

王惠珠 （1955— ）

河南新乡人。研究员。1982年毕业于广州外国语学院。同年到针灸研究所工作,担任英语教学翻译工作。曾在卡塔尔中医门诊部担任翻译,多次担任谈判会议翻译,负责工作文件翻译、学术交流会议翻译等。参与"世界卫生组织西太区循证针灸临床实践指南"等课题研究,兼任《中医杂志》英文版审稿人。

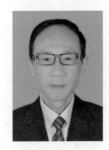

张 栋 （1956— ）

北京人。研究员、博士生导师、学科带头人。曾任针灸所医学工程研究室主任、国家中医药管理局医学成像和生物物理三级实验室主任。从事针灸、经穴的医学成像方法研究,以红外热像、激光血流成像、荧光活体成像、高光谱成像等技术的针灸原理、经穴特性和针灸效应研究为特色,创建热像选穴、皮层热像显示、内脏激光血流成像等技术方法。主持国家自然科学基金课题5项、国家中医药管理局课题2项等。以第一完成人获中华中医药学会科学技术奖一等奖1项、二等奖2项。发表论文130余篇,获国家专利多项、软件著作权1项。

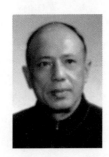

叶士梓 （1928—1998）

浙江松阳人。高级经济师。1949年参加当地农会工作。1981年调至中医研究院工作。先后任人事处副处长、处级调研员。1983年调任针灸研究所副所长,1985年调回中医研究院人事处。

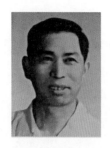

王炳岐 （1938—2021）

河南西峡人。高级经济师。1955年12月参加革命工作，曾在中国人民解放军北京军区及中国人民解放军基建工程兵北京指挥部医院工作。历任铁道兵三师后勤部排长、副连长、指导员、教导员、审判员等。1983年12月调入针灸研究所，1985年任纪委书记。1994年调入中国中医研究院中医杂志社任书记兼副社长。

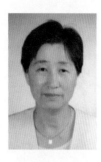

张耀华 （1945— ）

北京人。主任医师。1969年毕业于北京中医学院。先后在青海、北京等单位医务室工作，于1983年调至针灸研究所。为全国著名老中医药专家郭效宗学术经验继承人。主要从事针灸临床工作，擅长针灸、中药相结合治疗甲状腺疾病和妇科病等，并兼国际培训中心教学任务。发表论文、参编著作多篇（部）。

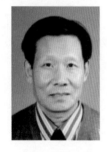

薛立功 （1945— ）

天津人。主任医师，研究生导师。1983年硕士毕业于中医研究院后到针灸研究所工作。曾任经筋病研究室主任。从经筋理论角度发掘整理出"长圆针疗法"，提出筋性内脏病要领和经筋辨证论治方法。获"新铍针"国家专利，参与课题获中国中医科学院三等奖2项、卫生部三等奖1项。发表论文40余篇。

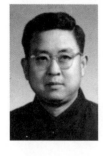

马廷芳 （1929—1994）

山西五台人。研究员。1955年毕业于北京大学。先后在中国医学科学院营养系、中国医学科学院情报所工作，创办了《针刺麻醉》杂志（后改名为《针刺研究》）。1984年调至针灸研究所工作。曾任全国针灸针麻科研协作办公室副主任、《针刺研究》《世界针灸杂志》主编。多次被北京科技情报学会评为先进工作者。发表论文20篇，主编或参编著作10余部。

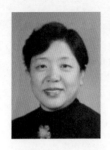

刘彦荣（1942—　）

北京人。主任医师。1967年毕业于北京中医学院。先后在宁夏西吉县人民医院、北京市食品公司医务所工作。1984年调至针灸研究所从事针灸临床工作。发表论文多篇，参编《中国名老中医专家学术经验集》等著作。

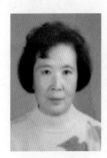

田领弟（1945—　）

北京人。主任医师。1968年毕业于北京第二医学院。1984年至针灸研究所从事中医、针灸临床工作。任儿科主任。临床实践中西医结合，注重脏腑、经络辨证，突出中药、针灸特色，针药结合，特别对儿童脑瘫、哮喘、抑郁症等疾病的治疗经验较多。

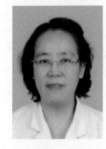

杨金洪（1960—　）

江西新干人。主任医师，第六批全国老中医药专家学术经验继承工作指导老师。1983年毕业于江西中医学院，1984年至针灸研究所门诊部神经科工作。曾任针法室主任、医务部主任、医院副院长、常务副院长。主持及参加科研课题20余项，获各级科技成果奖6项。获中国中医研究院中医药科技进步奖二等奖（排名第1）。发表论文近40篇，参编著作5部。

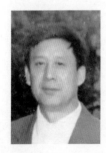

李德年（1938—　）

河北万全人。1958—1983年先后在六十三军、沈阳、重庆炮校、炮兵演技所服役、工作。1983年至中医研究院人事处工作，1985年调任针灸研究所副所长，分管财务、行政、保卫、老干部工作等，直至退休。

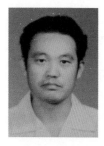

吴学章 （1948—2008）

河北沧县人。副主任医师。1968年毕业于北京中医学院。毕业后分配到甘肃敦煌县委宣传部，先后在酒泉地委宣传部、甘肃省委宣传部、河北省中医研究所工作。1985年调至针灸研究所任党委书记。1991年调任北京针灸骨伤学院附属医院党委书记兼副院长,1996年受国家中医药管理局安排赴瑞士工作，任瑞士华人中医药学会会长。

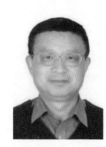

晋志高 （1953— ）

河南平顶山人。研究员，博士生导师。中医研究院博士，美国凯斯西储大学博士后。1985—2007年在针灸研究所工作，曾任中国中医科学院学科带头人、针灸研究所科研处处长、经络研究中心主任。完成各级科研课题10余项，发表论文百余篇，获奖多项，指导研究生30余人。曾任世界卫生组织西太区传统医学观察员和临时顾问，中国针灸学会腧穴分会副主任委员，中国神经科学会理事，《针刺研究》等杂志编委。

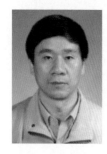

罗明富 （1953— ）

北京人。研究员，硕士生导师。1985年硕士毕业于中医研究院，同年到针灸所针灸形态研究室工作，主要从事针灸实验研究，曾任科室主任。重点参与国家科委"九五"攀登计划项目课题，主持国家自然科学基金课题2项。发表论文70余篇。获优秀共产党员等荣誉称号。

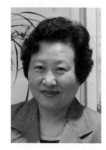

郑 欣 （1962— ）

浙江宁波人。北京中医药大学毕业，先后获得中国中医科学院硕士及北京中医药大学博士学位。1985年8月调入中医研究院针灸所，从事中医针灸临床、科研、教学工作10年。参与国家课题的研究工作并发表多篇科研论文。1996年赴美，致力于美国针灸流派的研究，发表过数篇有关论文及专著。参与编写《针灸在美国的多元发展》等著作。

1985年10月—2005年

（中国中医研究院针灸研究所期间）

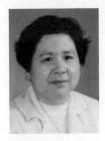

刘宝玲 （1942— ）

河南开封人。主任医师。1967年毕业于北京中医学院。1985年10月至针灸研究所从事临床医疗工作，曾任中医内科主任，擅长糖尿病、更年期综合征、月经不调、先兆中风等疾病的诊治，主要开展糖尿病的中医临床研究工作。发表论文多篇。

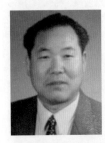

王德贤 （1947— ）

河南舞阳人。高级政工师。中央党校函授学院经济管理本科学历。1968年应征入伍，先后任北京东城区警卫一师五团十三连排长、宣传股股长等。1986年调至针灸研究所，先后在所办公室、党委办公室工作。曾任纪委书记，被评为全国卫生医药系统纪检监察工作先进工作者。

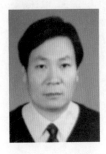

胡金生 （1952— ）

河北定兴人。研究员。1986年毕业于中国中医研究院获硕士学位，同年至针灸研究所，在北京国际针灸培训中心从事对外教学及针灸临床工作，曾任培训中心副主任，主编《中医学问答题库》，发表文章近10篇。

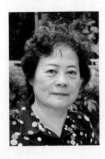

张立剑 （1956— ）

江苏镇江人。主任技师。1986年调入针灸研究所，先后在经络物理组、针灸文献研究室、基础理论研究室工作，主要从事针灸文物、文献与信息化研究等，在针灸的文博建设、科学普及方面做了大量工作。主持或参与省部级、国家级科研课题10余项，获省部级奖7项。主编《针灸图说》（首届全国优秀中医药文化科普图书）、《针灸史话》（中国针灸学会科学技术奖·科普著作奖一等奖）、《中医针灸》、《朱琏与针灸》等，发表学术论文30余篇。

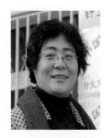

刘炜宏（1957— ）

江苏射阳人。编审，博士生导师。毕业于中国中医研究院，后分配至针灸研究所工作。历任期刊中心常务副主任、《中国针灸》主编、《世界针灸杂志》常务副主编等。兼任全国针灸标准化技术委员会副主任委员，中国针灸学会副秘书长、科普工作委员会主任委员，国际标准化组织（ISO）注册中国专家。主持省部级以上研究课题14项，发表论文60余篇。曾获中国针灸学会科学技术奖科普著作奖一等奖。获中国科技期刊学会颁发编辑"银牛奖""金牛奖"和中国期刊协会颁发"从事期刊出版工作30年荣誉证书"。

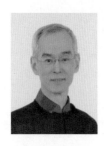

黄龙祥（1959— ）

安徽桐城人。中国中医科学院首席研究员。1986年毕业于中国中医研究院。曾任针灸研究所副所长、《针刺研究》《世界针灸杂志》主编、ISO/TC249/WG3召集人。致力于针灸理论、针灸学术史、针灸古典文献文物研究，撰有《中国古典针灸学大纲》《中国针灸学术史大纲》《针灸典籍考》等9部代表作，建立中国针灸博物馆；主持制修订针灸国家标准3部；作为中国代表团团长，完成WHO西太区标准《针灸经穴定位》（中国方案）的起草；作为专家组组长，完成"中医针灸"申遗任务。

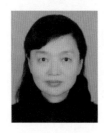

陈淑萍（1965— ）

河北冀县人。主任技师。1986年3月分配到针灸研究所工作，先后从事科研工作、资产设备、共享平台的建设与管理。现任针灸研究所副所长，曾任基础党支部书记、基础一党支部书记等。主持国家自然科学基金课题1项。发表论文50余篇。作为主要参加人员参与的课题获省部级、院级奖项5项。

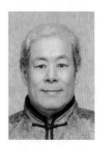

韩 彬（1961— ）

河北乐亭人。主任医师。1987年硕士毕业于中国中医研究院，同年入职针灸研究所，从事中医、针灸等临床、科研及教学30余年。任针灸医院副院长，兼任北京国际针灸培训中心副主任。临床强调针药异效互补，针药并用治疗神经系统、消化系统等内科疾病，针灸治疗妇科病症等。不断摸索跨文化中医教学规律，改进针对不同人文背景学生的教学方法，在中医、针灸对外教学方面较有经验。参编著作5部，发表论文30余篇。

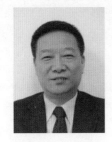

喻晓春（1956—　）

江西南昌人。中国中医科学院首席研究员，博士生导师，学科带头人。毕业于江西中医学院，中国中医研究院硕士，香港大学医学院博士。曾任中国中医科学院针灸研究所常务副所长、WHO传统医学合作中心（针灸）主任。主持国家级课题9项，发表学术论文100余篇，其中SCI源刊论文30余篇。曾/现任"国家自然科学奖"一、二审专家，《世界针灸杂志》主编，《中国针灸》副主编，中国针灸学会副会长兼秘书长。

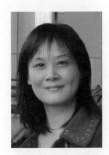

姜爱平（1958—　）

山东烟台人。主任医师，硕士生导师。1988年硕士毕业于中国中医研究院，同年至针灸医院从事临床与科研工作。任风湿科主任。曾赴新加坡卫生部宏茂桥医院针灸研究所及香港东华三院中医临床中心和香港理工大学中医诊所工作。参与及主持多个部、局级课题。发表科研论文10余篇，参与编写医学著作2部。

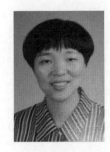

余　敏（1961—　）

上海人。研究员。1984年毕业于长沙铁道学院外语系。1988年至针灸研究所国际针灸培训中心工作。曾任翻译室、国际部主任。从事中医对外教学、外事谈判、工作文件、国际会议等翻译工作。参与英译《汉英中医辞海》《国际针灸教材》《针灸史话》等。曾为《中医杂志》英文版笔译、审译学术论文。

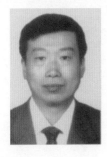

张维波（1961—　）

北京人。研究员，博士生导师，学科带头人。1998年北京工业大学博士毕业。1988年至针灸研究所工作，从事针灸经络的生物物理学研究及针灸诊疗技术的研发。任医学工程研究室主任，兼任中国针灸学会砭石与刮痧专业委员会主任委员。出版专著7部，发表论文150篇，获国家专利15项。主持国家自然科学基金课题6项，科技部课题2项。国内获奖7次，国际获奖3次，其中"循经低流阻通道的发现"一文获2008年舍岩（Sa-Am）奖和2010年最佳科学引文奖（KPI奖）。

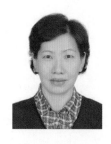

景向红 （1966— ）

山西运城人。中国中医科学院首席研究员、博士生导师、学科带头人。国家卫生健康突出贡献中青年专家。现任针灸研究所所长，《中国针灸》副主编等。致力于穴位研究、经络研究和针灸国际化发展等。主持完成国家自然科学基金重点等各类项目12项，发表论文百余篇，SCI收录50余篇。参编学术著作4部。获中国针灸学会科技进步奖一等奖、北京市科学技术奖二等奖等8项。获首届岐黄中医药传承发展奖青年奖。兼任世界针灸学会联合会副秘书长，中国生理学会理事，中国针灸学会常务理事等职。

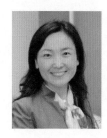

荣培晶 （1968— ）

北京人。中国中医科学院首席研究员，博士生导师、学科带头人。国家级"百千万人才工程"人选，国家有突出贡献中青年专家。现任针灸研究所副所长。长期从事针灸效应与针灸技术的基础、临床和转化研究。主持完成科技部国家重点研发计划"中医药现代化研究"重点专项、国家科技支撑计划项目等国家级项目或课题13项，共发表学术论文207篇，其中SCI论文85篇，授权专利8项，主编或参编专著9部，获中华中医药学会科学技术一等奖、北京市科学技术奖二等奖等多项奖励。曾多次受邀出席国际脑研究学会（IBRO）、全球中医药联盟（CGCM）等国际学术会议并主持相关论坛。

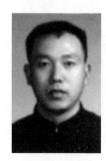

伍正国 （1937—2003）

湖南常德人。1954年入伍，先后于空军第二航空预备学校、空军第九航空学校、空军气象学院工作学习，1960年转业至中央财政金融学院，从事组织人事、保卫工作。1972年5月调入中医研究院工作，先后担任保卫处负责人、纪委副书记，1993年2月调任针灸研究所党委书记，1997年退休。

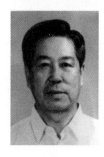

王居易 （1937—2017）

北京人。主任医师，硕士生导师。1962年毕业于北京中医学院，先后在北京中医医院、北京宣武中医医院、北京针灸骨伤学院、北京护国寺中医院工作。1993年调至针灸研究所工作，任《中国针灸》杂志主编、期刊室主任，开展针灸教学、临床工作。对针灸治疗眼病、癫痫、内科杂病颇有心得。曾任中医针灸学术团体理事、秘书长、副会长、会长等职务。主编、参编专著及杂志10余种。

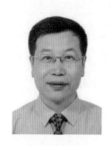

麻　颖 (1956—)

黑龙江双城人。毕业于黑龙江中医学院。1989年借调到世界针联秘书处工作，1993年调入针灸研究所，历任所办公室主任、党委书记。后调任中医研究院党委常委、副书记，国家中医药管理局政策法规与监督司副司长等。多次被评为院局、卫生部直属机关党委优秀党务工作者。参加世界卫生组织项目"针灸临床研究指南推广"课题工作。编纂《世界针联通讯》等，撰写《世界针灸研究趋势展望》等，参与编写《中国针灸治疗学》《中华针灸图鉴》等针灸著作。

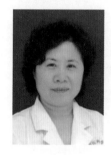

齐淑兰 (1962—)

河北保定人。主任医师、编审，硕士研究生导师。1995年12月调入中医研究院针灸研究所，从事期刊编辑工作。曾任《中国针灸》杂志编辑部主任、执行主编及期刊中心副主任、常务副主任等。临床运用中药、针灸及针药结合治疗常见病、多发病及部分疑难病症。获"中国医药卫生期刊编辑20年贡献奖"。主编出版《中医百家针灸荟萃》等3部学术著作，发表学术论文40余篇。

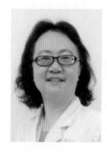

曹建萍 (1964—)

云南建水人。主任医师。1988年毕业于云南中医药大学。1995年调入针灸研究所，曾在循环室、针法室和中医科工作，现任中医科主任，全国名老中医李传杰学术继承人。临床应用针灸和中西医治疗内科疾病和多种针灸适应证。主持完成中国中医科学院"苗圃"课题，参加国家级、院级和所级课题10余项，发表论文10余篇，参编著作两部。

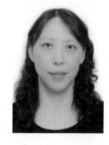

韩焱晶 (1965—)

山西太原人。编审。1988年毕业于北京中医学院。1995年调入针灸所从事编辑工作。历任《针刺研究》编辑部主任、执行主编，现任期刊中心常务副主任。主持出版的《针刺研究》是国内各类核心期刊，被Medline、Scopus、EMBASE等国际知名数据库收录，2010年以来影响因子基本居于140余种中医药期刊第1位，获中国精品科技期刊、RCCSE中国权威学术期刊等称号。获"中国医药卫生期刊编辑20年贡献奖"，参与项目获中国针灸学会科学技术奖一等奖。发表论文40余篇。

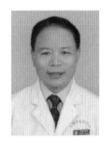

吴中朝 （1956— ）

江苏建湖人。主任医师，博士生导师，中央保健会诊专家，第五批全国老中医药专家学术经验继承工作指导老师。毕业于南京中医药大学。曾任针灸医院常务副院长、针灸研究所副所长，兼任中国针灸学会经筋分会主任委员，中国民族医药学会灸法分会会长，中国中药协会内外并治用药专业委员会主任委员，北京市针灸学会副会长等。主持课题近20项，曾获各级科技进步奖一、二、三等奖多项。发表论文百余篇，主编学术著作近20部，出版挂图多套。

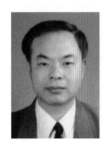

赵永刚 （1954— ）

河北藁城人。主任医师。1978年毕业于北京医科大学医学系，同年到中医研究院骨伤科研究所工作。1998年调入针灸研究所门诊部，曾任骨科主任，筹建针灸医院病房并主持工作。临床应用中西医结合诊疗骨伤科常见病、多发病及疑难症。曾获得国家级、院级科研成果奖3项，发表学术论文10余篇。

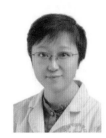

王京京 （1975— ）

山东淄博人。主任医师，硕士生导师，中国中医科学院中青年名中医。1998年分配至针灸研究所工作，2014年任针灸医院痛症科主任，后兼任脾胃病科主任。中国针灸学会痛症专业委员会副主任委员、临床分会常务委员，ISO/TC249注册专家。承担"十三五"国家重点研发计划、国家自然科学基金、国家中医药管理局等科研课题10余项，获中国民族医药学会科学技术奖二、三等奖各1次，发表论文50余篇，参编论著5部，作为主要起草人研制中国针灸学会标准2项。

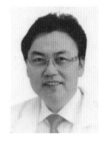

王宏才 （1962— ）

陕西宝鸡人。主任医师，博士生导师。毕业于陕西中医学院、中国中医研究院，后入职中国中医科学院针灸研究所。曾任中国北京国际针灸培训中心常务副主任，针灸研究所学位委员会委员。主持国家中医药管理局课题多项，发表论文多篇，参与课题曾获中国针灸学会科学技术奖一等奖。编著《糖尿病专家新见解》《中医的脚印》等著作。

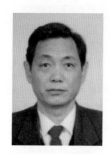

贺万才 （1942— ）

河北获鹿人。高级政工师。1961年8月入伍，1985年4月至西苑医院工作。先后任行政处党支部书记、党办主任，1995年4月调任中国中医研究院党委办公室主任。2001年11月调任针灸研究所代理党委书记。曾被评为中国中医研究院和卫生部直属系统优秀党务工作者。

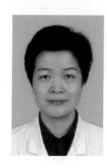

武晓冬 （1973— ）

甘肃会宁人。主任医师，硕士生导师。2005年起担任针灸标准化研究中心主任。兼任中国针灸学会标准化工作委员会秘书长兼副主任委员、全国针灸标准化技术委员会秘书长。主要从事针灸标准化理论、方法、战略与临床评价研究，主持国家重点研发计划专项项目、国家科技支撑计划项目课题等各级针灸标准化科研项目近20项。科研成果形成各级针灸标准共29项，其中团体标准22项、国家标准5项、国际标准2项。获中国中医科学院中医药科学技术进步奖一等奖、中国针灸学会科学技术奖一等奖等多项奖励。

2005年—2021年8月
（中国中医科学院针灸研究所期间）

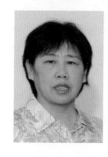

张　丽 （1954— ）

安徽亳州人。研究员。毕业于上海第一医学院。2005年调任针灸研究所党委书记，副所长。先后参加国家及北京市自然科学基金、北京市中医药管理局等课题研究工作。曾获国家中医药管理局、中国中医研究院及中华中医药学会奖3项。主持中医科学院党建课题4项，获全国党建研究会科研院所专委会课题成果三等奖等。多次被评为部、局直属机关优秀党务工作者。发表论文20余篇，主编和参编著作6部。

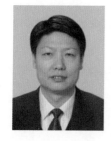

杨金生 （1964— ）

陕西扶风人。研究员，博士生导师，第十一、十二届全国政协委员。毕业于中国中医科学院。曾任针灸研究所副所长。后调国家中医药管理局对台港澳中医药交流合作中心任主任，兼任国家中医药管理局中医师认证中心主任、中国针灸学会副会长、世界针灸学会联合会司库等。现任中国中医科学院基础理论研究所所长。曾承担各级课题20余项，获各级科技成果奖20余项。主持制定国际、国家和行业标准指南6项。编著出版著作40余种，发表论文100余篇，被评为全国优秀科技工作者。

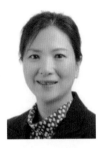

高昕妍 （1975— ）

陕西宝鸡人。研究员，博士生导师。在香港浸会大学完成博士后研究，美国约翰霍普金斯大学访问学者。研究方向为针灸的神经生物学机制。现任针灸机能研究室主任、科教处副处长（学科发展办公室主任），入选陕西省"千人计划"。北京生理科学会常务理事，中国针灸学会青年委员会副主任委员。主持国家自然科学基金、科技部国家重点研发计划课题等11余项。获中国针灸学会科学技术奖一等奖等各类奖项7项。发表学术论文60余篇。

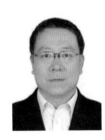

赵京生 （1958— ）

北京人。教授，博士生导师。毕业于南京中医学院。2006年调入针灸研究所。中国针灸学会常务理事，中国针灸学会针灸文献专业委员会主任委员。曾任针灸基础理论研究室主任、院学科带头人。长期从事针灸基础理论研究与教学工作，著有《针灸经典理论阐释》等7部著作，发表论文百余篇。在"中医针灸"申遗工作中完成申报书撰写等任务。承担国家重点基础研究计划项目、科技部基础性工作专项项目等多项国家级、省部级科研课题，获中国中医科学院科学技术奖一等奖、中国针灸学会科学技术奖二等奖。

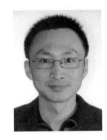

高俊虹 （1975— ）

吉林松原人。研究员，博士生导师。2006年毕业于中国中医科学院，后就职于针灸研究所。任针刺手法研究室主任。2019年入选全国中医药创新骨干人才培养项目培养对象。从事针刺心血管效应机制、针刺手法科学原理以及针药结合效应机制等的研究工作，承担多项国家级及省部级课题。发表论文70余篇，其中SCI源刊18篇，参与撰写专著3部。曾获中国生理学会张锡钧基金会全国青年优秀生理学学术论文奖、北京生理科学会优秀论文奖以及中国中医科学院科学技术奖二等奖。

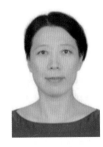

王少军 （1965— ）

辽宁丹东人，主任医师，博士生导师。1988年毕业于辽宁中医学院。2007年调入针灸研究所工作。从事临床、教学及科研工作。主要研究针灸治疗疼痛性疾病、瘙痒性疾病、乳腺疾病及美容减肥的临床疗效及作用机制。主持多项国家及省部级科研项目。曾入选辽宁省"百千万人才工程"。获省级（辽宁省）科技成果奖一等奖1项，市级（丹东市）科技成果奖二、三等奖各1项，作为参与人获中国针灸学会科技成果奖一等奖1项。发表核心期刊论文40余篇，其中SCI源刊13篇。

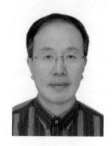

白万柱（1963— ）

辽宁沈阳人。研究员，博士生导师。1986年毕业于辽宁中医学院，1993年获硕士学位，2001年在日本新潟大学获医学博士学位。2008年调入针灸研究所从事腧穴相关组织结构方面的基础研究。任腧穴结构研究室主任。研究方向包括神经回路构筑、再生与重建，冠状病毒跨神经突触传递，以及腧穴与脏腑相关神经联系等方面。研究成果发表在*Cerebral Cortex*等国际知名杂志。发表科研论文50余篇，涵盖了神经科学、营养学、病毒学和针灸学等研究领域。

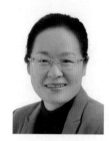

何 伟（1978— ）

湖北公安人。研究员，硕士生导师。现任经络研究中心主任，研究方向为穴位特性及针灸的效应机制。奥地利格拉茨医科大学访问学者，中国针灸学会经络分会秘书长，北京神经科学学会理事，中国中西医结合学会理事。主持国家自然科学基金，北京市自然科学基金，科技部重点研发项目课题等9项。发表学术论文50余篇。获中国针灸学会科学技术奖一等奖，中华中医药学会科学技术奖一等奖等7项奖励。

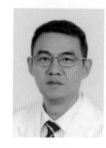

房緊恭（1968— ）

山东宁阳人。主任医师，博士生导师，中国中医科学院中青年名中医，国医大师刘敏如传承弟子。1992年毕业于山东中医学院。2010年进入针灸研究所工作，主要从事针灸治疗生殖内分泌疾病的临床评价及作用机制研究。世界针灸学会联合会、中国针灸学会卵巢早衰专家工作室PI，建立了50余家卵巢早衰专家工作室和专病门诊。承担国家"十三五"重点研发计划课题、"十二五"科技支撑计划课题、国家自然科学基金等课题。主编、参编学术专著6部，发表学术论文60余篇。

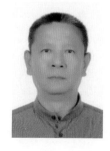

王军平（1964— ）

山东招远人。1981年9月参军入伍，在部队期间历任排长、副指导员、指导员等，1992年8月从部队转业。先后任北京针灸骨伤学院人事处科员、院办副主任、主任，中国中医科学院新闻办公室主任。2014年12月调至针灸研究所，任纪委书记，至2018年4月退休。

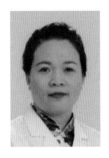

赵 宏（1972— ）

河北保定人。主任医师，博士生导师。1999年毕业于广州中医药大学。2014年调入针灸研究所，任针灸医院副院长、ISO/TC249/WG3召集人，2020年调离。曾任中国针灸学会针灸技术评估工作委员会主任委员。在针灸临床疗效评价、针灸标准研制方法学方面经验丰富，开展了针灸治疗过敏性鼻炎、针灸治疗产后抑郁症等多项临床疗效评价研究，参与研制了《针灸临床实践指南制定及评估规范》等4项行业标准，获中国针灸学会科学技术奖一等奖1项、二等奖2项，出版专著4部，发表论文60余篇。

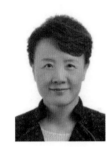

段 玲（1962— ）

河北秦皇岛人。1979年9月入伍，1995年6月转业至中国中医研究院，历任纪监审办公室副处长、纪检监察处处长，西苑医院党委副书记兼纪委书记。2017年2月任针灸研究所党委书记，2021年1月兼任工会主席。

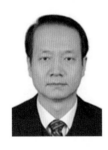

焦拥政（1972— ）

河北石家庄人。研究员，博士生导师；北京中医药大学兼职教授、博士生导师。博士毕业于中国中医研究院。2020年8月调入针灸研究所，任纪委书记。曾任中国中医科学院医院管理处处长。主要从事中西医结合男性生育调节研究。先后主持国家级课题多项，曾获国家科技进步奖二等奖2项，中华中医药学会科技进步奖一等奖1项等。发表论文70余篇。

附录3
研究生培养情况

　　针灸研究所设有"中西医结合基础"和"针灸推拿学"两个专业方向招收博士、硕士研究生,共拥有博士生导师26人、硕士生导师38人;至2021年,已培养博士研究生80余人、硕士研究生200余人。

一、中西医结合基础专业

导师姓名 （招生时间）	研究方向	毕业研究生姓名
朱丽霞 （1978）	针刺镇痛原理研究	**博士:** 赵飞跃、曹长清、刘长宁、李文武、梁德勇、陈丁生 **硕士:** 史清瑶、江帆、赵飞跃、徐明
陶之理 （1978）	针灸的神经解剖及神经生物学机理研究	**博士:** 孟卓、晋志高、王进堂、李澎涛 **硕士:** 席时元、李瑞午、李群、丁文龙、孟卓、张友时、田华
庄鼎 （1978）	经络本质、针麻原理研究	**硕士:** 张洪林*、刘俊岭*、魏毅*、金一中*、孔健、魏海峰、徐卫东*
葛子 （1978）	针麻原理研究	**硕士:** 张国喜、王少宁、贾林
陆卓珊 （1978）	经络本质原理研究	**硕士:** 孙淑曼、曹蔚鸿
曹庆淑 （1978）	经络本质针刺原理研究	**硕士:** 张洪林、刘俊岭、魏毅、金一中、赖仲方、张建梁
刘乡 （1979）	针刺镇痛的神经生理学机制研究	**硕士:** 朱兵、邹挺、蒋旻春、何晓玲
徐维 （1979）	针刺镇痛机理研究	**硕士:** 林郁、施婷、吴群、徐志卿、郑欣
孟竞璧 （1980）	针灸原理及经络实质研究	**硕士:** 蔡金华、朱广友、吴培林、喻晓春、乐国强

导师姓名 （招生时间）	研究方向	毕业研究生姓名
文琛 （1980）	针灸组织化学基础研究	硕士：夏亚钦、翟丽、崔霞
薛崇成 （1981）	针灸临床机理研究	硕士：王玲
杨友泌 （1981）	神经解剖研究	硕士：罗明富
陈正秋 （1988）	针刺镇痛的原理研究	博士：吴国冀 硕士：郑欣*、吴国冀
王友京 （1993）	针灸作用机理的生化研究	硕士：王洪蓓、宫星、李容、卢晨
朱元根 （1993）	针灸原理研究	硕士：韩靖、赵吕华
李瑞午 （1994）	经脉脏腑相关理论的研究	硕士：景向红
刘金兰 （1996）	针刺机理研究	硕士：卢峻
朱兵 （1999）	针灸作用的机理研究	博士：荣培晶*、高昕妍、王少军、梅志刚、任晓暄、王晓宇、李亮、赵玉雪、王俊英、刘坤、方继良、宿杨帅、乔丽娜△、胡和平[1]、何伟[1]、余玲玲[1]、秦庆广[1]、王海萍[1]、崔常香[1]、崔翔[1]、赵君 硕士：徐卫东、荣培晶*、高昕妍、李宇清、任晓暄、李亮、杨逢春、刘朝晖#、赵亭[2]、郑周丽[2]、郑阿妮[2]、荆浈岂[2]、卫弯[2]、张佳琳、乌兰[2]、谢晓银[2]
晋志高 （2001）	针灸的神经生物学基础研究	博士：景向红、张建梁、周金山（中国台湾）、陈淑莉、高俊虹、何袁芳 硕士：张璐、陈淑莉、霍刚、和婧伟、李继伟
刘俊岭 （2001）	针灸的神经生物学机制研究	硕士：张璐*、陈淑莉*、王淑斌、霍刚*、和婧伟、孟繁颖、王俊英、乔丽娜△、林丹、阚宇、冯秀梅、闫娅霞、端木程琳
张栋 （2001）	针灸机理与经络研究	博士：李荫龙△1 硕士：孙志波、魏立君、屈潇潇、宋晓晶、陈冰俊、白晓东、唐丽梅

导师姓名 （招生时间）	研究方向	毕业研究生姓名
张维波 （2001）	针灸经络的生物物理学研究	博士：宋晓晶、李宏彦 硕士：吴全睿、谢衡辉*、王玲玲、徐一慧、王瑞红、张宇沁、贾术永、周文婷、王泽、熊枫
喻晓春 （2005）	针灸作用的机理研究	博士：辛娟娟*、崔晶晶、戴求福、陆凤燕 硕士：秦联萍
罗明富 （2005）	经络诊察研究	硕士：王淑斌*、孙志波*、魏立君*、何俊娜、崔山佳、冯秀梅*
景向红 （2009）	针灸作用机理研究	博士：辛娟娟、崔晶晶*、阚宇、戴求福*、宿杨帅*、端木程琳 硕士：郑嘉月、漆学智、杨兆坤、吴美玲、韩明娟、陈李圳、于清泉
荣培晶 （2009）	针灸作用机理研究	博士：石力△、李少源、赵君* 硕士：刘儒鹏、李少源、赵敬军、罗曼、国笑、李霞[4]、张悦
白万柱 （2014）	针灸形态学研究	博士：王佳、陆凤燕* 硕士：张坤、张知云、佘琛、王慧、吴爽
高昕妍 （2016）	针灸作用的神经科学机制研究	硕士：刘瑶[2]、唐远伟[2]、郑璇[2]、李笑雪、陈艺元、许文杰[2]、陈亚媛[2]

二、针灸推拿学专业

导师姓名 （招生时间）	研究方向	毕业研究生姓名
程莘农 （1979）	针灸教学与临床研究	博士：杨秀娟、王宏才 硕士：纪晓平、郑其伟、李杨、韩煜、秦广、庄家秀、谢任禹、杨威、盛丽、孔繁蕾、方策*、黄涛*、严华*、丁兆琳*、韩小霞*、钱淳宜*、胡金生*
王德深 （1979）	针灸文献研究	硕士：包克新、杨光、李生绍、黄龙祥、刘炜宏、付建平、赵力茹、鲍学会

导师姓名 （招生时间）	研究方向	毕业研究生姓名
王雪苔 （1979）	针灸文献研究	硕士：王振坤、高俊雄、吴富东、黄宗隆（加拿大）
魏如恕 （1979）	针灸基础理论和临床研究	硕士：王雨、薛立功、韩小霞、钱淳宜、胡金生
焦国瑞 （1984）	针灸气功研究	硕士：贺德广、韩彬
李传杰 （1984）	针灸治疗心血管病临床研究	硕士：刘建峰、姜爱平、薛少敏
郭效宗 （1987）	甲状腺疾病的针刺治疗机理研究	硕士：张文仙、孙儒
安邦煜 （1988）	脑血管病临床研究	硕士：张牧寒
邓良月 （1991）	针灸史及文献研究	博士：王宏才*、郭宇鹏、箱岛大昭（日本）、艾红兰、黄涛、崔孟镐（韩国）、王京京 硕士：黄明仁、黄秀云、沈龙雨（韩国）、方策、黄涛、严华、丁兆琳、孔繁蕾*、徐菁鸿、朴钟旭（韩国）
王居易 （1996）	经络诊察研究	硕士：姚军、张雁
吴中朝 （1997）	针灸与保健康复研究	博士：郭宇鹏*、王京京*、陈仲杰、金春兰△、王兵（师承） 硕士：朴钟旭（韩国）*、崔承斌、陈仲杰、焦玥、胡静、黄子明（中国香港）、王丽娜、刘伟哲#、王彤#、周劲草、赵晓光、周宇#、司晓华、萧力维（中国台湾）、李荣俊、谷深#、周文娜、王骐#、吴鹏#、姜楠
黄龙祥 （1999）	针灸理论研究	博士：箱岛大昭（日本）*、艾红兰*、黄涛*、崔孟镐（韩国）*、武晓冬、申玮红、岗卫娟、崔秀琼、王勇、李素云、李宝金、王莹莹 硕士：武晓冬、王勇、李素云、谭源生、潘迪
王宏才 （2003）	针灸优势病症研究	博士：翟煦、卢佳宏（中国台湾）、张琪琛、陈超、吴冬 硕士：郭轶君、高金柱、徐菁鸿*、郑真真、丁瑞庆、谢滢禾#、翟煦、黄凤、张章#、范圣华
赵京生 （2005）	针灸理论研究	博士：李素云*、杨峰3、张树剑3、王宝华、刘兵3、孙海舒、李青青、姜姗、王丽△ 硕士：吕金山

导师姓名 （招生时间）	研究方向	毕业研究生姓名
杨金生 （2007）	针灸标准与临床评价研究	**博士：**王莹莹[*]、陈仲杰[*]、田浩、金春兰[*△]、李贤俏（韩国）、刘朝 **硕士：**苏李、杨莉、屈建峰、刘海华、吴远、王亮[2]、苏敏[#]、徐东升[2]、张凡凡[2]
刘炜宏 （2009）	针灸理论研究与针灸标准化研究	**博士：**陈超[*] **硕士：**王桐、王璇、郝洋、李辰
房繄恭 （2010）	针灸临床疗效评价研究	**博士：**王飞山[6]、耿炜山[6]、白艳[6]、吴雪山[6]、郭潇聪[6] **硕士：**毛雪文[#]、李晓彤、尚洁、杨会生、尹雅倩、郝鸣昭
齐淑兰 （2010）	中医针灸现代文献编辑整理与评价研究	**硕士：**刘朝、孟醒、曾毅、陈殷殷、王耀博
姜爱平 （2011）	针灸优势病种的临床研究	**硕士：**王兵[#]、李敏[#]、司慧芳、黄外军[#]、石啸双
高俊虹 （2014）	针灸效应机理研究	**硕士：**陆凤燕、王圆圆、伍舒扬、周晨、陈安莉
王少军 （2014）	针灸临床效应及机理研究	**硕士：**李思婷、李彩彩、尹业辉、王子彦、曹文杰
武晓冬 （2014）	针灸标准与临床评价研究	**硕士：**国瑶、姜楠[*]、郭丽花
黄涛 （2015）	针灸临床研究	**硕士：**逯阳[5]
赵宏 （2016）	针灸临床疗效评价研究	**硕士：**郜明月、丰逸轩、徐玉芹

注：培养的研究生姓名上标 * 者，均为相关导师作为第二导师所培养。

　　姓名上标△者，为与北京中医药大学或天津中医药大学联合培养。

　　姓名上标数字者，均为相关导师在各中医药大学招收：1. 湖北中医药大学；2. 陕西中医药大学；

　3. 南京中医药大学；4. 北京中医药大学；5. 辽宁中医药大学；6. 山东中医药大学。

　　姓名上标 # 者，为同等学力硕士。

附录 4
承担科研项目*

时间	来源	负责人	课题名称
1986 年	国家科委"七五"攻关计划"中医中药开发"项目	孟竞璧	十四经循经感传、循行路线检测及经络机理实质研究
	国家科委"七五"攻关计划项目专题	朱丽霞	针刺镇痛中大脑皮层及脑干下行抑制及脊髓水平作用机理
		孟竞璧 文 琛	同位素示踪循行路线的客观显示及实质的研究
		刘瑞庭	循经感传现象的客观检测临床意义及产生机理的探讨
		李志超	经络失衡规律与经络辨证新方法的研究
		李传杰	针刺治疗冠心病、心绞痛的疗效观察及作用机理
	国家重点科技项目课题	朱丽霞	不同痛证取穴规律的研究
1987 年	国家重点科技项目课题	袁诗眷 朱元根	耳穴埋药治疗遗尿症及尿急尿频
		张洪林	气功对中老年保健的作用及机理研究
	卫生部攻关计划项目课题	安邦煜	赵锡武用补肾法治疗瘖痱病的研究
		焦国瑞	气功对矽肺的临床疗效及机理研究
1988 年	国家重点科技项目课题	王德深	《普济方·针灸门》校点
		陆卓珊	针灸治疗痹证的神经化学基础Ⅰ.针灸治疗关节痛与坐骨神经痛,脊髓和脑内 P 物质的关系

———————

* 本表收录 1985 年之后中国中医科学院针灸研究所历年中标的科研课题(早期课题因资料不全未能收录)。

时间	来源	负责人	课题名称
1988 年	国家重点科技项目课题	朱柏君	舌诊与舌尖微循环关系的研究
		朱元根	经络导引仪的研制和临床应用
		程红锋	耳穴贴压中药治疗青少年近视
		郭效宗	郭效宗老大夫应用"有效点"针刺治疗良性甲状腺瘤的经验研究
		陈超	补肾益肺平喘法治疗哮喘病的研究
	国家自然科学基金项目·面上项目	曹庆淑	经穴 – 脏腑相关及其联系途径的研究
1990 年	国家自然科学基金项目·面上项目	朱丽霞	针和灸的镇痛效应及其脊髓机制的比较研究
1991 年	国家科委"八五"攻关计划项目课题	陈正秋	粗纤维传入及运动皮层在针刺镇痛中的作用及递质机制
		孟竞璧	针刺治疗心肌梗塞合并休克的实验研究
	国家自然科学基金项目·面上项目	陶之理	灵长类脊髓损伤后针刺及药物治疗的神经生物学比较研究
	国家自然科学基金项目青年科学基金项目	张栋	"目"与相关经脉特殊联系的热像图显示研究
	国家中医药管理局青年基金项目	杨金洪	针刺防治恶性肿瘤放疗、化疗副反应的研究
1992 年	国家自然科学基金项目·面上项目	陈正秋	针刺镇痛中皮层各区对丘脑下行调节的关系及递质基础
		黄坤厚	针刺抗休克肾和针刺抗休克作用的神经体液调节机理研究
		朱兵	经络研究"循经感传"的跨神经节段传递的生物学基础
		张洪林	气功调息的生理效应及机理研究
		安迪光	回回医学基础理论研究

时间	来源	负责人	课题名称
1992 年	国家自然科学基金项目青年科学基金项目	张维波	人体经络体表循行线二氧化碳呼出量特性的研究
1993 年	国家科委"八五"攀登计划	程莘农	经络的研究
	国家科委"八五"攀登计划"经络的研究"项目	庄鼎	循经感传现象形成机制的皮层生理学基础探讨
		李瑞午刘俊岭	经脉与脏腑相关的规律性及其神经体液联系途径的研究
		朱兵	"循经感传"跨神经节段性传递机制研究
		李志超	零磁空间内经络穴位、经络现象的磁特性研究
	国家自然科学基金项目·面上项目	张霆钧	针刺对肿瘤抗药性影响的实验研究
		朱元根	肠道系统疾病耳穴诊治原理和耳诊新方法的研究
	国家自然科学基金项目青年科学基金项目	王昕耀	针灸及穴位注射治疗乙型肝炎病毒慢性携带者的机理研究
1994 年	国家自然科学基金项目·面上项目	赵飞跃	在痛觉异常模型上研究针刺效应与神经可塑性的关系
1995 年	国家自然科学基金项目·面上项目	张维波	经脉线组织渗透性与组织液压及针灸作用的研究
		方宗仁	针刺镇痛和中枢下行性兴奋系统的关系实验研究
1996 年	国家科委	李志超	经络磁特性的研究
	国家自然科学基金项目·面上项目	孟卓	经脉与脏腑传入信息在脑神经核的汇聚
	国家中医药管理局科研基金重点课题	任小群	针刺治疗震颤麻痹的临床和实验研究
1997 年	国家自然科学基金项目·面上项目	陈正秋	针刺镇痛中尾核在皮层对束旁核调节中的递质和受体机制

时间	来源	负责人	课题名称
1997 年	国家中医药管理局科研基金重点课题	胡卫国	经穴按摩对生存质量影响的衡量工具和评价方法的建立
		陈正秋	针刺镇痛中兴奋性和抑制性系统及递质的作用及其机制
		黄龙祥	十二经穴主治的形成,演变及其规律性研究
1998 年	国家科委"九五"攀登计划	邓良月	经络的研究
	国家科委"九五"攀登计划"经络的研究"项目	黄龙祥	经、穴与脏腑相对特异联系的外周、初级中枢通路及神经体液机理研究
		邓良月	古代经络文献研究与现代经络研究史
	国家科委"九五"攀登计划"经络的研究"项目课题	庄鼎	循经感传现象产生的神经生理学机理的脑功能图像学研究
		黄龙祥	心包经、心经与心脏相对特异联系的躯体交感通路与体液机制研究
		张维波	循经低流阻通道及其信息传递意义的研究
		黄龙祥	古代经络文献研究
		朱兵	现代经络研究史
	国家科委"九五"攀登计划"经络的研究"项目课题专题	朱兵	骨骼肌链与循经感传机制
		庄鼎	循经感传现象产生的神经生理学机理的脑功能图像学研究
		刘俊岭	心包经与心脏相对特异性联系的躯体交感通路与体液机制研究
		李瑞午 晋志高	胃经与胃相关的物质基础及其机制的研究
		张栋	循经温度显像的动物实验研究
	国家科技"九五"攻关计划项目课题	陈正秋	优化针药复合治疗腰腿痛和术后痛的临床实验研究
	国家科委	胡卫国	经穴按寻诊疗技术的理论临床及实验研究

时间	来源	负责人	课题名称
1998 年	国家自然科学基金项目·面上项目	朱丽霞	针刺治疗糖尿病性神经病变机理的实验研究
		张栋	大脑皮层红外热像显示法的创建及针灸效应中应用的研究
	国家中医药管理局科研基金重点课题	王军	经皮二氧化碳释放量失衡度的临床应用
		王友京	针刺促进吗啡戒后大鼠神经内分泌和免疫功能复常作用
1999 年	国家自然科学基金项目·面上项目	晋志高	胃经与胃联系途径的发育生物学基础
	国家药品监督管理局	张桂芝	针灸治疗海洛因成瘾患者稽延性症状的临床及机制
	国家科委	邓良月	中国针灸典籍类聚
2000 年	国家中医药管理局中医药科技专项	荣培晶	冠心病牵涉痛与心经的经脉相一致的生理病理学联系机制研究
		晋志高	合谷穴与口面部联系的机制研究
2001 年	科技部基础性工作专项项目	黄龙祥	针灸文物保护与针灸图库建设
	科技部	邓良月	经穴主治规律与经穴主治国家标准研究
	国家中医药管理局重大项目	邓良月	《中华人民共和国针灸穴典》研究
	国家自然科学基金项目·面上项目	张栋	内脏病变与体表循经温度关系的热像图显示研究
	国家自然科学基金项目青年科学基金项目	荣培晶	针刺不同穴位对胃感觉和运动的调控
	国家中医药管理局《针灸穴典》专项	吴中朝	足三里穴针刺预防胃镜检查消化道副反应临床疗效验证
		刘家瑛	电针合谷穴治疗子宫收缩乏力的临床评价
		王宏才	少泽穴针刺治疗乳汁不足的临床疗效研究

时间	来源	负责人	课题名称
2003 年	国家自然科学基金重大研究计划·面上项目	李瑞午	针刺对心肌细胞和神经细胞影响的血清学机理探讨
	国家自然科学基金项目·面上项目	朱兵	不同手法针刺引发传入信息编码及效应器反应比较
	国家中医药管理局《针灸穴典》专项	薛立功	长圆针解结法治疗膝关节骨痹操作规范及止痛疗效再评价
		黄涛	针刺膻中穴治疗产后缺乳的临床疗效观察
2004 年	国家自然科学基金项目·面上项目	朱兵	针刺激活下丘脑分泌促性腺激素释放激素神经元与靶穴鉴定
		喻晓春	针灸预处理保护缺血性心肌的 beta- 肾上腺素受体信号转导机制
	国家中医药管理局中医药科学技术研究专项	黄涛	第一产程潜伏期电针辨证取穴对分娩镇痛作用的影响
		王京京	针刺调补兼施治疗慢性疲劳综合征的临床疗效研究
		景向红	针刺防止学习记忆障碍的机理研究
		邓良月	针灸在世界各国应用、地位及其共享资源的调查与分析
	国家中医药管理局中医药留学回国科技活动择优资助	喻晓春	针灸预处理保护缺血性心肌的 β- 肾上腺素受体信号转导机制研究
	北京市中医药科技发展基金计划项目	张立剑	网上针灸博物馆建设
2005 年	国家"973 计划"项目	朱兵	穴位效应规律的研究
	国家自然科学基金项目·面上项目	荣培晶	耳 – 迷走神经反射和耳穴作用途径及机理
		晋志高	穴位对针刺信息感受、整合及传导的生物学机制
		刘俊岭	针刺累积效应机理的研究
	国家中医药管理局	黄龙祥	国家标准《经穴部位》修订

时间	来源	负责人	课题名称
2005 年	国家中医药管理局"十五"科技攻关计划项目	王宏才	程莘农学术思想及临证经验研究
2006 年	国家"973 计划"项目	喻晓春	穴区不同组织结构在经穴内脏效应特异性中的作用及其机制
	科技部基础性工作专项项目	赵京生	针灸理论文献通考——概念术语规范与理论的科学表达
	科技部国家科技基础条件平台建设项目	武晓冬	基于病人报告的评价体系研究
		武晓冬	中医药学科数据管理与共享中心 – 针灸主题数据库
	国家自然科学基金项目·面上项目	张栋	电针促进胃腑血液运行的激光多普勒血流成像方法研究
		喻晓春	针刺预处理抑制缺血性心律失常的机制：细胞内钙 – 连接因子 – 心肌缝隙连接电导特性的研究
		晋志高	针刺改善糖尿病学习记忆障碍的机理研究
		张维波	应用血流成像技术对针刺外周效应规律与机理的研究
	北京市自然科学基金项目	朱兵	穴位从"沉寂"到"激活"的开 / 合功能研究
	国家中医药管理局中医药标准化项目	武晓冬	腧穴定位人体测量
	北京市中医药科技发展基金计划项目	武晓冬	北京中医药数字博物馆——国际交流馆建设的课题研究和技术实现
		张立剑	历代针灸学成就多媒体展示系统
2007 年	国家"973 计划"项目	刘俊岭	针刺麻醉行甲状腺手术的神经生物学机制研究
	"十一五"国家科技支撑计划项目	晋志高	针灸适宜病症研究
		杨金生	类风湿关节炎证候分类及其病证结合动物模型评价方法
	科技部国际合作项目（与 WHO 西太区）	黄龙祥	经穴定位国际标准研究

时间	来源	负责人	课题名称
2007 年	国家自然科学基金项目·面上项目	杨金生	穴位不同面积和不同温度灸刺激对神经元的激活作用及效应的比较
		罗明富	循经高温反应与脂肪组织内分泌因子产热作用的相关机制研究
		景向红	与内脏病变相关穴位的组织细胞化学特性研究
	国家自然科学基金重大研究计划·面上项目	刘俊岭	针刺镇痛的累积效应与海马、下丘脑神经元的可塑性及其调节蛋白变化关系的研究
		朱兵	穴位－靶器官特异关联与植物神经系统的关系
	北京市自然科学基金项目	喻晓春	穴位针刺对药物增效作用的受体后机制研究
	国家中医药管理局中医药标准化项目	黄龙祥 武晓冬	国际标准《经穴定位》(中国方案)研究
2008 年	"十一五"国家科技支撑计划项目	朱兵	"耳甲迷走神经刺激仪"的研制与开发
	国家自然科学基金项目·面上项目	荣培晶	穴位从正常状态的"沉寂"到病理状态的"活化"过程和机制
	国家自然科学基金项目青年科学基金项目	陈淑莉	不同机能状态下穴位对内脏功能的调整作用
	国家中医药管理局中医药科技专项	赵京生	经脉病候与经穴主治的相关性研究
		贲卉	针刺不同穴位对不同动情周期生殖内分泌轴的调节作用
		陈淑莉	针刺改善窒息幼鼠学习记忆能力时效关系及相关神经元间信息传递的机理研究
		吴中朝	不同针刺手法对分娩镇痛的有效性与母婴安全性比较研究
		张鸥	针刺对干眼患者泪液分泌影响的临床研究

时间	来源	负责人	课题名称
2009 年	国家"973 计划"课题分中心	高昕妍	灸疗的热敏规律及其科学基础研究
	"十一五"国家科技支撑计划项目	杨金生	刮痧补泻手法治疗腰痛的规范化研究
	科技部软科学研究计划项目	杨峰	中国临床针灸发展战略
		吴中朝	国家级针灸临床实用技术应用、发展与示范基地建设前瞻性研究
	国家自然科学基金项目	张维波	经脉病理模型与病候的研究
	国家自然科学基金项目·面上项目	景向红	穴位相互作用的机理研究
	国家自然科学基金项目青年科学基金项目	高俊虹	深、浅不同针刺效应的比较研究
	北京市自然科学基金项目·面上项目	景向红	穴位相互作用的机理研究
	中国博士后科学基金	杨金生	病理状态下热灸刺激对会聚神经元活动的影响及调节机制
	国家中医药管理局中医药行业专项	张栋	针灸临床选穴的新技术新方法研究
	国家中医药管理局中医药标准化项目	武晓冬	临床病证针灸治疗指南
2010 年	国家"973 计划"项目	景向红	经脉现象的结构与机能研究
	国家"973 计划"项目	高昕妍	病理状况下合谷穴区与面口部联系的脑功能和突触可塑性研究
	科技部中奥卫生健康领域联合研究项目	张维波	高技术针灸罐疗法的基础与临床研究
		黄涛	传统针刺及激光针刺对糖尿病视网膜病变的临床研究

时间	来源	负责人	课题名称
2010 年	国家自然科学基金项目·面上项目	刘俊岭	海马神经细胞内记忆相关信号通路在介导针刺累积效应中的作用分析
		罗明富	电针促肥大细胞趋经穴迁移、募集作用的机理研究
		荣培晶	耳针抗癫痫效应与耳甲 – 迷走神经联系
	国家自然科学基金项目青年科学基金项目	高昕妍	针刺调节心血管功能的体表 – 副交感反射通路研究
		何伟	耳穴 – 迷走神经联系与耳针调节胆碱能抗炎系统
		王京京	对国外偏头痛针刺与伪针刺疗效无差异结论的再研究
	北京市自然科学基金项目·面上项目	何伟	耳针治疗难治性癫痫及其与迷走神经效应关系
	北京市科委科技新星计划项目	陈淑莉	与内脏病变相关的穴位组织化学细胞化学特征
	国家中医药管理局中医诊疗设备项目	张栋	红外热像手足面系列诊断仪（开发）
	国家中医药管理局中医药标准化项目	杨金生	临床病证针灸治疗指南——肩周炎针灸临床实践指南
		房繁恭	临床病证针灸治疗指南——针灸临床实践指南制定的方法学研究
		杨金洪	临床病证针灸治疗指南——失眠针灸临床实践指南
		吴中朝	临床病证针灸治疗指南——哮喘针灸临床实践指南
2011 年	国家"973 计划"中医药专项	朱兵	针刺对功能性肠病的双向调节效应及其机制
	国家"973 计划"项目	喻晓春	功能性肠病的穴位敏化规律和机制研究
	国家自然科学基金项目·面上项目	白万柱	经穴与脏腑信息在神经系统不同水平的汇聚
		黄涛	针刺对胆囊炎相关的体表敏化穴位理化特性的影响
		王少军	针刺调节下丘脑 – 垂体 – 肾上腺皮质轴功能及穴位的特异性研究
		朱兵	穴位的敏化与效应的变化研究

时间	来源	负责人	课题名称
2011年	国家自然科学基金项目青年科学基金项目	王广军	经穴相关性研究——以手阳明经穴为例
	北京市自然科学基金重点项目	荣培晶	耳甲–迷走神经联系与耳针治疗抑郁症：从基础到临床
	国家中医药管理局中医药标准化项目	武晓冬	临床病证针灸治疗指南
	北京市中医药科技发展基金计划项目	张立剑	针灸馆建设的改进与提升
2012年	国家"973计划"项目	荣培晶	经穴效应循经特异性靶器官响应的生物学基础研究
	"十二五"国家科技支撑计划项目	荣培晶	外配式经耳穴迷走神经刺激仪的研发
	"十二五"科技部其他基础性工作课题	黄涛	中医药基础学科名词术语规范研究
	科技部国家科技重大专项项目	杨金生	扶正消疟胶囊候选药物研究
	国家自然科学基金重点项目	朱兵	穴位–靶器官效应的交互调节与穴位配伍的生物学机制
	国家自然科学基金项目·面上项目	杨金生	不同手法刮痧的生物学效应和机制研究
		景向红	穴位敏化对痛觉和内脏运动调节效应及其感受器机制
		高昕妍	自主神经系统和肠神经系统在针刺调节肠运动功能中的作用机制
		张维波	基于组织液通道的小型猪经脉不通病理模型研究
	国家自然科学基金项目青年科学基金项目	胡玲	中脑–海马多巴胺能投射在电针促进吗啡成瘾大鼠受损海马LTP恢复中的作用及机制
		李亮	热敏穴位的敏化量化与机制研究
		高永辉	诱导针刺从即时到累积镇痛效应的固有免疫应答规律研究
		张金铃	针灸血清激活不同细胞内钙信号传递通路效应规律及机理研究

时间	来源	负责人	课题名称
2012 年	国家中医药管理局中医药信息标准化项目	杨金生 杨金洪	中医针灸推拿信息数据元标准研究
2013 年	国家"973 计划"项目	赵京生	中医针灸理论框架结构研究
		刘俊岭	针药复合麻醉在甲状腺手术的应用及穴位特异性研究
	"十二五"国家科技支撑计划项目课题	朱兵 武晓冬	《一次性使用无菌针灸针》国际标准研制
		黄涛	基层医疗机构中西医适宜技术集成与规范研究
	科技部国际科技合作项目	朱兵	Translational medicine based acupuncture and moxibustion for chronic pain and functional visceral disorders
	国家自然科学基金项目·面上项目	吴中朝	5-羟色胺能递质在电针治疗"痛性抑郁"中的机制研究
		陈淑萍	毒蕈碱乙酰胆碱 M2 受体在迷走神经介导针刺改善心肌缺血过程中的机制分析
		何伟	耳针治疗小儿癫痫及其与迷走神经效应关系
		刘俊岭	针刺对杏仁核介导的痛感觉成份和情感成份影响机制研究
		乔海法	电针对内脏痛模型扣带前回神经元可塑性的调节及机制研究
		杨永升	电针耳甲区治疗难治性部分性癫痫的效应及其生物学机制
		张栋	多模式成像技术对针灸肝脏血管调节作用的显示及其机理研究
	国家自然科学基金项目青年科学基金项目	王俊英	累积电针对慢性神经痛大鼠脊髓星形胶质细胞作用的研究
		王晓宇	针刺足三里、中脘穴对胃感觉和运动影响的中枢机制研究
		赵玉雪	针刺通过干预 CRF 通路调节功能性肠病的机理研究

时间	来源	负责人	课题名称
2013 年	北京市自然科学基金·面上项目	景向红	敏化穴位对胃运动调节效应的感受器机制
		高俊虹	针刺对洋地黄药物治疗心衰的增效/减毒作用及其钙调机制研究
	国家中医药管理局中医药标准化项目	武晓冬	《针灸技术操作规范 编写通则》研制
			临床病证针灸治疗指南
			中医药国际标准化研制专项
	国家中医药管理局	王莹莹	中医药非物质文化遗产评定标准研究
	国家中医药管理局中医药行业专项	杨金生	针灸戒烟研究
2014 年	国家"973 计划"项目课题	高昕妍	腧穴优选、配伍及评价方法研究
	国家自然科学基金重点项目	景向红	针灸激活皮肤的脑–皮轴:穴位非特异效应的生物学机制
	国家自然科学基金项目·面上项目	白万柱	肾及其原、络、俞、募穴相关神经元的形态学和化学特征
		王少军	瞬时感受器电位香草酸受体 1 参与针刺缓解内脏高敏感的作用机制
	国家自然科学基金项目青年科学基金项目	刘坤	内源性痛觉调制系统损伤对针刺治疗慢性痛效应的影响
		乔丽娜	颈部切口痛大鼠背根节神经元–卫星细胞交流对话规律与针刺镇痛的关系研究
	国家中医药管理局中医药标准化项目	武晓冬	中医药国家标准、行业标准审核
2015 年	"十二五"国家科技支撑计划项目	许焕芳	冬病夏治穴位贴敷预防支气管哮喘发作的临床评价及技术操作规范研究
	国家"973 计划"课题分中心	王广军	艾灸与针刺作用特点、效应响应异同的基础与临床研究

时间	来源	负责人	课题名称
2015 年	国家自然科学基金项目·面上项目	高昕妍	咖啡因削弱针刺镇痛效应的研究：基础与临床
		高永辉	针刺镇痛效应的脊髓小胶质细胞阿片受体竞争抑制机制
		荣培晶	耳甲－迷走神经刺激治疗失眠症的临床及机制研究
		喻晓春	针刺改善自发性高血压大鼠心肌肥厚及舒缩功能损害的机制研究
	国家自然科学基金项目青年科学基金项目	崔晶晶	后三里穴深、浅刺激镇痛作用的差异及其神经支配与组织化学机制
		杨峰	基于语义相似度的古代散在针灸知识框架构建研究
	国家中医药管理局中医药标准化项目	武晓冬	中医药国家标准、行业标准审核——针灸标准项目管理和审查发布
2016 年	文化部国家级非物质文化遗产代表性项目	王莹莹	中医针灸（非物质文化遗产保护专项）
	国家自然科学基金项目中德合作项目	荣培晶	嘌呤信号在抑郁发病及针刺抗抑郁中的作用（Purine signaling in depression and antidepressant effect of transcutaneous auricular vagus electroacupuncture）
	国家自然科学基金项目·面上项目	胡玲	皮肤 NGF/TrkA 信号在电针缓解大鼠慢性炎症痛中的作用及机制
		王京京	针刺治疗偏头痛抑郁／焦虑障碍心身同调效应机制研究
	国家自然科学基金项目青年科学基金项目	宿杨帅	电针缓解慢性炎性肠病内脏痛及继发躯体痛敏的机制研究
	中国博士后科学基金	俞裕天	基于 ^{1}H–NMR 代谢组学研究耳甲迷走神经刺激的抗抑郁机制
	北京市科委"脑认知与脑科学"专项项目	荣培晶	基于耳甲－迷走神经联系治疗抑郁症可穿戴设备——从基础到临床研究
	北京市自然科学基金项目·面上项目	吴中朝	大熟灸激活 TRPV1 调脂效应研究

时间	来源	负责人	课题名称
2016 年	北京市自然科学基金项目预探索项目	李素云	明以前补泻刺法的理论与方法研究
	国家中医药管理局临床研究基地业务建设科研专项	赵宏	基于微信平台和病例注册登记系统的针灸干预糖尿病前期疗效评价和管理模式研究
2017 年	国家自然科学基金项目·面上项目	景向红	不同穴位效应的差异性与局部组织和刺激方法关系研究
		房繄恭	基于 FSH/cAMP–PKA 信号转导通路的针刺调控卵巢储备功能的效应机制研究
		高俊虹	κ– 阿片受体信号转导系统介导电针改善心肌顿抑的机制研究
		高昕妍	交感神经功能异常与穴位敏化现象关系的研究
		荣培晶	耳甲电针调节糖耐量减低机制研究
		王晓宇	阿是穴治疗肌筋膜病的神经内分泌学机制研究
		王莹莹	不同针灸刺激方式对穴区效应表达变化的比较研究
		朱兵	头针发挥效应的可能特异通路：三叉神经 – 脑膜 – 脑脊液 – 触液神经元 – 脑实质联系
	国家自然科学基金项目青年科学基金项目	刘兵	针刺维度及效应关系研究——基于传统理论的现代诠释与"身体学"分析
	中国博士后科学基金	王舒娅	基于三叉神经颈复合体介导针刺治疗偏头痛的作用机制
	北京市自然科学基金项目·面上项目	王莹莹	基于穴区效应的刮痧针刺艾灸三种体表刺激的共性机制研究
	北京市自然科学基金项目青年项目	陈滢如	不同时机针刺对卵巢早衰模型大鼠下丘脑 – 垂体 – 卵巢颗粒细胞通路影响的研究
	国家标准化管理委员会	刘炜宏	国家标准《清艾条》研制

时间	来源	负责人	课题名称
2018 年	科技部国家重点研发计划中医药现代化重点专项	荣培晶	经皮颅－耳电刺激"调枢启神"抗抑郁临床方案优化及效应机制研究
	科技部国家重点研发计划项目	荣培晶	经皮颅－耳电刺激抗抑郁脑内胆碱能抗炎机制研究
		高昕妍	心、肺疾病的体表反应与心、肺经循行的相关性及机制研究
		张建梁	基于穴位刺激的智能可穿戴式手足运动训练系列装置
		房繄恭	针灸对卵巢功能影响的国际病例注册登记
		赵宏	针灸治疗下腹部疾病效应机制研究
	国家自然科学基金项目·面上项目	白万柱	腧穴和脑之间多级神经环路的可视化研究
		崔晶晶	脊神经节和脊髓背角钙结合蛋白介导电针缓解慢性炎性痛机制的研究
		何伟	"穴位敏化池"的形成及其效应的生物学机制
		刘坤	针刺调节膀胱功能与新的"骶髓交感神经支配"理论关系的研究
		喻晓春	基于钙调节的腺苷受体介导针刺预治疗改善缺血性心肌损害的机制研究
	国家自然科学基金项目青年科学基金项目	宋晓晶	电针对酒精性肝损伤小鼠肝脏功能影响效应的可视化和微循环机制研究
	中国博士后科学基金	刘璐	针刺对下行痛觉调控系统 GABA 能神经元调节机制的研究
	北京市中医管理局北京中医药科技及发展资金项目	王莹莹	基于尼古丁代谢率的个体化针灸戒烟方案研究
		黄涛	电针预刺激促进胰腺及壶腹周围肿瘤术后快速康复的 RCT 研究

时间	来源	负责人	课题名称
2019 年	科技部国家重点研发计划中医药现代化重点专项	武晓冬	国际针灸临床实践指南、技术操作规范和服务标准的研制
	科技部国家重点研发计划项目	武晓冬	国际针灸临床实践指南制定及评估规范
		王京京	国际针灸技术操作规范编写通则
		白万柱	生殖器官和肝经去感觉传入的大脑皮层功能重组研究
		何伟	腧穴功能结构特征及其物质基础研究
	国家自然科学基金项目·面上项目	赵京生	"类穴"主治共性与部位相关的规律
		杨峰	基于文本向量的古代针灸知识谱系构建研究
		朱兵	穴位功能涉及到低阈值 C– 机械感受器
	国家自然科学基金项目青年科学基金项目	徐东升	不同手法针刺通过机械力调控关节炎大鼠局部组织中肥大细胞的效应机制研究
		王舒娅	头面 – 脑膜传入会聚在头针治疗偏头痛中的作用机制
		辛娟娟	胆碱能抗炎通路介导电针延缓高血压心肌重构进程的机制研究
		张晓宁	针灸调控伤口炎症促进愈合的机制
		王瑜	经皮耳迷走神经刺激对抑郁状态下 TLR4/P2X7R/NLRP3 介导中枢神经炎症的调控机制
	中国博士后科学基金	赵斌	经皮耳迷走神经刺激治疗原发性失眠的即刻效应研究
	国家中医药管理局国际合作专项项目	景向红	中医针灸国际合作基地

时间	来源	负责人	课题名称
2020 年	国家自然科学基金项目·面上项目	高俊虹	不同穴区组织结构在得气针感中的作用及其神经肌肉接头兴奋传递调控机制
		岗卫娟	基于针刺疗法特点的 RCT 针刺方案充分性评价方法研究
		高昕妍	下肢体表 – 内脏联系"空缺"与背根节神经元敏化及针刺调节自主神经反射的关系
		韩数	不同刺灸法激活的穴位传入神经元及时间 – 空间反应特性
		景向红	激活穴位局部不同神经传入的镇痛抗炎效应及机制
	国家自然科学基金项目青年科学基金项目	崔翔	C– 沉默型感受器与穴位敏化的关系
		许焕芳	早发性卵巢功能不全患者血清 microRNA 表达谱对针刺疗效的预测价值研究
	国家社会科学基金重大项目课题	黄龙祥	秦汉针灸史重构
	北京市自然科学基金项目·面上项目	杨永升	耳甲 – 迷走神经刺激介导的胆碱能抗炎通路对 RA 的缓解效应与机制研究
		赵玉雪	电针通过调控中枢性阿片类受体 –Toll 样受体信号通路干预癌症疼痛的效应及机制研究
2021 年	国家自然科学基金项目原创探索计划项目	张维波	间质通道及与中医经络关系的研究
	国家自然科学基金项目·面上项目	朱兵	皮肤微生态在针和灸倚重效应中的作用与机制
		李亮	不同刺灸法引发脑的整合反应与针灸效应的交互关系

时间	来源	负责人	课题名称
2021 年	国家自然科学基金项目青年科学基金项目	赵斌	基于多模态 fMRI 探讨经皮耳迷走神经刺激治疗原发性失眠的脑机制研究
		李少源	褪黑素及其受体介导的耳迷走神经刺激降糖效应机制
		万红叶	迷走胆碱能抗炎通路介导电针足三里对乳腺癌肿瘤免疫的调控
		郑晨思	基于卵巢颗粒细胞 PTEN/PI3K–AKT/FOXO3a 信号通路的针刺调控卵巢储备功能的机制研究
		王佳	电针通过调节三叉神经通路中 CGRP 变化改善偏头痛相关外周和中枢敏化状态的作用机制研究

附录5
代表性成果 [*]

时间	名称	主要完成人	奖项
1978 年	青蒿素抗疟研究	中医研究院中药研究所[△]、针灸研究所等	全国科学大会奖
	针灸治疗疟疾的临床研究	曹庆淑、戴绍德、李传杰、王友京等	卫生部先进集体奖
	面部穴位抑制内脏牵拉反应的实验形态学研究	陶之理等	全国医药卫生科学大会奖
	循经感传与经络实质研究	王本显、魏明峰等	全国科学大会奖
	中枢神经介质在针刺镇痛中的作用	陆卓珊等	全国科学大会奖
	循经感传现象的观察	王佩、包景珍、朱元根、王本显、程莘农、黎春元、庄鼎、高惠合、孟竞璧、刘瑞庭等	中医研究院一等奖
1979 年	针刺对冠心病心绞痛病人左心功能状态的影响	孟竞璧、刘瑞庭、须惠仁、赵长信、荆尔宾	卫生部乙级科学技术成果奖
1982 年	大脑皮层在针刺镇痛中的作用	徐维、王毓钟、黄坤厚、陈正秋、曹新山、王本显	卫生部乙级科学技术成果奖
	针刺治疗冠心病及其对实验性急性缺血性心肌损伤的实验研究	李传杰、孟竞璧、曹庆淑、文琛、杨友泌等	卫生部乙级科学技术成果奖
1985 年	针灸取穴法	杨甲三[△]、程莘农	卫生部乙级科学技术成果奖

---

[*] 本表收录 1978 年之后中国中医科学院针灸研究所部分代表性成果（以一等奖奖项级别为主）。

时间	名称	主要完成人	奖项
1985 年	经穴脏腑相关理论机制探讨——胃与足三里穴区传入神经元的节段性分布及联系	陶之理、李瑞午、席时元、王良培、张祖萍	中医研究院科技成果奖一等奖
	针治胃下垂 66 例的疗效分析和机制探讨	魏如恕等	中国中医研究院建院 30 周年成果展示
	针刺对实验性急性心肌损伤的影响	杨友泌、曹庆淑、刘瑞庭、孟竞璧等	
	针刺抑制内脏痛原理的研究	朱丽霞等	
	电针穴位对中脑导水管周围灰质（PAG）单位放电的影响	朱丽霞、胡苛、姜学强，李丽娜	
	针刺对心肌缺血性损伤时等容收缩相心肌收缩性能的影响	孟竞璧、刘瑞庭、须惠仁、傅卫星	
	镇痛有关核团——缝际大核的脑内联系	葛子、朱丽霞、张长城、王志英、宋万成	
	植物神经在外围组织分布相互关系及其在经络实质和针刺原理研究中的意义	文琛、刘金兰、张振丽、金鸿华	
	针灸对急性心肌缺血性损伤的临床和实验研究	文琛、杨友泌、曹庆淑、孟竞璧、李传杰	
	循经感传现象的规律和临床应用的研究	中医研究院针灸研究所等	
	脑干下行抑制在针刺镇痛中作用机制的分析及其高位脑结构的调控	朱丽霞、黎春元、方宗仁、史清瑶、莫孝荣、吉长福、李丽娜、刘乡、张守信、朱兵、陈振荣	
	电针休克疗法及 DCJ-ⅠA 型电针抽搐机	薛崇成等	
	针灸穴名标准化研究	王德深	
1987 年	中枢 5- 羟色胺能系统在针刺镇痛中的作用及其某些神经介质受体的调节	王友京、陆卓珊、崔仁麟、赵湘杰、张霆钧	全国中医药重大科技成果乙级奖
	大脑皮层体感Ⅱ区对丘脑髓板内核群神经元伤害性反应及针刺镇痛效应的下行性调节	中国中医研究院针灸研究所	

时间	名称	主要完成人	奖项
1989年	用放射性核素示踪技术客观显示经脉循行的方法学研究	孟竞璧、田嘉禾、文琛、高惠合、常宝齐	中医研究院科技成果奖一等奖
1990年	针刺对失血性和创伤性休克作用机理的实验研究	文琛、刘金兰、黄为敏、黄坤厚、赵湘杰	国家中医药管理局中医药科学技术进步奖一等奖
1991年	循经感传和可见经络现象的研究	程莘农、胡翔龙△、孟昭威△	国家中医药管理局中医药科学技术进步奖一等奖、中国中医科学院建院60年最具影响力科技成果
1992年	经穴部位标准化的研究	邓良月、李鼎△、陈克勤△、王德深、高昕洙△、严振国△、李瑞午、古励、赵昕	国家中医药管理局中医药科学技术进步奖一等奖
1993年	大脑皮层及某些核团对中缝大核下行痛抑制机制的调控及在电针镇痛中的作用	刘乡、邹挺、蒋旻春、朱兵、张守信、陈振荣、王志民、史清瑶、徐卫东	国家中医药管理局中医药科学技术进步奖一等奖
1996年	针刺麻醉与针刺镇痛的研究	中国中医研究院针灸研究所	国家"八五"科技攻关重大科技成果
	中国针灸四大通鉴	邓良月、黄龙祥、王德深	第三届"中国国家图书奖"
2002年	经络的研究	中国中医研究院针灸研究所	北京市科学技术奖二等奖
2003年	《中国针灸学术史大纲》	黄龙祥	中华中医药学会科学技术(学术著作)奖一等奖
2006年	针刺镇痛的节段性机制与全身性机制研究	朱兵、徐卫东、荣培晶、贾卉、高昕妍、李宇清	中国针灸学会科学技术进步奖一等奖
	国际标准《针灸经穴定位》研究	黄龙祥、王雪苔、吴中朝、武晓冬、赵京生、谭源生、王勇、晋志高、岗卫娟	中国中医科学院科学技术进步奖一等奖

时间	名称	主要完成人	奖项
2010年	针灸理论文献通考——概念术语规范与理论的科学表达	赵京生、杨峰、李素云、张建斌△、张树剑、岗卫娟、张立剑、冉升起、史欣德△	中国中医科学院科学技术进步奖一等奖
2011年	耳针激活耳-迷走神经调节内脏功能的效应及机制研究	高昕妍、朱兵、荣培晶、贾卉、何伟、梅志刚、赵玉雪、刘坤、李亮、李艳华	中国中医科学院科学技术进步奖一等奖
2012年	经穴效应特异性循证评价及生物学基础研究	梁繁荣△、朱兵、丁光宏△、朱江△、赖新生△、李瑛△、吴曦△、赵凌△、曾芳△、任玉兰△、余曙光△、唐勇△、刘旭光△、吴巧凤△、高燕△	国家科学技术进步奖二等奖
2015年	针灸的血管调控作用及刺井疗法治疗缺血性脑病的临床应用	张栋、郭义△、石现△、张庆萍△、罗明富、潘兴芳△、韩为△、李飞△、周智梁△、王频△、左芳△、宋晓晶、周丹△、王淑友	中华中医药学会科学技术奖一等奖
	穴位敏化现象的初步研究	朱兵等	中国中医科学院建院60年最具影响力科技成果
2016年	原始管道系统和经络关系研究	景向红、王晓宇、朱兵、何伟、石宏、刘俊岭、白万柱、崔晶晶、宿杨帅、胡玲	中国针灸学会科学技术奖一等奖
	国医大师程莘农学术思想和临床经验的研究与传承	杨金生、王莹莹、程凯△、王宏才、杨金洪、吴远、刘朝、杨莉、徐东升、王昕、高金柱、程莘农	中国针灸学会科学技术奖一等奖
	临床病证针灸治疗指南	刘保延△、武晓冬、赵宏、房繄恭、杨金生△、刘志顺△、赵吉平△、吴中朝、杨金洪、张维△、储浩然△、郭义△、徐斌△、陈泽林、方剑乔△、刘智斌△、倪光夏△、董国锋、岗卫娟、王昕等	中国针灸学会科学技术奖一等奖

时间	名称	主要完成人	奖项
2016 年	《针灸史话》	张立剑、申玮红△、刘俊岭、赵京生、张树剑△、李素云、杨峰、岗卫娟、徐文斌、徐青燕	中国针灸学会科普著作奖一等奖
	刮痧循经理论及生物学基础研究和标准体系制订与应用	杨金生、王莹莹、闫平慧、于智敏、赵美丽△、王敬、陈枫、杨莉、张颖△、田宇瑛、徐东升	中华中医药学会科学技术奖一等奖
2018 年	穴位－靶器官联系的节段性和全身性机制	高昕妍、朱兵、荣培晶、景向红、李亮、刘坤、赵玉雪、王少军、宿杨帅、李宇清、任晓暄、王舒娅、王晓宇、崔翔	中国针灸学会科学技术奖一等奖
	国家标准《针灸技术操作规范》应用指导系列光盘（22 种）	刘炜宏、唐泽△、韩焱晶、郝洋、杨骏△、王富春△、李桂兰△、郭义△、高树中△、郭长青△、王华△、余曙光△、刘志顺△、石现△、杨华元△、贺林△、杨兆钢△、王顺△、车戬、薄智云等	中国针灸学会科普著作奖一等奖
	经皮耳穴－迷走神经刺激治疗疾病的基础与临床研究	荣培晶、朱兵、李少源、方继良△、张建国△、何伟、景向红、李亮、王丽平△、曹炀△	中国中医科学院科学技术奖一等奖
2019 年	经皮耳穴电针——一种治疗疾病的新方法	荣培晶、朱兵、李少源、方继良△、张建国△、何伟、景向红、李亮、王丽平△、曹炀△	中华中医药学会科学技术奖一等奖
2020 年	胃肠病变所致穴位敏化及其功能调控的外周神经机制	何伟、宿杨帅、景向红、朱兵、王晓宇、高昕妍、秦庆广、余曙光△、吕沛然△、辛娟娟、刘坤、李宇清、石宏、王奕力	中国针灸学会科学技术奖一等奖

注："主要完成人"一栏里，上标△者为外单位人员。

附录6
大事记[*]

1950年,在时任中央人民政府卫生部妇幼卫生局副局长朱琏的主持下,妇幼司成立妇幼卫生工作大队针灸小组,地址设在北京赵登禹路。

1951年3月,朱琏《新针灸学》由人民出版社出版发行,朱德、董必武分别为该书题词、作序。

1951年7月,中央人民政府政务院文教委员会批准成立"中央人民政府卫生部针灸疗法实验所"。

1951年8月2日,中央人民政府卫生部针灸疗法实验所正式挂牌宣布成立,地址设在北京市东城区帅府胡同4号院。10月20日,卫生部下批文任命妇幼卫生局副局长朱琏兼任针灸疗法实验所主任(首任所长)。

1951年,针灸疗法实验所与北京大学医学院细菌学系合作,率先开展针灸对人体免疫功能影响的研究,重点观察针灸对"补体"的影响;并与北京大学医学院寄生虫学系合作,到中南地区探索针灸治疗疟疾研究。

1952年1月,针灸疗法实验所搬到北京西城区羊肉胡同 × 号院(暂借)。

1954年春,针灸疗法实验所搬到北京东城赵堂子胡同 × 号院。

1954年10月,针灸疗法实验所正式成立党支部,白国云兼任支部书记。

1954年12月,北京中医进修学校的基础部分、华北中医实验所针灸科并入针灸疗法实验所,归中医研究院筹备处统一领导管理。所址搬迁到原北京中医进修学校所在地——西城区西四马市大街72号院。

1955年2月23日,苏联卫生部部长科夫里金娜和乌兹别克卫生部部长萨加托

---

* "大事记"收录针灸研究所发展历程中的重大事件或具有重要历史意义的事件。

夫等在时任卫生部副部长徐运北的陪同下参观考察针灸疗法实验所。

1955年4月,毛泽东主席在杭州接见朱琏。此次会面,毛主席提到:"针灸不是土东西,针灸是科学的,将来世界各国都要用它。"

1955年6月4日,根据卫生部安排,中医研究院筹备处针灸疗法实验所举办"全国高等医学校针灸师资训练班"。

1955年12月19日,中医研究院宣告正式成立,"中央卫生部针灸疗法实验所"正式更名为"中医研究院针灸研究所",朱琏任中医研究院副院长兼针灸研究所所长。

1956年4月14日,根据"中苏技术交流协定",针灸研究所帮助苏联保健部派来的3名医学专家系统地培训针灸,这是建所以来开办的第一个"国际针灸班",被列入"建国以来医药卫生大事记"。

1957年5月,针灸研究所成功仿制清光绪铜人(南京博物院藏)及明嘉靖铜人(故宫博物院藏)。

1958年4月,朱琏所长与毛泽东主席在广州会面,期间,毛主席提到:"针灸大有名堂!"

1958年5月,针灸研究所迁入北京广安门北线阁实验大楼中医研究院院本部(现广安门医院院址)。

1959年4月,针灸研究所副所长高凤桐任中国人民政治协商会议第三届全国委员会委员。

1960年10月,朱琏调离针灸研究所,赴广西南宁任职(南宁市副市长)。

1962年,中医研究院针刺(梅花针)疗法研究所(原中央直属第四人民医院"孙惠卿刺激神经疗法诊疗所")并入针灸研究所。

1962年7月,中医研究院将针灸研究所、外科研究所合并办公;1963年4月30日,经卫生部批准,在针灸研究所及外科研究所的基础上成立了广安门医院,两所共同使用广安门医院这一临床基地。

1964年4月,为重复朝鲜"凤汉系统"实验,中共中央宣传部从中国医学科学院、北京医学院、北京中医学院及中医研究院针灸研究所抽调一批学术骨干,在中医研究院组建了"经络研究所",张锡钧任所长,所址设在中医研究院院部大白楼。

1967 年 5 月 23 日,由中国人民解放军总后勤部、国家科委、卫生部等联合召开"疟疾防治药物研究工作协作会议",代号为"523"的疟疾防治药物研究项目启动。此后,中医研究院承担部分"中医中药防治疟疾的研究"任务。针灸所重点参与了"青蒿素抗疟研究",并承担了针刺防治疟疾的临床与实验研究工作。1978 年,由针灸经络研究所作为第二申报单位的"青蒿素抗疟研究"获"全国科学大会奖"。1981 年,针灸研究所因"在疟疾防治研究工作中作出的重大贡献",荣获卫生部、国家科委、国家医药管理总局、总后勤部联合颁发的"先进集体奖"。

1970 年 9 月,为系统研究"针麻"原理,在周恩来的关怀下,卫生部调集中医研究院针灸研究所和原经络研究所的有关人员 50 多人,合并组建"针灸经络研究所",所址为原经络研究所所在地。针灸经络研究所成立专门的"针麻"原理研究组,从生理、生化、形态、经络等方面,开展"针麻"/针刺镇痛原理的实验研究。

1973 年 1 月,针灸经络研究所召开党员大会,选举产生了第一届党委,书记暂缺,副书记为何万喜。

1973 年,针灸经络研究所迁入"针灸研究所大楼"及独栋二层灰楼(门诊用,即后来的中医研究院"国针班"大楼)。

1975 年 4 月,根据卫生部、外交部、外经部要求,并经国务院批准,受世界卫生组织委托,由中医研究院(挂靠针灸经络研究所)举办的首期"外国医生针灸学习班"正式开班。

1975 年,"循经感传现象的研究"作为重点项目开展全国性专题协作研究,全国各地 20 多个单位参加,中医研究院的研究任务由针灸经络研究所负责,广安门医院、西苑医院参加。

1978 年 5 月,著名针灸学家、针灸研究所创始人朱琏因病在广西南宁逝世,享年69 岁。

1978 年,针灸经络研究所招收第一批攻读硕士学位研究生。

1979 年 6 月,由针灸经络研究所参与筹办的"全国针灸针麻学术讨论会"在北京召开。

1979 年 7 月,"中医研究院针灸经络研究所"更名为"中医研究院针灸研究所"。

1981 年 8 月,由中国针灸学会和针灸研究所主办的杂志《中国针灸》创刊,刊名为赵朴初题写,发刊辞由鲁之俊所撰;王本显任主编。

1983年10月,根据卫生部(83)卫外字第281号文件,在原"中医研究院国际针灸班"的基础上,成立"中国北京国际针灸培训中心"。

1984年,针灸研究所被世界卫生组织确认为传统医学合作中心。

1984年10月,针灸研究所与日本"日中交流医学协会三和医院"联合创办"中日国际针灸推拿诊所"。

1984年,《针刺研究》(原《针刺麻醉》,1976年10月创刊)由中国医学科学院情报研究所移交给中医研究院针灸研究所主办,马廷芳任主编。

1985年10月,卫生部"中医研究院针灸研究所"更名为"中国中医研究院针灸研究所"。

1986年,针灸研究所程莘农被中国人民政治协商会议第六届四次政协会议增补为全国政协委员(1988年为第七届全国政协委员)。

1987年,针灸研究所招收第一批攻读博士学位研究生。

1987年11月,在世界卫生组织指导下,经中医研究院、针灸研究所和中国针灸学会筹备,首个针灸国际组织——世界针灸学会联合会在北京宣告成立。针灸研究所承办了世界针灸学会联合会成立大会及第一届世界针灸学术大会。

1988年5月,针灸研究所第一个经济实体——科林公司批准营业。

1990年,由针灸研究所研制的《经穴部位》(GB 12346—1990)发布,为中国首部中医标准化方案。

1990年10月,针灸研究所程莘农、郭效宗被评为第一批全国老中药专家学术经验继承工作指导老师;此后,李传杰、吴中朝、杨金洪陆续获此称号。

1991年,由针灸研究所与世界针灸学会联合会主办的《世界针灸杂志》创刊,马廷芳为主编。

1992年3月,国家科委"八五"攀登计划"经络的研究"项目启动,程莘农被聘为项目首席科学家。

1993年3月,瓦努阿图共和国总理参观访问针灸研究所。

1993 年,国家中医药管理局正式确定在针灸研究所建立局级重点试验室——国家经络研究中心。

1993 年,经北京东城区成人教育局批准,中国中医研究院针灸研究所成立了"针灸研究所针灸培训学校"。

1994 年,针灸研究所程莘农当选首批中国工程院院士;1998 年 9 月被聘任为中央文史研究馆馆员。

1996 年,由邓良月、黄龙祥、王德深共同主编的中国针灸"四大通鉴"出版完成。该书先后获得 1966 年第十届中国图书奖、1977 年第三届国家图书奖。

1996 年,针灸研究所"针刺麻醉和针刺镇痛的研究"研究团队获得国家计委、国家科委、财政部联合颁发的国家"八五"科技攻关重大科技成果奖。

1997 年 4 月,针灸研究所与北京针灸骨伤学院针灸系合并,在保留其各自名称的基础上统一领导,2000 年解体。

1997 年,针灸研究所开启博士后流动站进站工作。

1998 年 9 月,国家科委"九五"攀登计划预选项目"经络的研究"启动,邓良月为首席科学家。

2001 年,《中国针灸学术史大纲》(黄龙祥著)由华夏出版社出版。

2002 年,由针灸研究所牵头联合中医研究院广安门医院共同申报的"针灸学"学科成为国家中医药管理局局级重点学科。

2003 年 11 月,针灸研究所"中国针灸博物馆"(原"针灸文物陈列室")成立并开馆。

2003 年,"针灸生理实验室"获得国家中医药管理局三级实验室认证。

2004 年 1 月,针灸研究所门诊部被批准为北京市医保定点单位。

2005 年 9 月,针灸研究所深化科技体制改革启动,并陆续从结构调整、机制转变、人才分流、财务资产管理、创新能力等方面进行了改革和落实。

2005 年,《中国针灸》被美国国立卫生研究院国立医学图书馆《医学索引》数据库系统 Medline 收录;2007 年,《针刺研究》被该数据库收录。

2005 年 11 月，"中国中医研究院针灸研究所"更名为"中国中医科学院针灸研究所"。

2005 年 11 月，经国家科技部、国家中医药管理局以及北京东城区卫生局批复，"针灸研究所门诊部"更名为"中国中医研究院针灸医院"。

2007 年，"针灸基础理论创新与方法学研究室"（原"针灸理论与方法学研究室"）成为国家中医药管理局首批重点研究室。

2008 年 3 月，针灸研究所副所长杨金生成为全国政协第十一届委员会委员（2013 年，又为第十二届委员会委员）。

2008 年 11 月，针灸研究所"医学成像和生物物理实验室""经络腧穴形态实验室"获得国家中医药管理局中医药三级实验室的认证。

2009 年 6 月，程莘农获得首届"国医大师"荣誉称号。

2010 年 4 月，针灸研究所原大楼（针灸研究所大楼、中国北京国际针灸培训中心大楼）被拆除，开始分散办公。

2010 年 9 月，针灸研究所作为牵头单位申报的"针刺对功能性肠病的双向调节效应及其机制"，获得国家重点基础研究发展计划（"973 计划"）项目资助，朱兵被聘为首席科学家。

2010 年 11 月，在国家中医药管理局和文化部外联局的领导下，以针灸研究所为主申报的"中医针灸"，被联合国教科文组织正式列入"人类非物质文化遗产代表作名录"。

2010 年，据《2010 中国学术期刊影响因子年报（自然科学与工程技术）》，《针刺研究》复合影响因子在 100 余种中医药期刊中名列第一（此后 10 年，均保持在第一名）。

2012 年，朱兵主持申报的"穴位－靶器官效应的交互调节与穴位配伍的生物学机制"项目获得国家自然科学基金委员会重点项目资助。

2014 年 3 月，针灸研究所搬入新大楼（中医药科学研究基地科研综合楼）。

2014 年，景向红主持申报的"针灸激活皮肤的脑－皮轴：穴位非特异效应的生物学机制"项目获得国家自然科学基金重点项目资助。

2015年6月,由针灸研究所申请的香山科学会议第532次会议——"穴位本态的研究思考"在北京香山饭店召开。

2015年,针灸研究所牵头筹划"针灸国际大科学"计划;2019年10月,发起"针灸医学国际大科学研究计划"倡议;2021年6月,通过主办"香山科学会议"进行专题研讨。

2015年,《系统针灸学——复兴〈体表医学〉》(朱兵编著)由人民卫生出版社出版。

2015年10月,毛里求斯共和国总统、女生物学家阿米娜·古里布·法基姆访问中国中医科学院,并参观了针灸研究所。

2018年,针灸研究所所训"自强有容,深求远达"启用。

2018年8月,尼日尔总统伊素福及夫人访问中国中医科学院针灸研究所。

2018年12月,由针灸研究所主持申报的"经皮颅－耳电刺激'调枢启神'抗抑郁临床方案优化及效应机制研究"项目获得国家重点研发计划项目资助,荣培晶为项目负责人。

2019年,由针灸研究所主持申报的"国际针灸临床实践指南、技术操作规范和服务标准的研制"中标国家重点研发计划项目,武晓冬为项目负责人。

2020年,据《2020中国学术期刊影响因子年报(自然科学与工程技术)》,《中国针灸》影响因子在中医学与中药学技术研究类83本期刊中位列第一。

2021年8月,景向红主持申报的"不同针刺信号和痛觉信息在神经系统不同水平的整合:局部和远端镇痛"项目获得国家自然科学基金重点项目资助。

附录 7
机构名称、地点变迁模式图

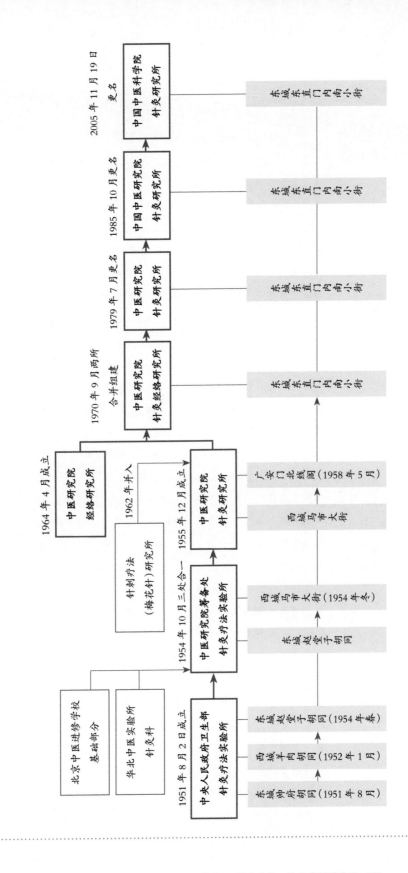

编后记 ●

《中国中医科学院针灸研究所所史》（简称《所史》），是本着还原历史、客观记录、力图真实、尽量完整的原则，以研究的态度与史学的方法，来进行编撰的。

《所史》编撰，早在2006年即已启动，由朱兵所长发起，王德贤具体执笔，于2010年形成初步草稿；2012年，编撰任务交由张立剑、刘兵负责，其于2014年初完成针灸研究所早期历史的考证与编写，并在此基础上出版《朱琏与针灸》一书；2018年，在景向红所长规划与安排下，针灸研究所专门成立《所史》编写组，并设立专项课题支持；2021年，在景向红所长、段玲书记及全所人员的共同努力下，一部近20万文字、400余幅配图的《所史》终于完稿并付样。

因针灸研究所成立年代久远，发展历程较为复杂，部分资料特别是早期史料匮乏并散失，且已有材料还存在很多记载有误之处；同时，针灸所发展过程中年事已高的亲历者也越来越少，能记清并亲述彼时情况者寥寥可数，故而，针灸研究所历史尤其是早期所史的客观还原与考证编撰甚为困难。为突破这一难题，我们从以下几方面做了努力：

在《所史》研究与编写过程中，注重第一手资料的广泛收集。为此，我们多次奔赴中央档案馆、国家图书馆、《健康报》社、《人民日报》社、中国中医科学院（及其附属医院）档案室，以及河北、广西、宁夏等地查阅相关资料，并进行了大量内容的摘抄、复印或拍照。收集到的资料庞杂而繁多，有些早期的手写版内容字迹不清，我们进行了逐字逐句的辨识与核对，以保证引用的严谨与准确；某些现成资料有记载有误或不一致的地方，我们经过反复、深入的考证，最终弄清了事件的原本情况与确切细节；同时，我们尽可能做到原始资料收集的穷尽性，生怕漏掉一个关于针灸研究所的重要史实或生动故事。在整理、研究资料的过程中，我们被首任所长朱琏先生崇高的革命理想和坚定执着的专业精神深深感动，也深刻认识到：唯有理解了朱琏，才能够更好地了解针灸研究所；写不好"朱琏"，就写不好针灸研究所《所史》。于是，在编撰早期所史的同时，我们还系统研究了"朱琏的生平与学术思想"，并出版《朱琏与针灸》一书。此外，我们还多次到早期所址进行寻访，走东城，穿西城，编写组虽未经历当年的过往，但当看到或看不到这些地址（羊肉胡同还在，赵堂子、马市大街已不复存在）时，亲切感与悲凉感依然会涌上心头……

为了丰富及还原历史，我们还通过实地采访、电话网络咨询、专家座谈会等形式，向针灸研究所老同事及相关当事人进行了"口述史"的调研。一些敬爱的老前辈，如戴玉勤、杨亚军、王本显、朱丽霞、朱元根、孟竞璧、田从豁、李经纬、马继兴、王凤玲、钱轶显、周允娴等，给予我们很多无私、热心的帮助。他们追溯记忆，热情洋溢地给编写者提供各种素材，并核实、修正了很多历史事件内容。尤其让我们感动的是80岁高龄的杨亚军老师，多次亲临《所史》编写组办公室，回忆旧年的各种往事，还一笔一划地绘制、粘贴针灸研究所老地址、老院子的布局模式图，她老人家在美国探亲期间，还不忘给我们寄送手写版的回忆资料……朱丽霞、朱元根研究员对我们的工作也给予很多悉心指导，在《所史》的修正与完善上给出重要的建设性意见。从他们身上，我们不仅能感受到老一辈专家学者治学的严谨及甘于奉献的精神，也能体会到他们对针灸研究所深厚的感情。

在以上扎实的工作基础之上，我们根据针灸研究所历史发展特点，对《所史》进行了如下分期：前身与初创（1951年—1954年9月）、奠基与建设（1954年10月—1966年5月）、停滞与重生（1966年6月—1976年）、恢复与改革（1977—1990）、发展与振兴（1991—2004）、繁荣与兴旺（2005年—2021年8月），每一阶段为一篇，全书共6篇。每一篇的编写，我们通过整理分类繁杂的资料，理清写作思路，规划设计大纲，力争使目录大纲即可呈现针灸研究所简要历史发展概貌，并突出具有亮点的重要历史事件。在内容的编写上，我们以年代为经、事件为纬，记述针灸研究所发展往事；注重历史的连续性、叙述的逻辑性、内容的准确性及表达的严谨性；并以文图呼应的呈现方式再现针灸研究所发展的历史画面。另外，本书还设有7个附录，包括：历任领导班子，人物录，研究生培养情况，承担科研项目，代表性成果，大事记，机构名称、地点变迁模式图等，每一部分内容的遴选，在书中均有标注说明，各部分具体细节也进行了反复的核实、考证。

最后，特别感谢在《所史》编撰过程中给我们提供支持与帮助的单位、部门及专家。感谢中国中医科学院档案室段兰英、王梓宁老师提供便利让我们查阅到大量珍贵原始资料。感谢中国中医科学院医史文献研究所朱建平研究员，山东中医药大学文献与文化研究院张树剑教授，海外学者黎春元（针灸研究所原党委书记）研究员，以及中国中医科学院针灸研究所朱元根、王友京、蒋达树、钱轶显、刘家瑛、刘俊岭、汪焰、朱兵、张丽、赵京生、杨金洪、余敏、韩炎晶等专家在《所史》修稿中提出的宝贵意见。感谢人民卫生出版社编辑的辛苦付出。

"极心无二虑，尽公不顾私。"我们清楚地知道，只有拥有大格局、远视界与高站位，并秉持一颗客观、公正之心，才能写好经得起历史与时间检验的《所史》。我们尽最大所能，在对针灸研究所感性深情与理性思考的交织碰撞中，努力向上述境界靠拢。

本书的编写，虽尽可能地精心构思、穷尽资料、深入调研、严谨考证、反复修改，但因于编者能力与水平均有限，挂一漏万之处在所难免，敬请诸位读者提出批评、指正。

中国中医科学院针灸研究所《所史》编写组

2021年10月

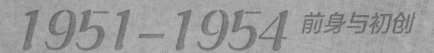

1951–1954 前身与初创

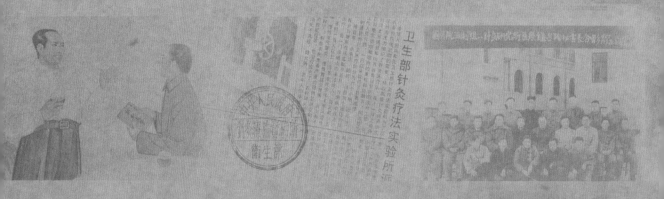

卫生部针灸疗法实验所

1966–1976 停滞与重生

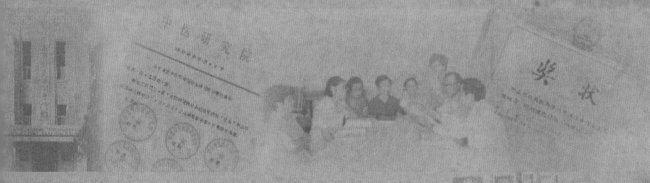

1991–2004 发展与振兴

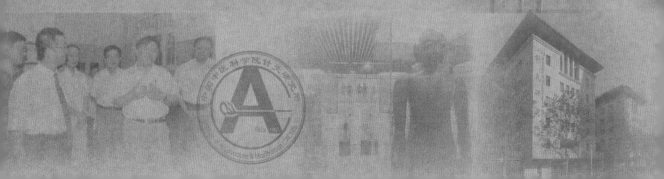